WIENER ZEITSCHRIFT FÜR NERVENHEILKUNDE
SUPPLEMENTUM I

SYMPOSIUM ÜBER DEN LIQUOR CEREBROSPINALIS

WIEN, 16. JANUAR 1965

HERAUSGEGEBEN
VON

PROF. DR. FRANZ SEITELBERGER, WIEN

VERANSTALTER:

GESELLSCHAFT ZUR ERFORSCHUNG DES VEGETATIVEN SYSTEMS
UND
VEREIN FÜR NEUROLOGIE UND PSYCHIATRIE IN WIEN

MIT 132 TEXTABBILDUNGEN

1966

SPRINGER-VERLAG / WIEN · NEW YORK

Library of Congress Catalog Number 66-19133

Druck: R. Spies & Co., 1050 Wien

ISBN-13: 978-3-211-80789-7   e-ISBN-13: 978-3-7091-5096-2
DOI: 10.1007/978-3-7091-5096-2

Titel-Nr. 9160

Vorwort

Das vorliegende Supplementum der Wiener Zeitschrift für Nervenheilkunde enthält die Verhandlungen eines Symposiums, das am 16. Jänner 1965 in Wien als gemeinsame Veranstaltung der Gesellschaft zur Erforschung des vegetativen Nervensystems und des Vereins für Psychiatrie und Neurologie in Wien abgehalten wurde. Es enthält die Vorträge und Diskussionen des Symposiums in kompletter Reihe. Bei den Vorträgen wurde sachliche Vollständigkeit angestrebt und daher den Autoren die Ergänzung der Redemanuskripte und ihre Bearbeitung nach Art von Originalpublikationen mit angemessener Bilddokumentation zugebilligt. Bei den Diskussionen wurden die wortgetreu aufgezeichneten, von den Autoren revidierten Texte gegebenenfalls nach thematischen Gesichtspunkten neu geordnet, so daß die Meinungen der Teilnehmer in ihrer aktuellen Form und im gegenständlichen Zusammenhang zur Geltung kommen und als Anregung wirksam werden können. Meinem Mitarbeiter Dr. JELLINGER gebührt Dank für die Mitwirkung an den Redaktionsarbeiten. Den Herausgebern der Wiener Zeitschrift für Nervenheilkunde und dem Springer-Verlag danke ich für das Verständnis für die Erfordernisse dieser Publikation.

Das Symposium wurde durch Begrüßungsworte von Prof. Dr. A. WIEDMANN im Namen der Gesellschaft zur Erforschung des vegetativen Nervensystems für den am Erscheinen verhinderten Präsidenten Frau Prof. Dr. C. CORONINI und von Prof. Dr. H. HOFF für den Verein für Psychiatrie und Neurologie in Wien eingeleitet, der auf die allgemeine Bedeutung und die derzeitige Situation der Liquorkunde im Rahmen der klinischen Neurologie hinwies.

Das wissenschaftliche Programm des Symposiums hatte die Absicht, Grundlagenaspekte der heutigen Liquorkunde zu behandeln. Berücksichtigt wurden Physiologie, Morphologie, Biochemie und Immunologie des Liquor cerebrospinalis. Die einleitenden Referate zu diesen Gruppen umreißen das Problemgebiet und geben vom persönlichen Standpunkt die Übersicht des erreichten Forschungsstandes. Die angeschlossenen Vorträge tragen jeweils die Ergebnisse von Einzelarbeiten bei. Eine lückenlose thematische Vollständigkeit wurde mit Absicht weder im Programmrahmen noch in den einzelnen Sparten angestrebt. Neuropathologische Aspekte des Liquors wurden vom Leiter des Symposiums in der Einführung kurz herausgestellt.

Vorwort

Ich hoffe, daß diese Publikation, die in mehrerer Hinsicht das Erkenntnismaterial der Liquorkunde bereichert, durch die Auswahl der erörterten
Themen, durch die Originalität der Einzelbeiträge und durch die Weite der
Diskussionen zwischen den mit den Problemen aktiv verbundenen Teilnehmern einem möglichst großen Kreis von Neurologen und Medizinern
nützlich sein wird.

Wien, Dezember 1965.

Prof. Dr. F. SEITELBERGER

Inhaltsverzeichnis

Aus dem Neurologischen Institut der Universität Wien
(Vorstand: Prof. Dr. F. SEITELBERGER)

Einführung

(Mit Exkurs über neuropathologische Aspekte des Liquor cerebrospinalis)*

Von

Franz Seitelberger

Mit 8 Textabbildungen

Der Liquor cerebrospinalis ist eine sehr merkwürdige Substanz, ein Körpersaft, über dessen Dasein die Ärzte seit alters her spekulierten, über dessen Wesen und Funktion aber recht wenig ans Licht zu bringen war. Noch am Beginn des vorigen Jahrhunderts hielt der berühmte SOEMMERING den Liquor für ein postmortales Produkt, eine Kondensation des Gehirndunstes, dem eine große Bedeutung für die Gehirntätigkeit zugeschrieben wurde. Die eigentliche naturwissenschaftliche Erforschung wurde durch die hervorragenden morphologischen Studien über die Liquorräume (KEY und RETZIUS, 1875) sowie über die Liquororgane, Meningen und Plexus chorioidei, eröffnet. Innerhalb der folgenden 50 Jahre wurden die heute noch geltenden Vorstellungen von der Bildung und Zusammensetzung, Zirkulation und Resorption des Liquors, die besonders mit dem Namen von WEED verbunden sind, gewonnen. Auch die klinische Pathologie des Liquors hatte in dieser Zeit, insbesondere was die entzündlichen Krankheiten betrifft, einen bedeutenden Erfahrungsschatz angehäuft. Nach einer Stagnationszeit der Liquorkunde stehen wir jetzt wieder in einer Phase intensiver Arbeit und sicherer Fortschritte. Wenn wir vom Liquor sprechen, so sollten wir uns seiner verschiedenartigen Funktionen bewußt sein:

Physikalische Funktionen

Die Flüssigkeit, die den Innenraum des Gehirns und den mantelartigen Subarachnoidalraum im Schädel und im Rückenmarkskanal erfüllt, ist infolge ihres Volumens, ihrer Verteilung im Schädelinneren und ihrer Inkompressibilität innerhalb der Knochenkapselung der nervösen Organe ein statisches Element ersten Ranges, dessen Körperlichkeit man sich deutlich vor Augen halten muß, um nicht im Sinne der üblichen Darstellungen im Schädel nur das

---

* Frau Prof. Dr. C. v. CORONINI zum 80. Geburtstag gewidmet.

Zentralnervensystem zu sehen und den Liquor als etwas, das auch wegbleiben kann, zu ignorieren. Die statische Leistung des Liquors ermöglicht zusammen mit dem Befestigungsapparat des Gehirns, den in den Hirnfurchen verankerten Meningen und Hirngefäßen, an denen es wie ein Kassettengewölbe aufgehängt ist, die Entfaltung und Formkonstanz der weichen und halbflüssigen Masse des vitalen Gehirnes und bietet auch gewissen Schutz gegen mechanische Traumen. In der Monro-Kelly-Doktrin, die besagt, daß die Summe der Volumina von Gehirn, Blut und Liquor im Schädelraum konstant ist, finden die physikalischen Momente ihren bündigsten Ausdruck, der auch die Voraussetzungen für die allgemeine Pathologie der intrakraniellen Raumbeschränkung enthält, ob diese nun durch raumforderndes Wachstum (Tumor), durch Volumsvermehrung des Gehirns (Ödem), absolute Volumsvermehrung des Liquors durch Liquorhypersekretion oder relative infolge Liquorzirkulationshindernissen zustande kommt. Mit diesem physikalischen Aspekt wollen wir uns aber nicht näher befassen.

Chemisch-metabolische Funktionen

Diese stehen im Mittelpunkt der neueren Liquorforschung, die in den letzten 15 Jahren, getragen von den methodischen Fortschritten der Neurobiologie, einen großen Aufschwung erlebte. Es hat sich erwiesen, daß der hauptsächlich von den Plexus nach Art des „active transport" produzierte Liquor kein bloßes Vehikel für mehr/minder unwichtige Stoffwechselbestandteile und beileibe kein Sumpf des Gehirnstoffwechsels ist, sondern daß der Liquor im Hirnstoffwechsel ein, wiewohl räumlich extracerebrales, funktionell vollkommen integriertes metabolisches „compartment", seinem Volumen nach das größte im Zentralnervensystem, darstellt. Diese Tatsache ist von größter Bedeutung. Man muß also zur richtigen Beurteilung der physiologischen Situation den Liquor als einen flüssigen Gehirnbestandteil betrachten, der merkwürdigerweise, von einer inneren Quelle gespeist, zugleich für sein Organ ein Tauchbecken füllt. Dadurch ist er glücklicherweise auch relativ leicht der Untersuchung zugänglich, ein Fenster in den intimen Hirnstoffwechselbereich. Man kann daher den Liquor auch nicht abgetrennt von den übrigen „compartments", dem intrazellulären Raum, dem extrazellulären Raum des Gehirns und dem Blutplasma behandeln und muß die verschiedenen Barrieren, welche diese Räume voneinander abgrenzen, berücksichtigen. Das Studium des Liquors schließt also das der Blutliquor- und der Bluthirnschranke, der Diffusionsvorgänge an der Liquorhirngrenzfläche, des aktiven Transports und der Sekretionsvorgänge notwendig in sich ein. Die funktionellen Beziehungen der einzelnen genannten „compartments" zueinander stehen derzeit im Brennpunkt der Liquorforschung und bilden einen überaus fündigen Treffpunkt der physiologischen und morphologischen Hirnforschung.

Für das konservative Denken überraschend waren Befunde, die zeigen, daß der Liquor auch als Vehikel humoraler Steuerungsvorgänge dienen könne. Dieses Verhalten scheint für die Leistungen der vegetativen Zentralstellen des Gehirns von bestimmter Bedeutung zu sein.

Den Organcharakter des Liquors bezeugt auch sein Zellgehalt, der wie die übrigen Liquorbestandteile gesetzmäßigen Veränderungen bei Gehirnvorgängen und Störungen unterworfen ist.

Als wichtige Provinzen der Stoffwechseltätigkeit des Liquors haben sich zuletzt die Immuneigenschaften und die Enzymaktivitäten des Liquors herausgestellt.

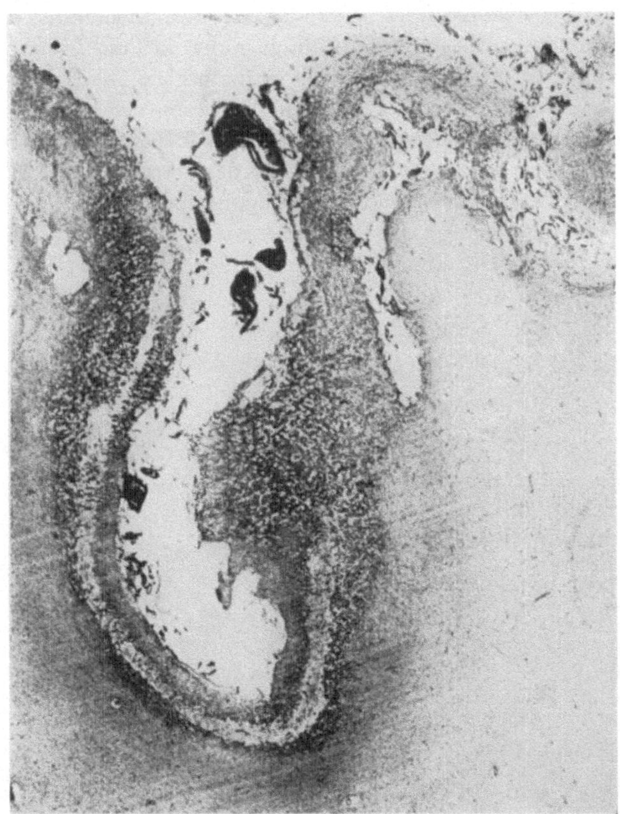

Abb. 1. Zustand nach perinataler Meningitis. Frontalrinde. Paraffin, Azokarmin, 10×. Ausgedehnte pseudolaminäre Rindennekrose in einer gliös-mesenchymalen Narbe; daneben zystische Rinden- und Marknekrosen.

Bevor wir uns der Aufgabe unseres Symposiums zuwenden, einige der genannten Aspekte des Liquors cerebrospinalis aufzurollen, möchte ich noch den *Blickpunkt des Neuropathologen* auf den Liquor cerebrospinalis an wenigen Beispielen verdeutlichen, da dieser im folgenden nicht eigens erörtert werden wird.

Neuropathologische Aspekte

Der Liquor tritt als *pathogenetischer Faktor sui generis* bei den Phänomenen der intrakraniellen oder intraspinalen Raumbeschränkung, beim Hydrocephalus und beim Hirntrauma hervor. Diese in ihren pathologischen Bezügen noch nicht genügend aufgeklärten primär-mechanischen Geschehnisse wollen wir aber nur erwähnen und Wirkungen anderer Art beachten.

Der Liquorraum als *Ausgangsort pathogener Wirkungen* tritt uns am auffälligsten bei *entzündlichen Prozessen,* bei den Meningitiden, entgegen. Das Entzündungsgeschehen beeinträchtigt nicht nur die Liquorzirkulation und Resorption in den Häuten und durch die begleitende Ependymitis auch im Ventrikel, sondern entfaltet durch die Irritation der pialen Gefäße auch sekundäre Kreislaufstörungen in den oberflächennahen Hirngebieten, was je nach Intensität der Entzündung und Alter des betroffenen Individuums zu sehr verschieden schweren Parenchymschädigungen führt, wie z. B. die Dauerfolgen kindlicher Meningitiden in Form pseudolaminärer Rindennekrosen zeigen (Abb. 1). Die Diffusion von toxisch wirksamen Entzündungsprodukten

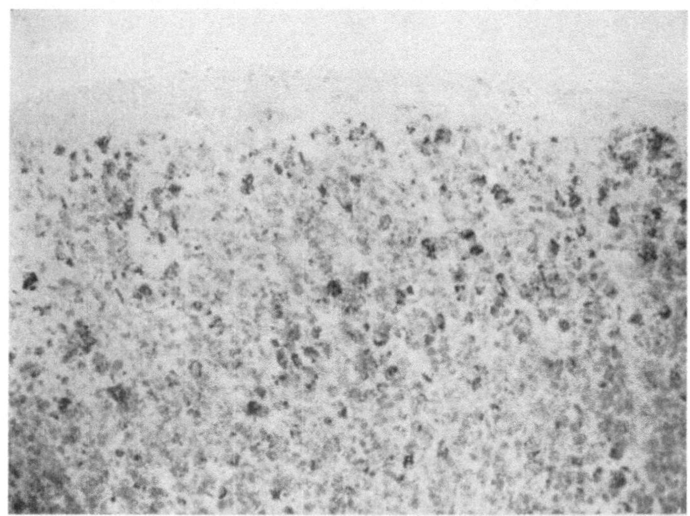

Abb. 2. Randentmarkung des Rückenmarks bei Meningitis tuberculosa. Oberes Brustmark. Gefrier, Sudan III, 144×. Mobiler Abbau in der Randzone des Seitenstranges. Meningen artefiziell entfernt. (Abb. 4 aus *Jellinger,* Wien. Klin. Wschr. *74,* 721—737, 1962.)

durch die Pia-Glia-Grenzmembran kann bei meningitischen Encephalopathien eine Rolle spielen. Ein Beispiel dafür ist die sogenannte Randentmarkung des Rückenmarkes (Abb. 2). Auch bei den Encephalitiden sind derartige Mecha-

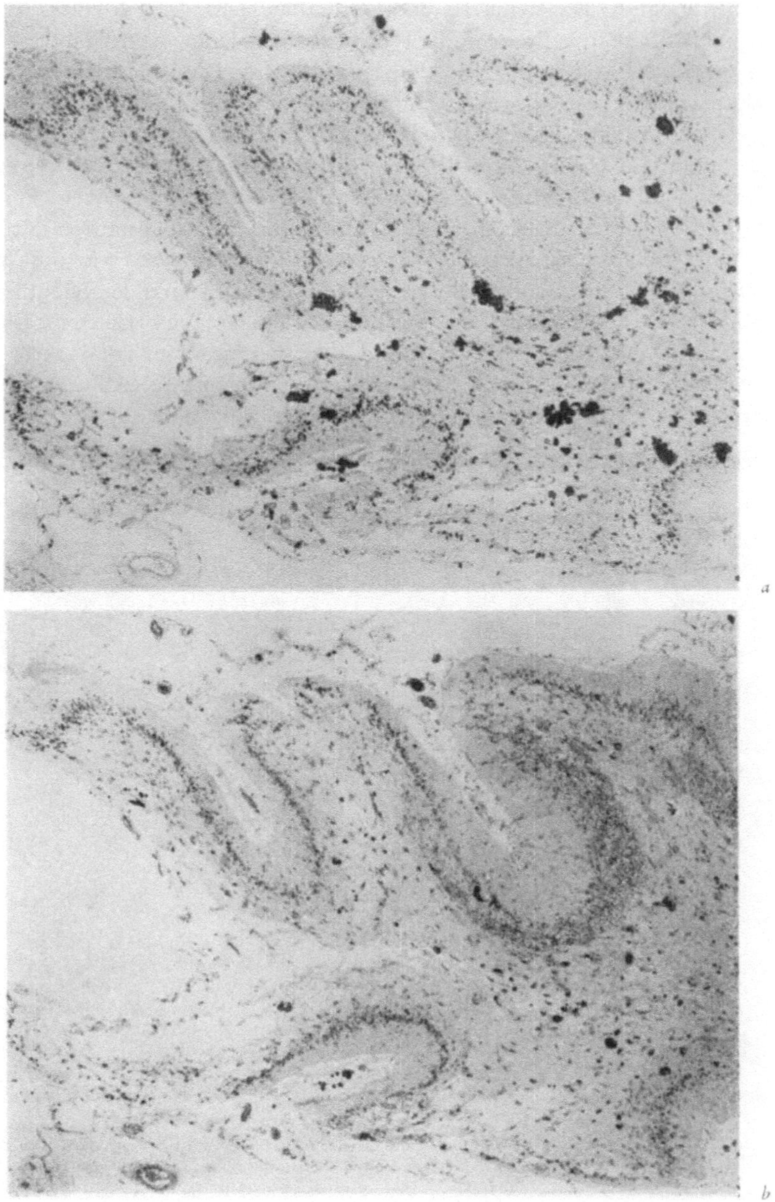

Abb. 3. Randzonensiderose der Kleinhirnrinde (Fall M. Neumann).

a Paraffin, HE, 40×. Schüsselförmiger Defekt einer Windungskuppe unter den erhaltenen Meningen. Daneben subtotale Rindenatrophie. Dunkle Konkremente (Hämosiderin und Hämofuszin) liegen in Meningen, Rinde und Mark. *b* Paraffin, Eisenreaktion, 40×. Zu *a* benachbarter Schnitt. Reichliche eisenpositive Ablagerungen in Meningen, Rinde und Mark.

nismen möglich: Das zeigt das per continuitatem-Eindringen einer Erreger-meningitis in breiter Front in die Hirnsubstanz (Meningo-Encephalitis). Was die viralen Encephalitiden anlangt, wird das Rindenläsionsmuster der „akuten nekrotisierenden Einschlußkörper-Encephalitis" manchmal als Bei-spiel einer Entzündungsausbreitung vom Liquor her angeführt. Das ist jedoch nur beschränkt richtig, da bei den Virusencephalitiden andere Faktoren für die Ortswahl der Entzündung eine weit größere Bedeutung besitzen.

Ein beweisendes Beispiel für die Diffusion nociferer Substanzen durch die Pia-Glia-Grenzschicht liefern *nicht-entzündliche Prozesse*, wie die *Rand-zonensiderosen* des Gehirns, die nach chronisch-rezidivierenden Subarachnoi-dalblutungen zu sehen sind. Das Kleinhirn ist der Vorzugsort dieser Läsionen. Ihre histologischen Kennzeichen sind die oberflächliche Totalnekrose, im Randgebiet die Ablagerung hämatogener Eisenpigmente (Abb. 3) und die dadurch bedingte eigenartige Parenchymschädigung nach Art der sympto-matischen „neuro-axonalen Dystrophie" (Abb. 4).

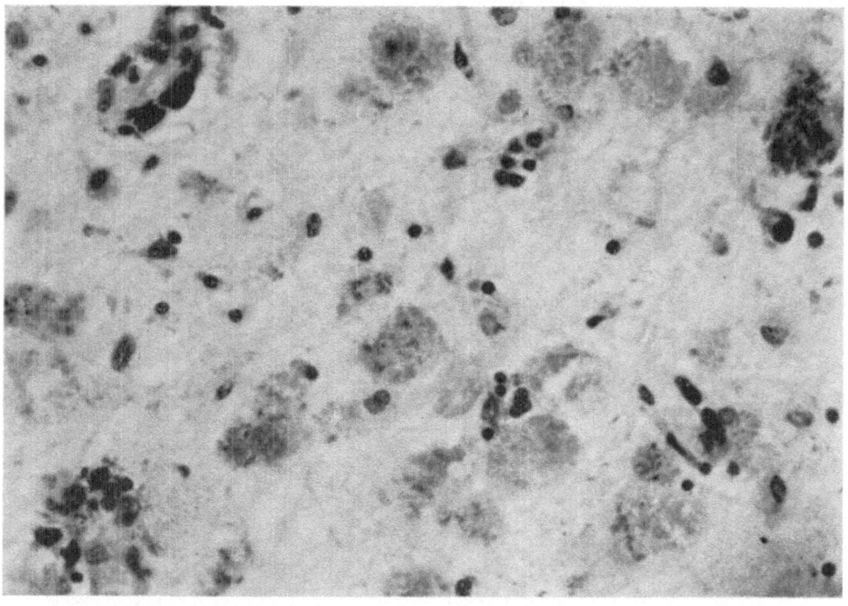

Abb. 4. Neuro-axonale Dystrophie bei Randzonensiderose. Tectum opticum. Paraffin, Kresyl-violett, 325×. Neben Hämosiderinablagerungen zahlreiche rundliche, homogene oder granu-läre, z. T. pigmenthältige Schollen (Axonauftreibungen).

Die frappantesten pathogenen Beziehungen zwischen Liquor und Nerven-substanz bestehen aber bei den *Entmarkungskrankheiten*. Die Prädilektion der Herdbildung an den Oberflächen des Gehirns, an der Ventrikelwand wie an der Außenseite, ist wohl bekannt. Die Annahme, daß dafür lokale Diffusionsvorgänge verantwortlich sind, drängt sich dem Betrachter unmittelbar auf (Abb. 5). Dasselbe belegt ein eigenartiger Fall von konzentrischer Skle-

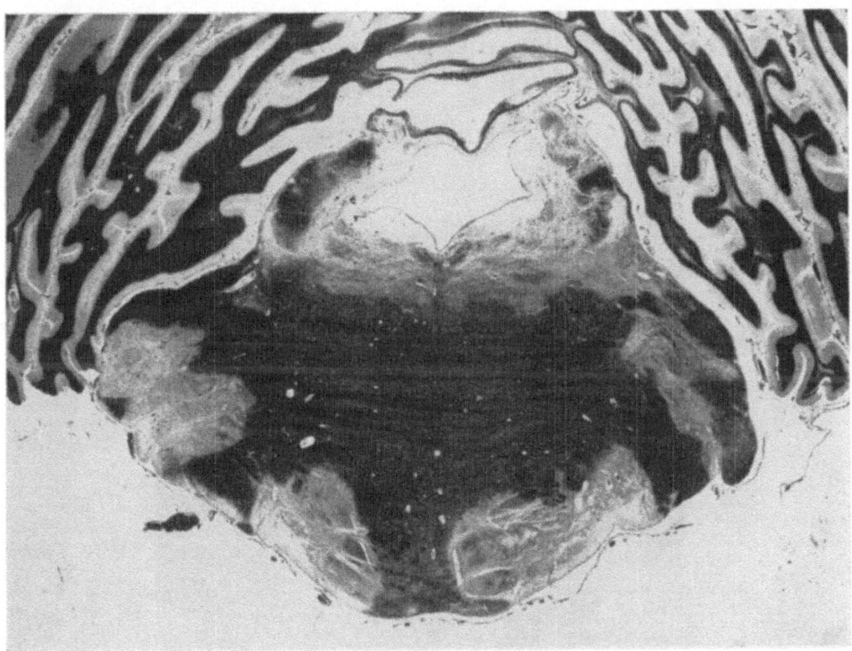

Abb. 5. Multiple Sklerose. Oberflächliche Herde im Pons. Paraffin, Klüver-Barrera, 2,5 ×. Der IV. Ventrikel ringsum von einer Entmarkungszone eingefaßt; mehrere Herde unter der äußeren Oberfläche der Brücke.

rose, bei dem das Zentrum der rhythmischen Entmarkungsläsion im Lumen des dritten Ventrikels gelegen ist, die entmarkende Wirkung also vom Liquor her eingedrungen sein muß (Abb. 6). Unter normalen Umständen ist die Blut-Liquor-Schranke ebenso wie die Blut-Hirn-Schranke für Eiweißkörper in der Größenordnung der encephalitogenen Faktoren unpassierbar, was im Tierexperiment das Verhalten des Plexus nach intravasaler Einbringung von fluorescein-markiertem Albumin zeigt: Dieser Tracer-Komplex bleibt bei intakten Schrankenfunktionen auf das Gefäßlumen und auf das Plexusstroma streng beschränkt. Die Aufklärung des immunochemischen Hintergrunds für das pathologische Schrankenverhalten bei den sogenannten elektiven Entmarkungskrankheiten, wozu die multiple Sklerose zählt, ist ein noch nicht erreichtes Forschungsziel.

Zuletzt noch zum Thema Liquor und *Stoffwechselkrankheiten:* Hier sind einige Befunde erwähnenswert: Bei der Hämochromatose belädt sich das

Plexusepithel und das Ependym der Area suprema der Medulla oblongata
mit hämatogenen Pigmenten. Ähnliches ist auch bei einer Sonderform von
amaurotischer Idiotie, die mit interstitiellen Pigmentablagerungen einhergeht

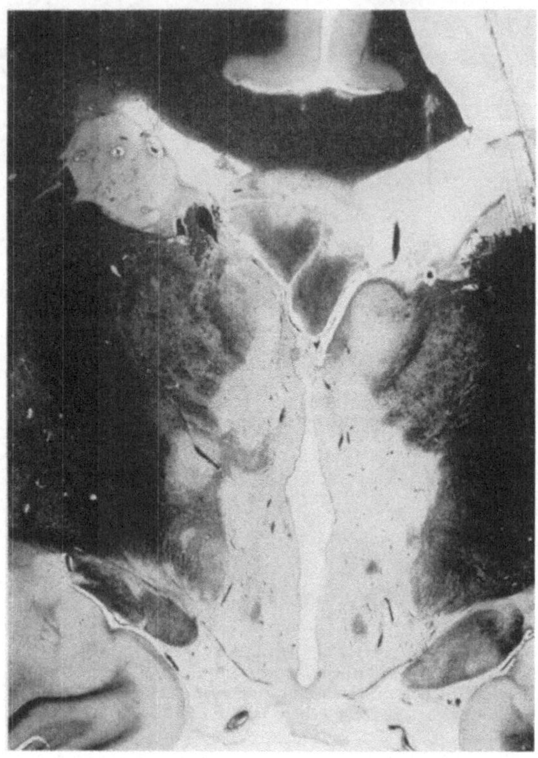

Abb. 6. Konzentrische Entmarkung um den III. Ventrikel. Zwischenhirn mit Stammgang-
linien. Paraffin, Heidenhain, 2,5×. Den III. Ventrikel umfassende Entmarkung mit stellenweise deutlicher konzentrischer Anordnung.

(sog. „Pigmentvariante der amaurotischen Idiotie") der Fall (Abb. 7). Bei
der Myoklonuskörperkrankheit wieder, einer enzymatischen Störung des
Kohlenhydratstoffwechsels, wird Mucopolysaccharidmaterial im Plexusstroma abgelagert (Abb. 8). Die Mechanismen aller dieser Phänomene sind
noch völlig unbekannt: So viele Befunde, so viele pathogenetische Fragen an
den Biochemiker und Liquorphysiologen.

Die Absicht dieses Symposiums ist es, den aktuellen Stand der Liquorforschung auf einigen wichtigen Fronten zu dokumentieren, dringende Probleme zur Diskussion zu stellen und, nicht zuletzt, auf die Konsequenzen neuer
Erkenntnisse für die klinische Arbeit hinzuweisen.

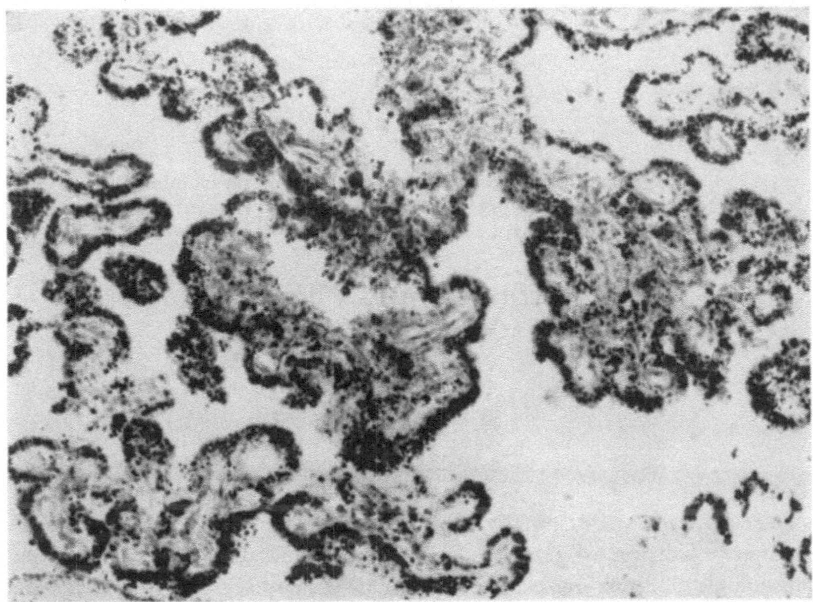

Abb. 7. Pigmentablagerung im Plexusepithel bei der „Pigmentvariante" der amaurotischen Idiotie. Plexus des Seitenventrikels. Paraffin, Kresylviolett, 100×. Das Plexusepithel dicht mit granulärem, basophilem Pigment beladen.

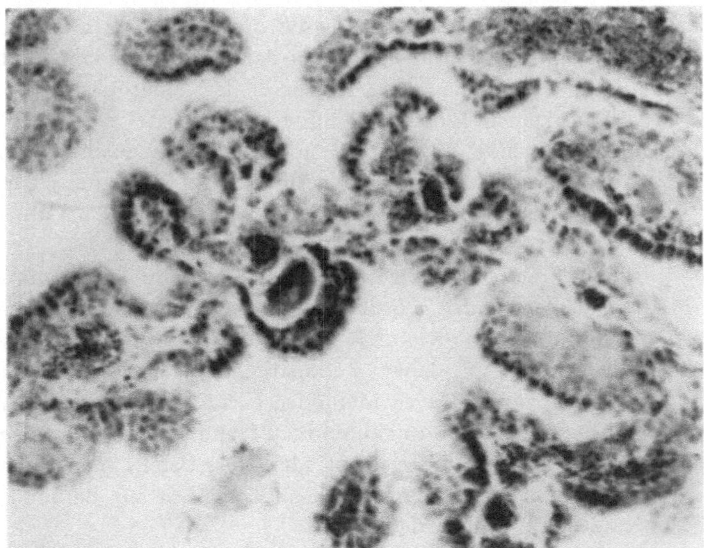

Abb. 8. Stoffablagerung im Plexusstroma bei der Myoklonuskörperkrankheit. Plexus des Seitenventrikels. Paraffin, HE, 210×. Im Stroma der Plexuszotten homogene mucoide Ablagerungen, z. T. mit basophilen „Kernen".

Aus dem Anatomischen Institut der Universität Hamburg
und dem National Institute for Medical Research,
Mill Hill, London N. W. 7

Über Physiologie und Pharmakologie des Ventrikelliquors*

Von

K. Fleischhauer

Mit 10 Textabbildungen

Der Liquor cerebrospinalis gehört neben dem Blut zu den am längsten bekannten Körperflüssigkeiten. Aber dennoch sind wir bis heute über seine Physiologie nur unzureichend orientiert. Wir wissen zwar, wie der Liquor chemisch zusammengesetzt ist, und wir wissen, daß bei seiner Entstehung sowohl Diffusionsprozesse durch die Wände der kleinen Gefäße als auch Sekretionsvorgänge im Epithel der Plexus chorioidei beteiligt sind — aber schon wenn wir nach der Absorption oder Resorption fragen, so werden unsere Kenntnisse lückenhaft. Und wie groß unsere Unkenntnis hinsichtlich der Funktion ist, geht vielleicht am besten daraus hervor, daß der Liquor cerebrospinalis in dem bekannten Lehrbuch der Neurophysiologie von FULTON (1952) mit keinem Worte erwähnt wird.

Dieser unbefriedigende Zustand ist in erster Linie durch methodische Schwierigkeiten bedingt, die sich der experimentellen Erforschung entgegenstellen: denn Hirnventrikel und Subarachnoidalraum sind nur schwer zugänglich.

Ein Teil dieser Schwierigkeiten ist in den letzten zehn Jahren durch neuartige Methoden überwunden worden, die von FELDBERG und seinen Mitarbeitern am National Institute for Medical Research in London entwickelt worden sind. Es erscheint mir daher zweckmäßig, in meinem Referat zunächst auf das Prinzip der verschiedenen Methoden einzugehen, die uns heute zur Verfügung stehen. Anschließend möchte ich an Hand einiger Beispiele zeigen, welche Kenntnisse sich mit Hilfe dieser Methoden bereits haben gewinnen lassen. Meine Ausführungen werden sich ausschließlich auf Befunde beziehen, die an Katzen erhoben worden sind.

---

* Mit dankenswerter Unterstützung durch Sachbeihilfen der Deutschen Forschungsgemeinschaft und durch ein Reisestipendium des Wellcome Trust, London.

Der erste, bedeutsame Fortschritt bestand in der Einführung einer Methode, die es erlaubt, bei der nicht-anästhesierten, frei beweglichen Katze intraventrikuläre Injektionen vorzunehmen (Feldberg und Sherwood 1953). Diese Methode besteht darin, daß in kurzdauernder Barbituratnarkose und unter aseptischen Bedingungen eine besonders konstruierte, sogenannte Collison-Kanüle in den Seitenventrikel des Versuchstieres eingeführt und mittels eines Schraubengewindes im Schädeldach befestigt wird. Die Kanüle ist nach außen mit einem Gummiplättchen verschlossen, welches mit einer Spritzennadel leicht durchstochen werden kann. Sobald die Katzen aus der Narkose aufgewacht sind, verhalten sie sich vollkommen normal, und die Kanülen können über Monate getragen werden, ohne daß irgendwelche Störungen von seiten des Zentralnervensystems auftreten.

Nachdem es auf diese Weise zum erstenmal möglich geworden war, die Wirkungen von intraventrikulären Injektionen am nicht-anästhesierten, frei beweglichen Tier zu studieren, stellte sich heraus, daß sowohl eine ganze Reihe von natürlicherweise vorkommenden Substanzen als auch zahlreiche Pharmaka bei intraventrikulärer Injektion ganz anders wirken, als wenn man sie intravenös spritzt. So erzeugt z. B. Curare nach intraventrikulärer Injektion heftige Krämpfe, die an ein „grand mal" bei der Epilepsie erinnern,

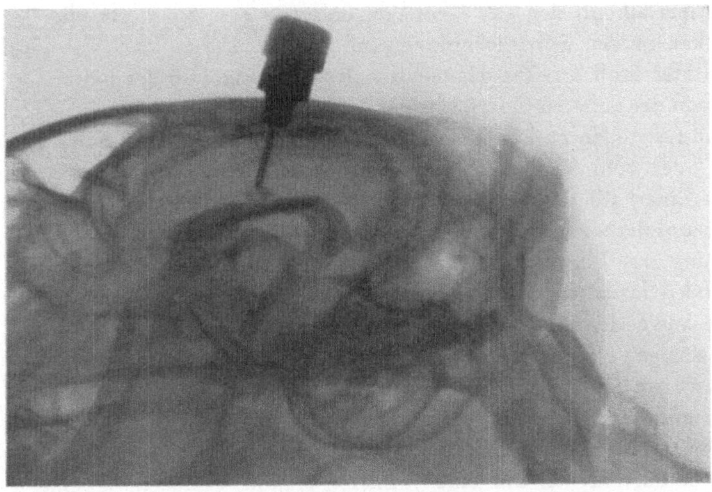

Abb. 1. Röntgenbild eines Katzenschädels wenige Minuten nach Injektion von Myodil durch eine vor 50 Wochen eingebaute Collison-Kanüle (nach *Feldberg* und *Sherwood*, aus *Feldberg* 1963).

während es nach intravenöser Verabreichung paralysiert. Und Adrenalin sowie Noradrenalin bewirken nach intraventrikulärer Injektion Sedierung sowie eine starke Senkung der Körpertemperatur (Lit. s. Feldberg und Myers 1964, Feldberg und Fleischhauer 1965).

Hat man die zum Teil dramatischen Wirkungen intraventrikulärer Injektionen bei der nicht-anästhesierten Katze beobachtet, so erhebt sich die Frage: Von welcher Stelle des Gehirns aus sind diese Wirkungen ausgelöst worden? Wo greift die Substanz an? Die Beantwortung dieser Frage erfordert für jeden einzelnen der in den Ventrikel gespritzten Stoffe umfangreiche Untersuchungen; denn der eingebrachte Stoff kommt über den Liquor mit zahlreichen Kerngebieten in Berührung. Für jeden Stoff muß infolgedessen auch geprüft werden, ob ein gegebener, durch die Injektion dieses Stoffes ausgelöster Effekt nur von *einer* Stelle aus bewirkt wird oder ob es sich um die Summation von Wirkungen handelt, die durch gleichzeitige Beeinflussung mehrerer Kerngebiete bedingt sind.

Wie vielfältig die Möglichkeiten sind, ergibt sich vielleicht am besten aus der Abb. 1, in der die Röntgenaufnahme des Schädels einer Katze nach intraventrikulärer Injektion eines Kontrastmittels wiedergegeben ist. Man erkennt die Lage des stählernen Anteiles der Collison-Kanüle, die im Schädeldach befestigt ist. Ihre im Seitenventrikel liegende Spitze mit der Öffnung ist nicht zu sehen, da dieses Stück der Kanüle aus einem strahlendurchlässigen Kunststoff besteht. Von der Kanüle aus hat die Injektionsmasse beide Seitenventrikel und — mit Ausnahme einer kleinen Stelle rostral von der Massa intermedia — den III. Ventrikel gefüllt. Sie ist weiterhin über den Aquädukt in den IV. Ventrikel und von hier aus durch die Foramina Luschkae in den Subarachnoidalraum gelangt. Ein in den Ventrikelliquor gespritzter Stoff erreicht das Gehirn also nicht nur von der inneren, sondern auch von der äußeren Oberfläche her.

Um feststellen zu können, ob ein bestimmter Effekt vom Subarachnoidalraum oder vom Ventrikelsystem aus bewirkt wird, und um den Angriffspunkt innerhalb des Ventrikelsystems genauer bestimmen zu können, sind Perfusionsmethoden entwickelt worden, mit deren Hilfe es möglich ist, die Wirkung des Pharmakons auf umgrenzte Gebiete zu beschränken. Diese Methoden lassen sich jedoch nur im akuten Versuch bei der anästhesierten Katze anwenden und können daher nur zur Analyse von solchen Effekten herangezogen werden, die auch unter Narkose zu beobachten sind.

Der erste Schritt der Analyse besteht in der Ausschaltung des IV. Ventrikels und des Subarachnoidalraumes (Bhattacharya und Feldberg 1958). Dies wird dadurch erreicht (Abb. 2), daß man bei einer anästhesierten Katze, deren Seitenventrikel mit einer Collison-Kanüle versehen ist, eine weitere, aus einem Kunststoffröhrchen bestehende Kanüle in den Aquädukt einschiebt. Das zu untersuchende Pharmakon wird nun nicht mehr injiziert, sondern mit einer langsam arbeitenden Infusionspumpe vom Seitenventrikel aus eingeleitet. Es gelangt durch das Foramen Monroi in den III. Ventrikel und wird von dort durch die im Aquädukt befindliche Kanüle abgeleitet, ohne in den IV. Ventrikel zu gelangen. Effekte, die bei dieser Versuchsanordnung auftreten, müssen durch eine Wirkung des Pharmakons auf Kerngebiete be-

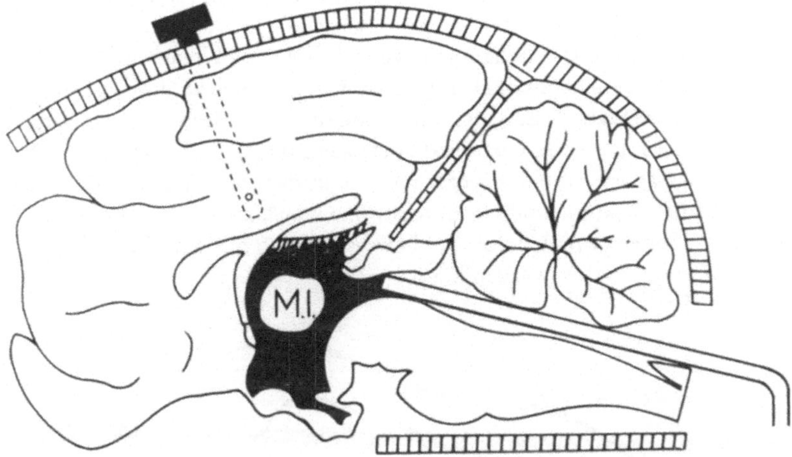

Abb. 2. Schematische Darstellung eines Sagittalschnittes durch ein Katzengehirn. M. I. = Massa intermedia. Substanzen, die durch eine im Seitenventrikel befindliche Kanüle (hinter der Bildebene; gestrichelt) infundiert werden, erreichen den III. Ventrikel (schwarz) und werden durch eine in den Aquädukt eingeführte Kanüle abgeleitet (nach *Bhattacharya* und *Feldberg*, aus *Feldberg* 1963).

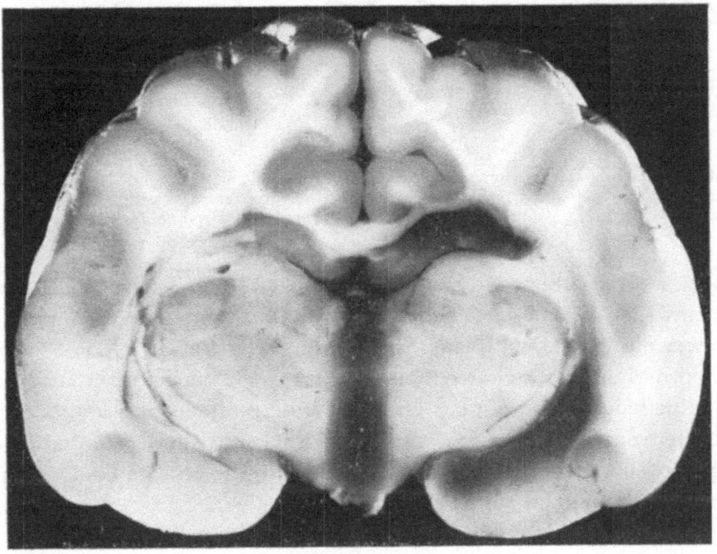

Abb. 3. Frontalschnitt durch das Gehirn einer Katze nach gleichzeitiger Perfusion des rechten Seitenventrikels mit künstlicher Cerebrospinalflüssigkeit und des linken Seitenventrikels mit Bromphenolblau (aus *Feldberg* und *Fleischhauer* 1962).

dingt sein, die entweder dem Seitenventrikel oder dem III. Ventrikel anliegen.

Die Analyse läßt sich dadurch weiterführen, daß man nicht nur einen, sondern beide Seitenventrikel mit einer Kanüle versieht und von der einen Seite das Pharmakon durchströmt, während von der anderen Seite eine inerte Salzlösung perfundiert wird (FELDBERG und FLEISCHHAUER 1962). Die Abb. 3 zeigt an Hand eines Experimentes, in dem an Stelle des Pharmakons der Farbstoff Bromphenolblau durchströmt wurde, wie auf diese Weise einer der beiden Seitenventrikel von der Durchströmung mit dem Pharmakon bzw. Farbstoff ausgeschaltet werden kann.

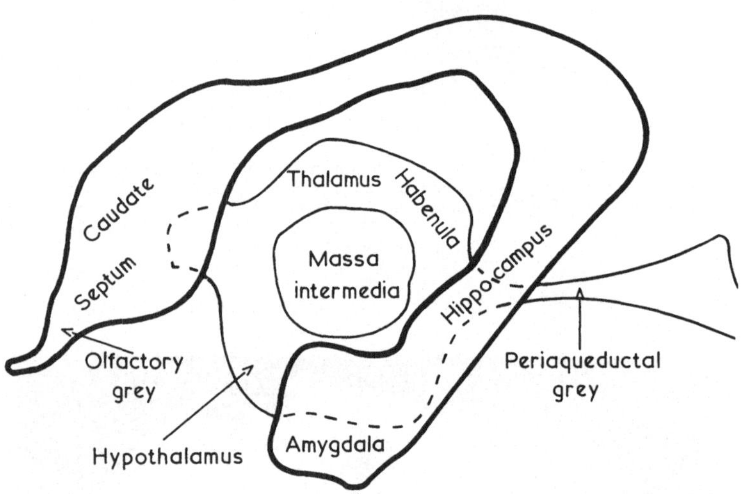

Abb. 4. Schematische Darstellung des Ventrikelsystems mit Bezeichnung der Kerngebiete, die an den III. Ventrikel und den linken Seitenventrikel grenzen. Der rechte Seitenventrikel ist nicht dargestellt (aus *Carmichael, Feldberg* und *Fleischhauer* 1964a).

Aber auch bei dieser Versuchsanordnung ist die Zahl der Kerngebiete, mit denen der perfundierte Stoff in Berührung kommt, noch immer groß; denn wie die Abb. 4 in schematischer Weise zeigt, gelangt das Pharmakon vom Vorderhorn des Seitenventrikels aus an den Nucleus caudatus, an das Septum pellucidum und an das Grau des Bulbus olfactorius, vom Unterhorn des Seitenventrikels aus an den Hypothalamus und an den Nucleus amygdalae und vom III. Ventrikel aus an die Habenula, an einzelne Thalamuskerne und an den Hypothalamus.

Eine Unterscheidung zwischen Effekten, die durch die Wirkung des Pharmakons auf einzelne dieser Gebiete hervorgerufen werden, läßt sich nun dadurch bewerkstelligen, daß die Methode der Ausschaltung einzelner Ventrikelabschnitte durch Perfusion mit einer inerten Flüssigkeit weiter ausgebaut und verfeinert wird. Dies läßt sich durch die Verwendung von mehreren Kanülen und Infusionspumpen erreichen, und die Abb. 5 zeigt die zur Zeit möglichen Variationen der sogenannten „Regionalen Perfusion" der Hirnventrikel (CARMICHAEL, FELDBERG und FLEISCHHAUER 1964a). Das Prinzip ist stets das gleiche: In allen Fällen werden eine Ausfluß- und mehrere Einflußkanülen verwendet, von denen aber nur eine oder höchstens zwei der Infusion des Pharmakons dienen. Diese Kanülen sind in Abb. 5 schwarz gezeichnet, und die Regionen des Ventrikelsystems, die von dem Pharmakon erreicht werden, sind grau schraffiert. Die übrigen, mit künstlicher Cerebrospinalflüssigkeit durchströmten Regionen sind weiß gelassen. Durch Variation der Infusionsanordnung ist es möglich, nur das Hinterhorn eines Seitenventrikels, nur das Vorderhorn eines Seitenventrikels oder nur den III. Ventrikel mit dem Pharmakon zu perfundieren. Man kann auch die Perfusion eines Teilabschnittes eines Seitenventrikels mit der des III. Ventrikels kombinieren, und es ist sogar möglich, die Einwirkung des Pharmakons auf den Bereich des Hypothalamus zu beschränken. In diesem Fall ist allerdings eine doppelläufige Spezialkanüle erforderlich, wie sie in dem vorletzten Diagramm der Abb. 5 gezeigt ist.

Das Problem der Bestimmung des Angriffsortes einer Substanz ist eng mit der Frage verbunden, ob und wie tief bestimmte Stoffe von der Ventrikelwand her in das Nervengewebe eindringen. Diese Frage ist nicht neu, und es hat auch früher nicht an Versuchen gefehlt, sie durch Experimente zu lösen, in denen Farbstoffe in den Liquor gespritzt wurden. Die Ergebnisse dieser Untersuchungen waren jedoch widersprüchlich und schwerwiegenden Einwänden ausgesetzt. Vor allen Dingen wußte man nie genau, welche Stoffkonzentration in einer bestimmten Gegend des Ventrikelsystems vorgelegen hatte, weil die Verteilung des meist in die Cisterna cerebello-medullaris injizierten Stoffes dem Zufall überlassen bleiben mußte. Derartige Versuche über das Eindringen von Stoffen aus dem Ventrikelliquor in das Hirngewebe können mit Hilfe der Perfusionsmethoden unter sehr viel besseren Bedingungen durchgeführt werden, da es mit dieser Methode möglich ist, innerhalb der Hirnventrikel eine konstante Stoffkonzentration aufrechtzuerhalten. Schon die ersten Untersuchungen mit Histamin (DRASKOCI, FELDBERG, FLEISCHHAUER und HARANATH 1960) zeigten, daß sich verschiedene Stellen der Ventrikelwand ganz unterschiedlich verhalten. Dies soll an Hand von Tab. 1 illustriert werden, in der die Ergebnisse von Versuchen zusammengefaßt sind, in denen eine Stunde lang Histamin 1:1000 perfundiert worden war, bevor die Tiere getötet und der Histamingehalt von solchen Regionen bestimmt wurde, die an die Ventrikel grenzen. Es zeigte sich, daß diejenigen Abschnitte der Ventrikelwand, die aus grauer Substanz bestehen, mehr Histamin aufgenommen haben als jene Abschnitte, die vornehmlich aus weißer Substanz bestehen. Darüber hinaus deuten die in Tab. 1 wiedergegebenen Werte darauf hin, daß sich die vorwiegend aus grauer Substanz beste-

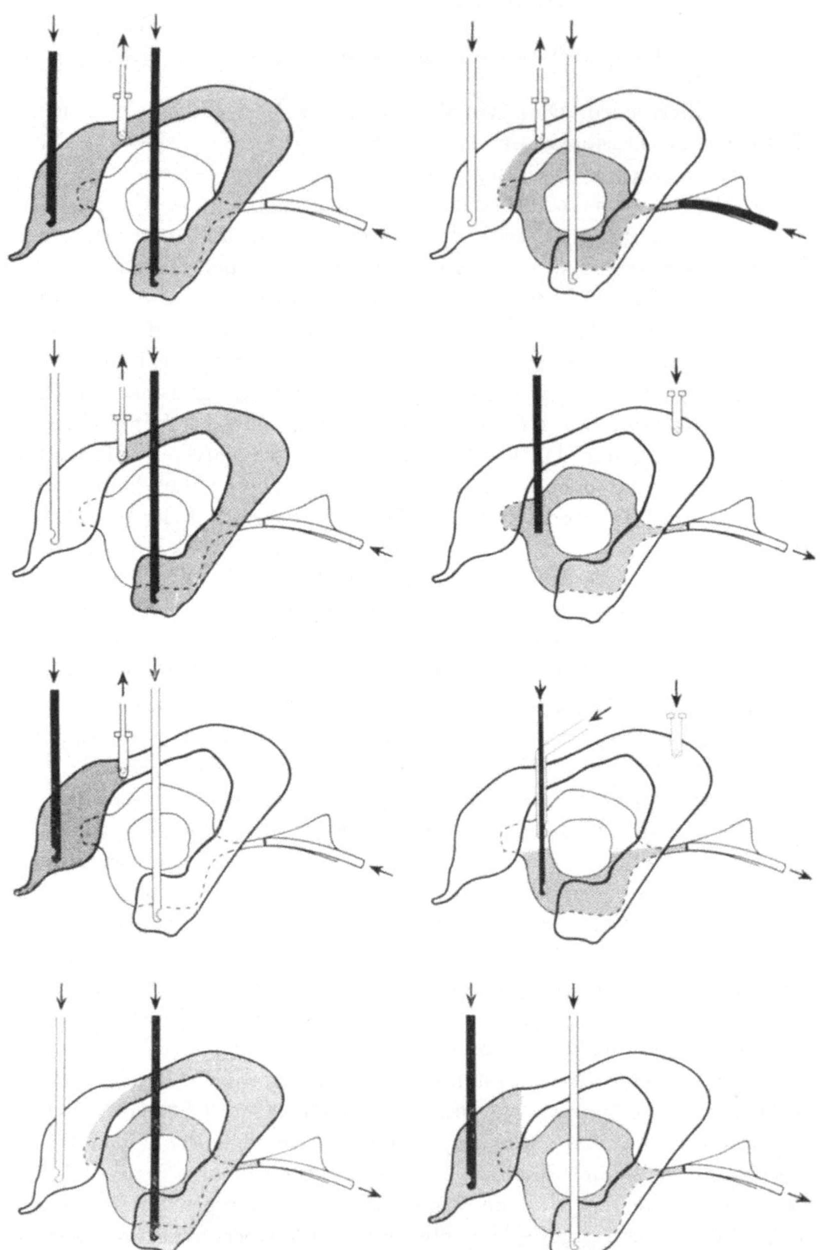

Abb. 5. Schematische Darstellung der Methoden zur „Regionalen Perfusion" der Hirnventrikel bei der Katze. Die Umrißzeichnungen zeigen den linken Seitenventrikel, den III. Ventrikel sowie den Aquädukt mit dem IV. Ventrikel. Einfluß- und Ausflußkanülen sind durch entsprechend gerichtete Pfeile gekennzeichnet. Die schwarz gehaltenen Kanülen dienen zur Infusion des Pharmakons, die übrigen werden mit künstlicher Cerebrospinalflüssigkeit durchströmt. Diejenigen Abschnitte des Ventrikelsystems, mit denen das Pharmakon in Berührung kommt, sind schraffiert; die übrigen Abschnitte werden von künstlicher Cerebrospinalflüssigkeit durchströmt und sind weiß gehalten. Einzelheiten siehe Text (aus *Carmichael, Feldberg* und *Fleischhauer* 1964a).

Tabelle 1. *Histaminaufnahme (in µg/g Frischgewebe) der Ventrikelwand nach einstündiger Perfusion der Hirnventrikel anästhesierter Katzen mit Histamin 1/1000.*

Region	Zahl der Versuche	µg/g Histamin	
		Streuung	Mittelwert
Graue Substanz			
Hypothalamus	9	104—333	155
Septum pelluc.	10	125—470	262
N. caudatus	9	143—363	232
Weiße Substanz			
Seitenwand des Seitenventrikels	6	11—80	46

Aus: Draskoci, Feldberg, Fleischhauer und Haranath (1960).

henden Kerngebiete auch untereinander unterscheiden. So haben Nucleus caudatus und Septum pellucidum mehr Histamin aufgenommen als das Grau des Hypothalamus.

Nachdem auf Grund der Experimente mit Histamin feststand, daß es im Stofftransport zwischen Liquor und Gehirn regionale Unterschiede gibt, wurden Farbstoffversuche durchgeführt, deren Ziel es war, die Unterschiede in der Stoffaufnahme genauer zu erfassen. Die ersten Experimente (Feldberg und Fleischhauer 1960) wurden mit Bromphenolblau gemacht, einem basischen Farbstoff, der sich ähnlich verhält wie Trypanblau, aber besser in das Nervensystem eindringt. Bei diesen Versuchen wurden weitere regionale Unterschiede festgestellt. Außerdem zeigte es sich, daß das Bromphenolblau nur dann in das Hirngewebe eindringt, wenn das Tier während der Perfusion des Farbstoffes durch das Ventrikelsystem lebt und gut mit Sauerstoff versorgt wird. Tötet man dagegen die Katze kurz vor Beginn der Perfusion des Ventrikelsystems durch eine Überdosis von Nembutal, so dringt der Farbstoff nur noch in die alleroberflächlichsten Schichten der Ventrikelwand ein, und es lassen sich keine regionalen Unterschiede mehr feststellen. Dieser Befund deutet darauf hin, daß das Übertreten eines Stoffes aus dem Liquor cerebrospinalis in das Gehirn durch einen aktiven Transportmechanismus bewerkstelligt wird.

Die Experimente mit Bromphenolblau waren insofern unbefriedigend, als die Beobachtungen über das Eindringen dieses Farbstoffes nur im Lupenbereich gemacht werden können; denn das Bromphenolblau liegt in löslicher Form vor und läßt sich im histologischen Schnitt nicht nachweisen. Ein weiterer Nachteil besteht darin, daß man — ähnlich wie bei Trypanblau und allen anderen, früher verwendeten Substanzen — außerordentlich große

Mengen von Bromphenolblau in den Liquor einbringen muß, um den Stoff überhaupt sehen zu können. Farbstoffkonzentrationen von 1 : 500 oder höher können aber nicht mehr als unschädlich angesehen werden, so daß sich die berechtigte Frage erhebt, ob die geschilderten Versuchsergebnisse nicht durch abnorme Veränderungen im Zellstoffwechsel verfälscht sind.

Um diese Frage zu klären, und um die beim Stofftransport zwischen Liquor und Gehirn beteiligten zellulären Mechanismen genauer kennenzulernen, war es notwendig, nach einem Stoff zu suchen, der sich auch in niedriger Konzentration histologisch nachweisen läßt und der nicht toxisch wirkt. Ein solcher Stoff fand sich in dem stark fluoreszierenden 3,6-Diaminoacridintrihydrochlorid, das sich mit Hilfe einer eigens entwickelten Technik auch im Paraffinschnitt nachweisen läßt. Dieser Farbstoff wurde in künstlicher Cerebrospinalflüssigkeit gelöst und 30 Minuten lang in einer Konzentration von 1 : 5000 durch die Hirnventrikel perfundiert. Das Gehirn des Versuchstieres wurde alsdann von der Aorta aus fixiert, in Paraffin eingebettet und in Serienschnitte zerlegt, die abwechselnd im Fluoreszenzmikroskop betrachtet oder für die Lichtmikroskopie gefärbt wurden. Auf diese Weise war es möglich, die verschiedenen Stellen der Ventrikelwand unter gleichen Bedingungen zu untersuchen und die Eindringtiefe des 3,6-Diaminoacridintrihydrochlorid mit den regionalen Unterschieden im Bau der Ventrikelwand zu vergleichen (Fleischhauer 1964).

Bei diesen Untersuchungen fielen Beziehungen auf, die in Abb. 6 und 7 an Hand von Bildern aus dem Gehirn ein und desselben Versuchstieres illustriert werden sollen. Abb. 6 a und b stammen aus der Wand des III. Ventrikels. In dem mit einer Kombination der Färbungen nach Klüver-Barrera und Goldner (s. Fleischhauer 1960) behandelten histologischen Schnitt (Abb. 6 b) erkennt man ein hohes Ependym, eine dicke, stark angefärbte Schicht von ependymalen Gliafasern und in der Tiefe die Nervenzellen des Hypothalamus. Das Fluoreszenzbild der gleichen Stelle im Nachbarschnitt zeigt (Abb. 6 a), daß der Farbstoff das gesamte hier abgebildete Gewebe durchdrungen hat. Er läßt sich — hier nicht mehr abgebildet — mehr als 500 μ vom Ependym entfernt, im Nervengewebe nachweisen. Ganz im Gegensatz hierzu stehen die Verhältnisse in der Fimbrie (Abb. 7 a und c), die aus weißer Substanz besteht und mit einem flachen Ependym bedeckt ist, unter dem sich keine Gliafaserschicht findet. Hier ist der Farbstoff nur in die oberflächlichsten Schichten eingedrungen, und schon nach etwa 100 μ ist das Gewebe ungefärbt geblieben.

Ein Vergleich der in Abb. 6 a und b und in Abb. 7 a und c gezeigten Regionen legt die Vermutung nahe, daß die Unterschiede in der Eindringtiefe des Farbstoffes in erster Linie durch Bauunterschiede im Ependym und in den subependymalen Schichten bedingt sein könnten. Diese beiden Schichten spielen, wie sich auch an anderen Stellen nachweisen läßt, beim Stofftransport sicherlich eine wesentliche Rolle, doch hängt der Stofftransport darüber hinaus von weiteren Faktoren ab, die wir erst zum Teil überblicken. Daß dem so ist, geht aus der Betrachtung des Hippocampus hervor (Abb. 7 b und d), der zum Ventrikel hin mit einer Lage weißer Substanz, dem Alveus, und mit einem flachen Ependym bedeckt ist. Eine oberflächliche Gliafaserschicht fehlt.

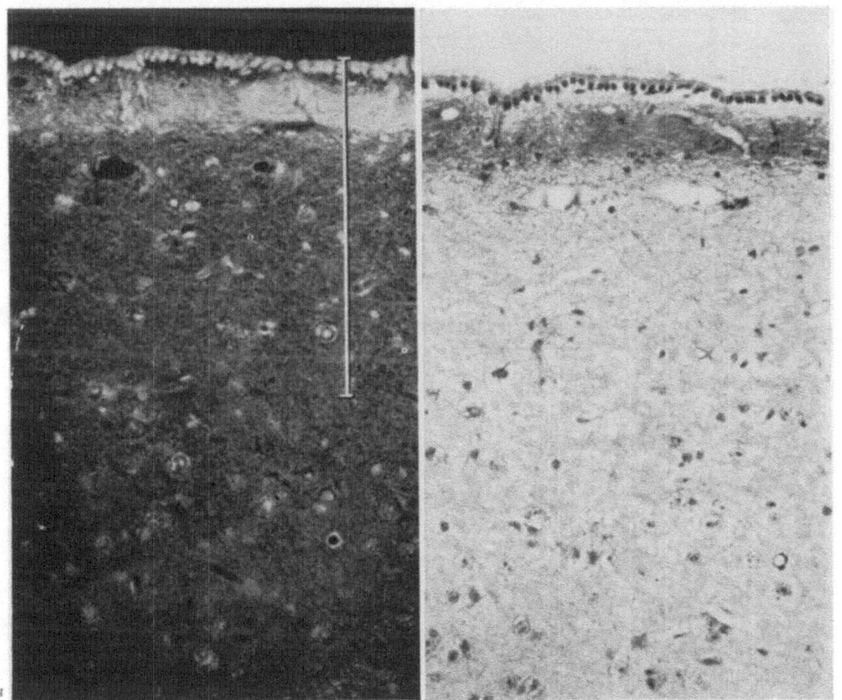

Abb. 6. Fluoreszenzmikroskopische Erfassung der Eindringtiefe von 3,6-Diaminoacridin-trihydrochlorid in die graue Substanz des Hypothalamus *(a)* sowie Vergleich mit dem licht-mikroskopischen Bild der gleichen Stelle *(b)* in einem nach *Klüver-Goldner* gefärbten Nachbar-schnitt. Das 3,6-Diaminoacridintrihydrochlorid war 30 Minuten lang in einer Konzentration von 1:5000 perfundiert worden. Weitere Einzelheiten im Text. Vergr.: 220fach. Der Maß-stab in *a* entspricht einer Strecke von 200 μ (aus *Fleischhauer* 1964).

Trotz dieser an die Verhältnisse in der Fimbrie erinnernden Struktur der Ventrikelwand ist der Farbstoff außerordentlich tief in den Hippocampus eingedrungen. Er hat die großen Pyramidenzellen angefärbt und ist — hier nicht mehr abgebildet — noch in einer Tiefe von mehr als 500 μ nachweisbar. Die zellulären Elemente, die dieses tiefe Eindringen des Stoffes ermöglichen, sind nicht bekannt. Erste Befunde lassen es aber als denkbar erscheinen, daß das tiefe Eindringen von Stoffen aus dem Ventrikelliquor in die graue Substanz des Hippocampus mit einer eigenartigen Gliastruktur dieses Ge-hirnabschnittes zusammenhängt. Die Abb. 8 zeigt den ventrikelnahen Teil des Hippocampus in einem Präparat, das nach GOLGI-BUBENAITE (s. ROMEIS 1948) versilbert worden ist und in dem sich Astrocyten dargestellt haben. In

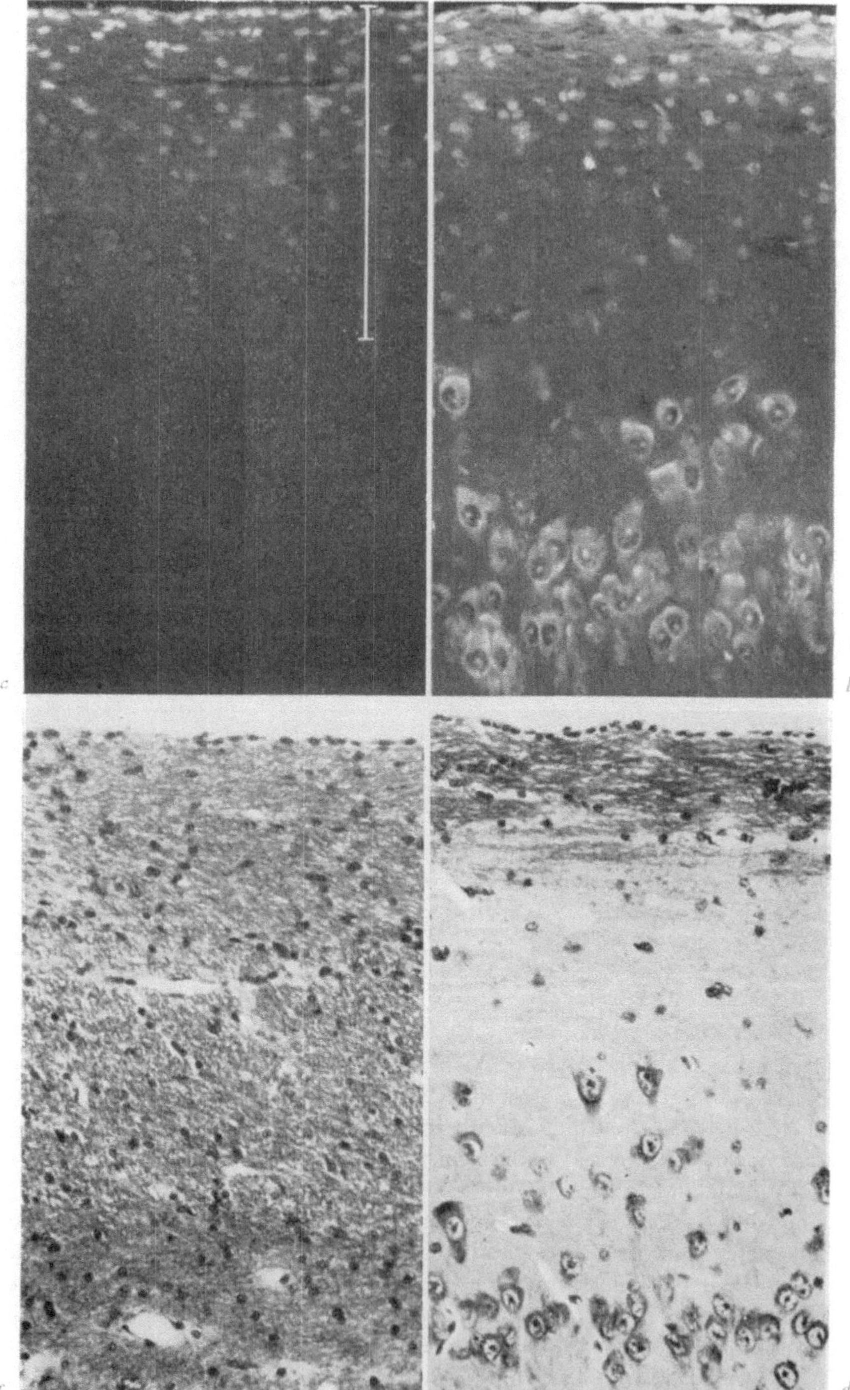

der oberen Bildhälfte erkennt man im Bereich des Alveus eigenartige Astrocyten, deren Fortsätze in die Tiefe streben. Unterhalb des Alveus nehmen sie Kontakt zu den Ausläufern von anderen Astrocyten, die im Grau des Hippocampus liegen. Diese Astrocyten haben eine ungewöhnliche Gestalt: sie sind polar gebaut, und zwar dergestalt, daß die Zellfortsätze ventrikelwärts gerichtet sind, während das Perikaryon an der dem Ventrikel abgelegenen Seite liegt. Diese auffällige Polarisation der Astrocyten, die meines Wissens bisher niemals beobachtet worden ist, legt den Gedanken nahe, daß es sich um den morphologischen Ausdruck eines gerichteten Stofftransportes handeln könne, doch wird erst die Zukunft zeigen, ob diese Vermutung richtig ist.

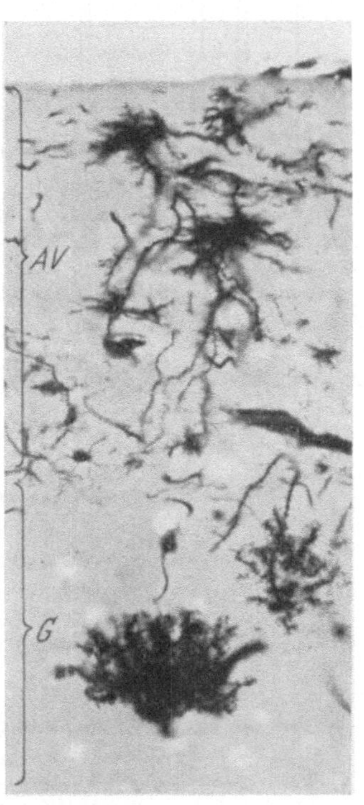

Abb. 8. Gliazellen im ventrikelnahen Abschnitt des Hippocampus. Versilberung nach *Golgi-Bubenaite;* Gegenfärbung mit Phoxin. *AV =* weiße Substanz des Alveus, *G =* graue Substanz der Hippocampusrinde. Vergr.: 200fach.

Zum Schluß meines Referates möchte ich noch einmal auf die Frage nach dem Angriffsort intraventrikulär applizierter Substanzen zurückkommen und an Hand eines konkreten Beispieles den Gang der Analyse für einen der zusammengesetzten Effekte beschreiben, die nach intraventrikulärer Injektion von d-Tubocurarin auftreten.

Spritzt man bei einer nicht-anästhesierten, frei beweglichen Katze etwa 200μg d-Tubocurarin in das Ventrikelsystem, so treten heftige Krämpfe auf, die große Ähnlichkeit mit einem epileptischen Anfall haben (Feldberg und Sherwood 1954). Diese Krämpfe sind mit abnormen Erscheinungen im EEG verbunden, die auch bei der anästhesierten Katze registriert werden können. Leitet man bei der anästhesierten Katze von der frontalen und occipitalen Hirnrinde bei relativ langsamer Zeitschreibung monopolar ab, so erhält man das in Abb. 9, A—L wiedergegebene Bild. Wenige Minuten nach der Injektion des Curare in den linken Seitenventrikel treten in der occipitalen Ableitung vereinzelte Spitzenpotentiale („spikes") auf, die links eine etwas höhere Amplitude haben als rechts. Innerhalb von Minuten wird die Amplitude der Entladungen größer, und es treten vereinzelt Salven von

Abb. 7. Fluoreszenzmikroskopische Erfassung der Eindringtiefe von 3,6-Diaminoacridintrihydrochlorid in die Fimbrie *(a)* und in den Hippocampus *(b)* sowie Vergleich mit den entsprechenden Stellen in Nachbarschnitten *(c* und *d).* Technik wie in Abb. 6, Vergr.: 220fach. Der Maßstab in *a* entspricht einer Strecke von 200 *u* (aus *Fleischhauer* 1964).

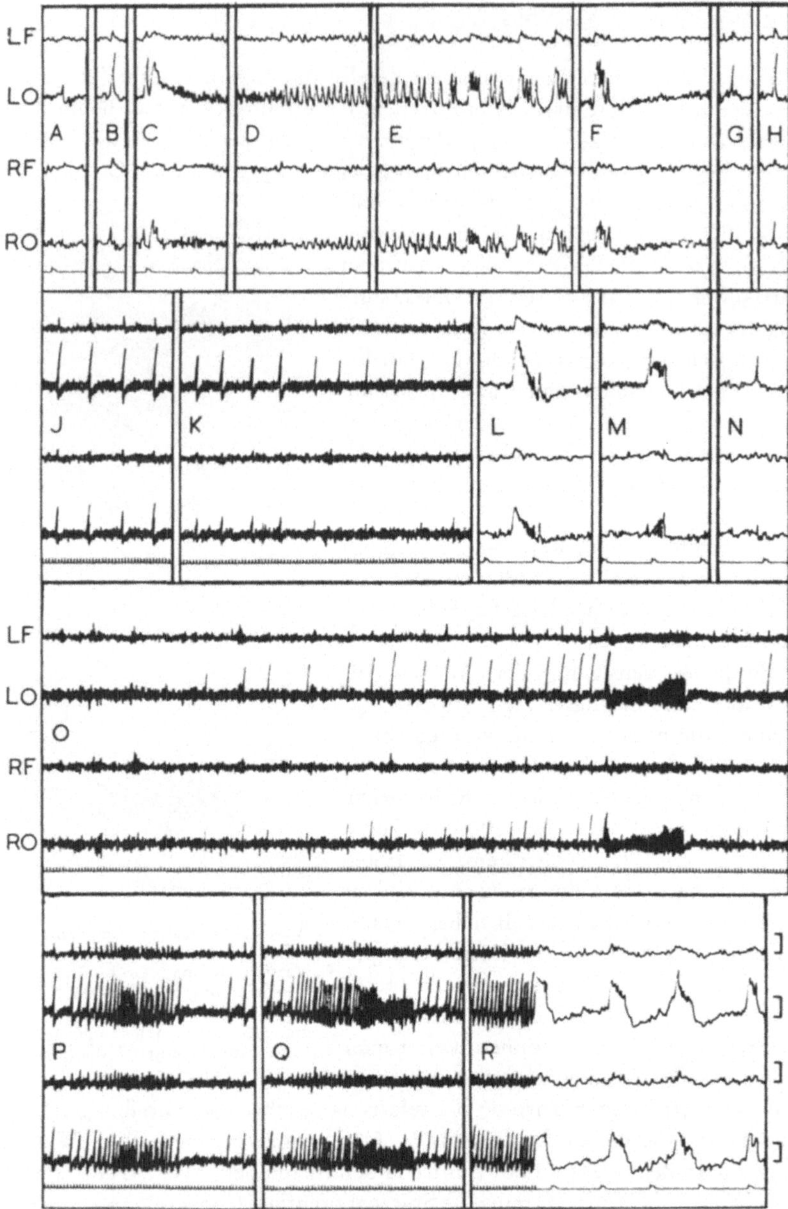

Abb. 9. EEG-Veränderungen nach drei intraventrikulären Injektionen von d-Tubocurarin bei einer mit Nembutal anästhesierten Katze, die durch intravenöse Gaben von Flaxedil gelähmt ist und künstlich beatmet wird. Die Kurven *A—H* wurden 1—6 min, die Kurven *I—N* 25, 67, 12, 60 und 69 min nach intraventrikulärer Injektion von 400 μg d-Tubocurarin geschrieben. Kurve O beginnt 70 min nach einer zweiten Injektion und die Kurven *P—R* 30, 20 und 30 min nach einer dritten Injektion von 400 μg Curare. Monopolare Ableitung von der linken und rechten frontalen *(LF; RF)* und occipitalen *(LO; RO)* Rinde. Eichung 600 μV; Negativität nach oben; Zeitmarkierung in Sekunden (aus *Feldberg* und *Fleischhauer* 1962).

schnell hintereinander folgenden abnormen Entladungen auf, die „Episoden"
genannt werden. Im Anschluß an eine Episode bleiben die abnormen Spitzenpotentiale zunächst aus („silent period"), um dann wieder aufzutreten. Die
zunächst einfachen Spitzenentladungen werden später von Nachentladungen
gefolgt und dann „multiple spikes" genannt (z. B. Abb. 9 L). Wartet man
nach einer einmaligen Injektion von d-Tubocurarin einige Zeit ab, so verschwinden die abnormen Entladungen wieder (Abb. 9, N), und das Experi-
ment kann wiederholt werden. Abb. 9, O zeigt das EEG nach einer zweiten
Injektion bei sehr langsamer Zeitschreibung. Zunächst wieder einige Spitzenpotentiale, dann eine Episode mit Silent period und schließlich die Multiple
spikes. Injiziert man nun erneut Curare (Abb. 9, P), so nimmt die Frequenz
der abnormen Aktivität weiter zu. Es ist jetzt nicht mehr möglich, die einzelnen Episoden deutlich abzugrenzen, da die Silent periods durch Spitzenentladungen unterbrochen werden.

Genau die gleichen abnormen Erscheinungen im EEG treten auf, wenn
man den Subarachnoidalraum und den IV. Ventrikel dadurch ausschließt, daß
das d-Tubocurarin vom Seitenventrikel zum Aquädukt perfundiert wird
(Feldberg und Fleischhauer 1962). Damit ist bewiesen, daß die abnormen
Entladungen durch eine Wirkung des Curare auf Stellen bewirkt wird, die
von den Seitenventrikeln oder vom III. Ventrikel aus erreicht werden.

Perfundiert man das d-Tubocurarin nur durch *einen* Seitenventrikel und
schließt den anderen durch Perfusion mit künstlicher Cerebrospinalflüssigkeit
aus, so haben die abnormen Entladungen auf der mit Curare durchströmten
Seite eine sehr viel höhere Amplitude als auf der Gegenseite (Feldberg und
Fleischhauer 1962). Der Befund deutete schon frühzeitig darauf hin, daß
die Veränderungen im EEG durch eine Wirkung des d-Tubocurarin auf Kerngebiete zustande kommen, die im Seitenventrikel liegen. Diese Annahme ließ
sich mit Hilfe der regionalen Perfusion als richtig erweisen, denn auch nach
Ausschaltung des III. Ventrikels und alleiniger Perfusion eines Seitenventrikels treten die typischen Veränderungen im EEG auf (Carmichael, Feldberg und Fleischhauer 1964 b).

Nachdem bewiesen war, daß die charakteristischen EEG-Veränderungen
durch eine Wirkung des Curare auf Kerngebiete bedingt sind, die an den
Seitenventrikel grenzen, wurde die Methode der „Regionalen Perfusion"
weiterhin dazu benutzt, um herauszufinden, welches der Kerngebiete (vgl.
Abb. 4) als Angriffsort des Curare zu betrachten ist. Dabei stellte sich heraus
(Carmichael, Feldberg und Fleischhauer 1964 b), daß die abnormen
Erscheinungen im EEG aus zwei Komponenten zusammengesetzt sind, die
von verschiedenen Abschnitten der Ventrikelwand her ausgelöst werden.
Perfundiert man das d-Tubocurarin nur durch das Unterhorn, so treten
Spitzenpotentiale, Episoden und silent periods auf (Abb. 10 A). Auch bei
langdauernder Perfusion nimmt die Frequenz der Spitzenpotentiale nur
wenig zu, und die silent periods bleiben deutlich abgrenzbar. Durch gleich-

zeitige Registrierung der elektrischen Potentiale in Hippocampus, Nucleus amygdalae und Cortex konnte nachgewiesen werden, daß die Spitzenpoten-

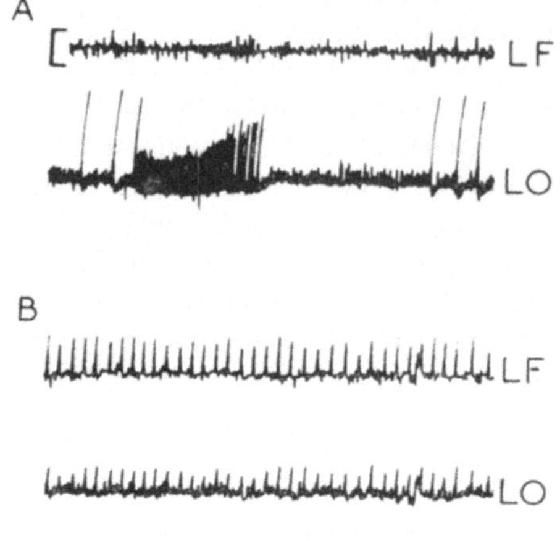

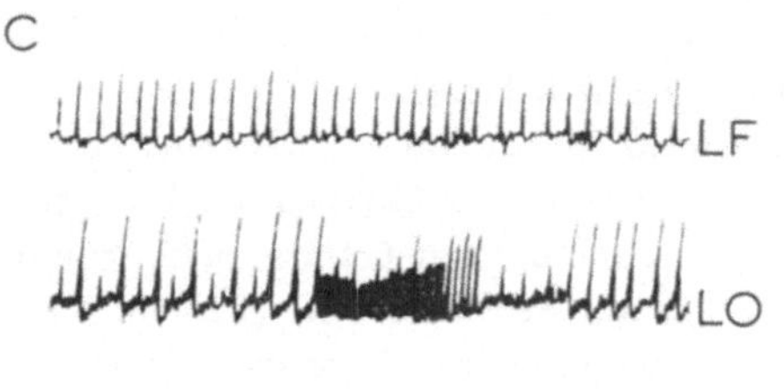

Abb. 10. EEG-Veränderungen bei drei mit Chloralose anästhesierten Katzen nach Perfusion von d-Tubocurarin 1 : 2000 durch das linke Vorderhorn *(a)*, durch das linke Unterhorn *(b)* und durch den gesamten linken Seitenventrikel *(c)*. Monopolare Ableitungen von der linken frontalen *(LF)* und occipitalen *(LO)* Rinde. Eichung 600 μV; Negativität nach oben; Zeitmarkierung in Sekunden (nach *Carmichael, Feldberg* und *Fleischhauer* 1964 b).

tiale und die Episoden durch eine Wirkung des Curare auf den Hippocampus ausgelöst werden (Feldberg und Fleischhauer 1963). Perfundiert man dagegen das d-Tubocurarin nicht durch das Unterhorn, sondern durch das Vorderhorn des Seitenventrikels, so treten in den Ableitungen von der Hirnrinde andersartige abnorme Entladungen auf (Abb. 10 B). Sie sehen bei der langsamen Zeitschreibung wie kleine Spitzenpotentiale aus, haben aber, wie sich bei schneller Zeitschreibung zeigt, eine breitere Basis als die vom Hippocampus ausgelösten Spitzenpotentiale. Es handelt sich um langsame Wellen, die vorerst als „anterior horn waves" bezeichnet werden; denn es ist noch nicht gelungen festzustellen, ob sie durch eine Wirkung des d-Tubocurarin auf das Septum pellucidum oder auf den Nucleus caudatus bedingt sind. Der Bulbus olfactorius, an dessen Grau das d-Tubocurarin durch einen Recessus des Vorderhorns herangelangt, konnte als möglicher Angriffsort ausgeschaltet werden (Feldberg, Fleischhauer und Reit, unveröffentlichte Versuche).

Die Latenzzeit bis zum Auftreten der „anterior horn waves" ist bei der Perfusion des Vorderhorns größer als die Latenzzeit bis zum Auftreten der Spitzenpotentiale und Episoden bei der Perfusion des Unterhorns. Es ist infolgedessen zu erwarten, daß man bei Perfusion des gesamten Seitenventrikels zuerst ein Bild erhält, das dem der Durchströmung des Unterhorns (Abb. 10 A) entspricht und daß sich dieses Bild nach einiger Zeit durch das Hinzukommen der „anterior horn waves" ändert. Dies entspricht in der Tat

den Beobachtungen, wie sie nach intraventrikulärer Injektion von d-Tubocurarin gemacht wurden (vgl. Abb. 9). Ein experimenteller Beweis für die
Richtigkeit der Annahme kann weiterhin dadurch erbracht werden, daß man
zunächst nur das Vorderhorn perfundiert und wartet, bis die „anterior horn
waves" erschienen sind, um alsdann dem d-Tubocurarin den Zutritt auch zum
Hinterhorn freizugeben. Das Ergebnis eines solchen Versuches ist in der
Abb. 10 C wiedergegeben. Die beiden, in Abb. 10 A und B isoliert dargestellten Komponenten überlagern sich, und die „anterior horn waves" treten
auch dann auf, wenn vom Hippocampus aus eine Episode mit nachfolgender
silent period ausgelöst wird.

Die geschilderten Veränderungen im EEG, die durch eine Wirkung von
d-Tubocurarin auf Kerngebiete ausgelöst werden, die an den Seitenventrikel
grenzen, sind von motorischen und autonomen Symptomen, wie Tremor,
Veränderungen in der Pupillenweite, Blutdruckschwankungen und Piloerek-
tion begleitet. Diese Erscheinungen werden zum größten Teil von anderen
Stellen her ausgelöst als die EEG-Veränderungen, und der Angriffsort liegt
für viele dieser Effekte in der Wand des III. Ventrikels. Es ist bei der Kürze
der mir zur Verfügung stehenden Zeit jedoch nicht möglich, die entsprechenden Analysen im Detail darzustellen, und ich muß daher für weitere Einzelheiten auf die Zusammenfassungen der entsprechenden Literatur verweisen
(FELDBERG 1963, FELDBERG und FLEISCHHAUER 1965).

Literatur

BHATTACHARYA, B. K. and W. FELDBERG: Perfusion of cerebral ventricles: effects
of drugs on outflow from the cisterna and aqueduct. Brit. J. Pharmacol. **13**,
156—162 (1958). — CARMICHAEL, E. A., W. FELDBERG and K. FLEISCHHAUER:
Methods for perfusing parts of the cat's cerebral ventricles. J. Physiol. (Lond.) **173**,
354—367 (1964 a). — Dies.: Effects of tubocurarine perfused through different parts
of the cerebral ventricles. J. Physiol. (Lond.) **175**, 303—319 (1964 b). — DRASKOCI,
M., W. FELDBERG, K. FLEISCHHAUER and P. S. R. HARANATH: Absorption of hista-
mine into the blood stream and its uptake by brain tissue on perfusion to the cerebral
ventricles. J. Physiol. (Lond.) **150**, 50—66 (1960). — FELDBERG, W.: A pharmaco-
logical approach to the brain from its inner and outer surface. London, E. Arnold,
1963. — Ders. und K. FLEISCHHAUER: Penetration of bromphenol blue from the
perfused cerebral ventricles into the brain tissue. J. Physiol. (Lond.) **150**, 451—462
(1960). — Dies.: The site of origin of the seizure discharge produced by tubocurarine
acting from the cerebral ventricles. J. Physiol. (Lond.) **160**, 258—283 (1962). —
Dies.: The hippocampus as the site of origin of the seizure discharge produced by
tubocurarine acting from the cerebral ventricles. J. Physiol. (Lond.) **168**, 435—442
(1963). — Dies.: A new experimental approach to the physiology and pharmacology
of the brain. Brit. Med. Bull. **21**, 36—43 (1965). — Ders. und R. D. MYERS: Effects on
temperature of amines injected into the cerebral ventricles. A new concept of temperature regulation. J. Physiol. (Lond.) **173**, 226—237 (1964). — Ders. und S. L.
SHERWOOD: A permanent cannula for intraventricular injections in cats. J. Physiol.
(Lond.) **120**, 3 P (1953). — Dies.: Injections of drugs into the lateral ventricles of

the cat. J. Physiol. (Lond.) **123**, 148—167 (1954). — Fleischhauer, K.: Fluorescenzmikroskopische Untersuchungen an der Faserglia. Z. Zellforsch. **51**, 467—496 (1960). — Ders.: Fluorescenzmikroskopische Untersuchungen über den Stofftransport zwischen Ventrikelliquor und Gehirn. Z. Zellforsch. **62**, 639—654 (1964). — Fulton, J. F.: Physiologie des Nervensystems. Stuttgart, F. Enke, 1952. — Romeis, B.: Mikroskopische Technik. 15. Aufl. München, Leibnis-Verlag 1958.

Diskussion

v. Hayek: Hinweis auf die Resorption eines Pharmakon aus dem IV. Ventrikel beim sogenannten „centrogenen Lungenödem" (Jarisch), das durch Veratren erzeugt wird.

Fleischhauer: Ich habe mich in meinen Ausführungen bewußt auf die Darstellung von Resultaten beschränkt, die den III.Ventrikel und die Seitenventrikel betreffen; denn der IV. Ventrikel ist bei den Versuchen von Feldberg und mir stets ausgeschlossen, so daß ich hier nicht über eigene Erfahrung verfüge. Es gibt aber eine ganze Reihe von neueren Befunden, insbesondere von Loeschcke und Mitchell, die den IV. Ventrikel bzw. die Atmung betreffen (siehe Mitchell, Loeschcke, Massion and Severinghaus, J. appl. Physiol. **18**, 523, 1963). Die Autoren haben gezeigt, daß mehrere Stoffe — ich glaube auch Veratridin, bin aber nicht sicher — vom Liquor her nicht direkt auf die Vaguskerne wirken, sondern an Receptoren angreifen, die auf der äußeren Oberfläche der Medulla sitzen. In den Experimenten von Mitchell und Loeschcke konnten durch lokale Applikation von Stoffen auf die Gegend, in der diese Receptoren sitzen, die verschiedenartigsten Atemveränderungen hervorgerufen werden. Der Vagus wird dabei wahrscheinlich durch einen Reflexbogen in Tätigkeit gesetzt.

Bauer: Sie berichten von einer tagelangen Temperaturdepression durch intraventrikuläre Noradrenalininjektion. Ich möchte daran eine praktische Frage knüpfen. Was geschieht bei Injektion von Noradrenalin in die suboccipitale Cisterne und wäre eine praktische Anwendung beim Menschen für therapeutische Zwecke denkbar?

Birkmayer: fragt, ob es bereits eine Vorstellung bezüglich der verschiedenartigen, ja oft antagonistischen Wirkungsweisen eines Pharmakon, etwa des Noradrenalin, bei peripherer und intraventrikulärer Applikation gebe. Zur Frage der Temperatursenkung durch intraventrikuläre Gabe von Noradrenalin wird auf das Auftreten bedrohlicher Hyperthermien bei Parkinsonisten in der heißen Jahreszeit hingewiesen. Durch i.v. Verabreichung von 5-Hydroxy-Tryptophan, der Vorstufe des Serotonin, welches die Blut-Liquor-Schranke passiert, kann die Temperatur erfolgreich gesenkt und die früher oft letale Hyperthermie verhindert werden. Hornykiewicz konnte zeigen, daß bei Parkinsonkranken im Hypothalamus ein erhebliches Defizit an Noradrenalin besteht. Feldberg und Myers konnten bei Auftreten von Fieber mittels Mikrokanülen einen vermehrten Serotoningehalt im Bereich des III. Ventrikels nachweisen. Durch intraventrikuläre Applikation von Noradrenalin bei Tieren, bei denen mittels Pyrogen künstlich Fieber erzeugt worden war, konnte die Temperatur gesenkt werden. Aus diesen Erfahrungen wird die Frage abgeleitet, ob es bereits eine Vorstellung darüber gebe, wieso eine pharmakologisch definierte Substanz bei direktem Heranbringen an die Synapsen im Gehirn eine andere als die aus der Schulmedizin bekannte Wirkung habe.

Fleischhauer: Untersuchungen über die Temperatursenkung durch intraventrikuläre Injektion von Adrenalin und Noradrenalin sind bisher nur an der Katze durchgeführt worden. Experimente an Hunden und Affen sind im Gange und haben bisher, soweit mir bekannt ist, keine grundsätzlich anderen Ergebnisse gezeitigt. Doch muß das endgültige Resultat dieser Experimente von FELDBERG und MYERS abgewartet werden, ehe man Sicheres sagen kann. Da die Temperatursenkung durch eine Wirkung der Catecholamine auf Kerngebiete des Hypothalamus hervorgerufen wird, ist es wohl notwendig, die Stoffe in den III. Ventrikel oder in die Seitenventrikel zu injizieren. Unveröffentlichte Versuche von FELDBERG und mir haben ergeben, daß — zumindest bei der Katze — Stoffe, die in die Cisterna magna injiziert werden, fast ausschließlich an der äußeren Oberfläche des Gehirns und Rückenmarks verbleiben und nur in ganz geringen Mengen durch den Aquädukt aufsteigend in den III. Ventrikel gelangen. — Über die klinische Anwendbarkeit derartiger Injektionen ist im Moment nur schwer etwas zu sagen. Ich persönlich würde es für vertretbar halten, bei lebensgefährlichen und mit anderen Methoden nicht mehr behandelbaren Hyperthermien zu trepanieren und einige 100 μg Adrenalin bzw. Noradrenalin in den III. Ventrikel oder in die Seitenventrikel zu injizieren. Da beide Stoffe in den Tierexperimenten, von einer gewissen Sedierung abgesehen, keine auffälligen Nebenwirkungen gezeigt haben — auch nicht, wenn die Katzen lange Zeit überlebten —, möchte ich meinen, daß sich die Anwendung beim Menschen rechtfertigen ließe, wenn ein wirklich lebensgefährlicher Zustand vorliegt. — Ihre dritte Frage lautete: Warum wirkt das Curare vom Ventrikel aus anders als in der Peripherie? Nun, die Wirkung sieht vielleicht verschiedener aus, als sie in Wirklichkeit ist. In der Peripherie wirkt Curare ja dadurch, daß die Erregungsübertragung von der motorischen Endplatte auf die quergestreifte Muskelfaser blockiert wird. Es ist nun durchaus denkbar, daß die Substanz, die normalerweise die Blut-Hirn-Schranke nicht zu durchbrechen vermag, auch im Zentralnervensystem Synapsen blockiert, wenn sie erst einmal hingelangt. Stimmt diese Annahme, so müßten die Auswirkungen der zentralen Blockade von Erregungsübertragungen ganz verschieden sein, je nachdem, welche Kerngebiete bei der Perfusion von Curare erreicht und welche Leitungsbögen gestört werden. Ob diese Vorstellung richtig ist, wissen wir noch nicht, und das Problem kann nur mit Hilfe von diffizilen elektrophysiologischen Techniken gelöst werden. — Zu Ihrer Frage über den Wirkungsmechanismus des Adrenalins und 5-Hydroxytryptamins nach intraventrikulärer Injektion kann ich nur wenig sagen. Bisher kennen wir nur die Veränderungen der Körpertemperatur, die nach intraventrikulärer Injektion dieser Stoffe bei der Katze auftreten und wissen darüber hinaus aus unseren früheren Arbeiten, daß die Catecholamine nicht nur das Kältezittern unterdrücken, sondern auch das Zittern, welches durch Perfusion des Ventrikelsystems mit Curare hervorgerufen wird. Es ist weiterhin bekannt, daß die Amine am Hypothalamus angreifen müssen, um die geschilderten Wirkungen hervorzurufen. Wir wissen aber noch nicht, wie das geschieht. Da FUXE (Z. Zellforsch. **61**, 710, 1964) nachgewiesen hat, daß es im Bereich des Hypothalamus der Katze catecholaminhaltige Nervenendigungen gibt, muß man daran denken, daß die Catecholamine und 5-Hydroxytryptamin bei bestimmten Neuronen als Transmittersubstanzen fungieren (vgl. auch FUXE, Z. Zellforsch. **65**, 573, 1965).

BAUER: Ihre EEG-Befunde sind mit langsamer Zeitschreibung aufgenommen. Daraus stellt sich die Frage, ob es sich bei den Spitzen wirklich um „spikes" oder um langsame Delta-Wellen handelt.

PETSCHE: Die als „Episoden" bezeichneten Phänomene sind zweifellos Hippocampusanfälle. Als Neurophysiologe muß man sich erst langsam an die Vorstellung gewöhnen, daß Curare, das durch i. v. Applikation zur Lähmung und Ruhigstellung der Tiere bei Mikroelektrodenversuchen verwendet wird, bei intraventrikulärer Einbringung völlig anders wirkt und zu einer lang anhaltenden Krampftätigkeit des Hippocampus führt. Man sollte in diesem Zusammenhang an die Bedeutung der

Blut-Liquor- bzw. Blut-Hirn-Schranke denken. Fragt nach den zeitlichen Relationen zwischen dem Eindringen der Substanzen in den Hippocampus und dem Auftreten des Hippocampuskrampfes. Welche Regionen der apikalen Dendriten der Pyramidenzellen müssen zur Auslösung dieser lang anhaltenden Krampftätigkeit erreicht werden?

Fleischhauer: Die zeitliche Relation zwischen dem Eindringen des Curare und dem Beginn des Krampfes ist von uns nicht untersucht worden. Dr. Carmichael, der zur Zeit in Bethesda am N.I.H. arbeitet, wollte diese Frage mit Hilfe von radioaktiv markiertem Curare klären, aber ich weiß nicht, was da bis jetzt herausgekommen ist.

Zenker: Ich möchte diese Frage noch ergänzen und fragen, ob verschiedene Stoffe mit verschiedener Geschwindigkeit an diese Zone kommen und ob man daraus den Schluß ziehen kann, daß allgemeine mechanische Gegebenheiten oder eine spezielle Affinität dieser Region für spezielle Stoffe vorliegt?

Fleischhauer: Es ist zur Zeit noch schwierig, quantitative Untersuchungen über das Eindringen von Stoffen aus dem Liquor in das Hirngewebe dergestalt durchzuführen, daß sich exakte Aussagen über die Geschwindigkeit des Eindringens in bestimmte Schichten der Ventrikelwand machen lassen. Wir können nur feststellen, wie tief ein Stoff an einer bestimmten Stelle in einer gegebenen Zeit eingedrungen ist, wobei der Zeitraum aus methodischen Gründen mindestens $1/2$ Stunde umfassen muß. Vergleicht man die Ergebnisse entsprechender Versuche, so zeigt sich, daß chemisch ganz verschiedene Stoffe, wie Histamin, Bromphenolblau, 3,6-Diaminoacridintrihydrochlorid und sogar ein Eiweißkörper (Klatzo, Miquel, Ferris, Prokop and Smith, J. Neuropath. **23**, 18, 1964) an den gleichen Stellen der Ventrikelwand tief bzw. weniger tief in das Hirngewebe eindringen. Da weiterhin bekannt ist, daß der Stofftransport bei mangelnder Sauerstoffversorgung des Gehirns schlechter funktioniert, darf man wohl schließen: 1. daß beim Übertritt von Stoffen aus dem Liquor in das Hirngewebe ein aktiver Transportmechanismus beteiligt ist und 2. daß es in der Ventrikelwand bestimmte „Stoffstraßen" gibt, in deren Bereich der Transport besonders leicht vonstatten geht. Bei der Katze sind z. B. Epiphyse und Hippocampus zwei Regionen, in denen Stoffe aus dem Liquor besonders schnell und tief in das Gewebe aufgenommen werden. Die zellulären Mechanismen, die für dieses Verhalten verantwortlich sind, kennen wir nicht genau. Ich glaube aber, wie ich auch in meinem Vortrag schon andeutete, daß die Glia hierbei eine wichtige Rolle spielt.

Krücke: Zu den beiden Hauptthemen, die Herr Fleischhauer in seinen eindrucksvollen Experimenten behandelt hat, dem Eindringen von Farbstoffen bei Einbringen in den Liquor und der pharmakologischen Wirkung bei Ventrikelperfusion mit Medikamenten, zwei Fragen:
a) Zur Methodik: Die mikroskopischen Bilder, die das unterschiedliche Eindringen fluoreszierender Farbstoffe vom Liquor aus zeigen, sind offenbar Paraffinschnitte. Wie verhindert man es, daß der Fluoreszenzfarbstoff bei den Fixations- und Einbettungsverfahren nicht postmortal in das Gewebe diffundiert?
b) Zur gegensätzlichen Wirkung der gleichen Substanz und eines Hormons — ob es in die Blutbahn oder direkt in den Liquor oder in das Gehirn eingebracht wird, gibt es ein sehr interessantes Beispiel, über das A. B. Fisher berichtet hat. Bei Injektion von Testosteron in den Hypothalamus der männlichen Ratte erwartete er eine Stimulierung männlichen Sexualverhaltens. Zu seiner Überraschung und offenbar auch der des in den Käfig gesetzten Rattenweibchens versuchte sich das Männchen jedoch in Brutpflege am untauglichen ausgewachsenen Objekt und zeigte später mit Rattenbabys und Nestbaumaterial typisch weibliches Sexualverhalten, solange die Wirkung des Testesterons andauerte. Sind Ihnen entsprechende Wirkungen auch bei Einbringen von Hormonen in den Liquor bekannt?

FLEISCHHAUER: Zur Methodik der Versuche mit 3,6-Diaminoacridintrihydrochlorid ist folgendes zu sagen: Durch Einbau je einer Kanüle in das Vorderhorn und in den hinteren Abschnitt des Seitenventrikels wurde dafür gesorgt, daß die Stoffkonzentration in den perfundierten Abschnitten des Ventrikelsystems überall gleich war. Der Farbstoff wurde 30 Minuten lang perfundiert. Anschließend wurde für etwa 4 Minuten die überschüssige Farbe durch Perfusion mit künstlicher Cerebrospinalflüssigkeit ausgewaschen. Während dieser Minuten wurde der Thorax des Versuchstieres eröffnet und die Aorta mit einer Kanüle versehen, um sofort mit der Auswaschung des Blutes und mit der Fixierung durch BOUINsche Lösung beginnen zu können. Der histologische Nachweis des 3,6-Diaminoacridintrihydrochlorid ist im Gefrierschnitt einfach. Da es aber nicht möglich ist, wirklich vergleichbare Gefrierschnitte von verschiedenen Regionen des Gehirns herzustellen, habe ich mich bemüht, eine Methode zu entwickeln, die es erlaubt, den Stoff auch im Paraffinschnitt nachzuweisen. Das war nicht ganz einfach, da der Farbstoff instabil ist und bei Belichtung mit ultraviolettem Licht schnell zerfällt. Nach einigem Hin und Her ist es mir aber gelungen, eine Einbettungsmethode zu finden, bei der der Stoff stabilisiert wird. Einzelheiten über diese Methode, deren wichtigster Schritt in der Behandlung der Schnitte mit Kaliummetabisulfit besteht, finden Sie in meiner Arbeit Z. Zellforsch. 62, 639 (1964). Durch Vergleich der Paraffinschnitte mit den Gefrierschnitten konnte nachgewiesen werden, daß die Lokalisation des Farbstoffes bei der Paraffineinbettung erhalten bleibt; die Intensität der Leuchtkraft nimmt dagegen etwas ab. — Soweit ich sehe, ist diese Methode nicht ungenauer als die Methoden, bei denen Stoffe benutzt werden, die mit P^{32} oder C^{14} markiert sind. Bessere Ergebnisse wären nur bei Verwendung von tritiierten Stoffen zu erwarten, doch gibt es auch hier methodische Schwierigkeiten. Außerdem benötigt man für derartige Versuche zahlreiche Spezialeinrichtungen, die mir nicht zur Verfügung stehen. — Die Frage nach der Wirkung von Geschlechtshormonen auf den Hypothalamus läßt sich nicht mit zwei Worten beantworten, denn hier tut sich gerade ein neues und höchst aufregendes Gebiet der experimentellen Neurologie auf. Ich muß mich darauf beschränken, zwei ausgezeichnete Übersichten zu nennen, die soeben erschienen sind und die zeigen, welch interessante Entwicklungen sich auf diesem Gebiete anbahnen (CAMPBELL and EAYRS, Brit. med. Bull. 21, 81, 1965 und MICHAEL, Brit. med. Bull. 21, 87, 1965).

Aus dem Niederländischen Zentralinstitut für Hirnforschung, Amsterdam,
Niederlande

Strukturelle und funktionelle Änderungen im telencephalen Plexus chorioideus des Menschen während der Ontogenese

Von

J. Ariëns Kappers

Mit 13 Textabbildungen

Einleitung

Der telencephale Plexus chorioideus entwickelt sich nicht wie der myel-
encephale und diencephale Plexus aus der laminären Dachplatte des Neuraxis,
sondern aus einem speziellen Teil der medialen Wand der cerebralen Hemisphären, der Area chorioidea (HIS 1889). Die erste Anlage erscheint als eine
einfache Falte, die Plica chorioidea (HOCHSTETTER 1913), welche sich aus
dem am caudo-dorsalen Rand des Foramen interventriculare gelegenen Teil
der Area chorioidea differenziert. Nachher breitet sich das Entwicklungsfeld
über eine kurze Strecke rostralwärts und, in Zusammenhang mit der allgemeinen Wachstumsrichtung der Hemisphären, über eine weit größere Strecke
in caudalwärtscher Richtung aus. Für eine Diskussion der Topographie dieser
Anlage und der einschlägigen Literatur sei auf eine frühere Arbeit verwiesen
(KAPPERS 1955).

Über die Entwicklung des Plexus findet man Daten mehr allgemeiner
Natur verstreut in der Literatur. Eine mehr gezielte, mit moderneren Methoden durchgeführte Untersuchung, vor allem über die Histogenese des
menschlichen Plexus chorioideus, stand aber noch aus. Abgesehen von ihrem
rein morphologischen Interesse, könnte eine solche wichtig sein für ein besseres
Verständnis der Funktion des Plexus während der verschiedenen Stadien
seiner Bildung. Auch deshalb wurde sie unternommen. Die Resultate der
vorliegenden Arbeit wurden schon früher in etwas ausführlicherer Form in
englischer Sprache publiziert (KAPPERS 1958).

Material und Methoden

Weil die Schwierigkeiten bei der Beschaffung von absolut normalem frischem
Material ziemlich groß waren, mußte sich die Untersuchung auf die erste größere
Hälfte der intra-uterinen Entwicklungsperiode beschränken. Sie ermöglicht aber doch

ein ziemlich genaues Verständnis der prenatalen Histogenese des menschlichen telencephalen Plexus. Das Material war in folgender Weise zusammengestellt:

1. Eine Auslese von 31 in Serien geschnittenen, in Paraffin eingebetteten Embryonen aus der Sammlung des Anatomischen Institutes der Universität von Michigan, Ann Arbor, USA. Diese Embryonen wurden auch zur Untersuchung der menschlichen Paraphyse benutzt und schon in einer vorigen Arbeit (Kappers 1955) tabellarisch zusammengestellt. Die Scheitel-Steißlänge dieses Materials variierte zwischen 18 und 145 mm. Die Fixierung war vorgenommen in Formol, Alcohol 70 % oder in Bouinscher Flüssigkeit. Die Schnitte waren gefärbt mit Haematoxylin und Eosin, Haematoxylin und Congorot oder nach den Methoden von Masson oder Hansen.

2. Neunzehn, in Paraffin eingebettete und in Serien geschnittene Embryonen aus der Sammlung des Anatomischen Institutes der Universität Groningen, Niederlande, deren Scheitel-Steißlänge zwischen 13 bis 85 mm variierte. Fixiert wurde in Formol, Alcohol, Bouinscher, Zenkerscher oder Rossmanscher Flüssigkeit. Die Schnitte wurden gefärbt mit Boraxcarmin, Haematoxylin und Eosin, Toluidinblau, Resorzin, Heidenhains Azan, nach der Perjodsäure-Schiff-(PAS-)Methode von MacManus-Hotchkiss, Manns Technik oder mit einer speziellen Modifikation der Ehrlich-Biondischen Triacid-Methode nach meinem früheren Mitarbeiter von Bartheld. Die Schnittdicke variierte zwischen 8 und 25 μ. Manchmal wurden in der gleichen Serie verschiedene Färbemethoden benutzt.

3. Serien von 5 telencephalen Plexus von Feten, deren Länge zwischen 81 und 186 mm variierte, und eine Serie eines Plexus von einem Fetus im Alter von 5 1/2 Monaten. Das gesamte Material umfaßte also 56 Embryonen und Feten, deren Alter zwischen 6 Wochen und 5 1/2 Monaten variierte.

Ergebnisse

Die erste Anlage des Plexus chorioideus telencephali war in einem Embryo von 18 mm vor und 17 mm nach Fixierung in formol-physiologischer Salzlösung zu beobachten. Das Konzeptionsalter war mit 6, das Menstruationsalter mit 8 1/2 Wochen angegeben. In einem anderen Embryo von 18 mm Länge nach Formolfixierung ließ sich dagegen noch keine Spur einer Plexusanlage sehen. In einem dritten Embryo aus der Groninger Sammlung, dessen Alter mit 6 Wochen angegeben war, zeigte sich die Anlage schon als eine gut entwickelte, einfache, kleine Falte. Das Epithel dieser ersten Plexusanlage ist ein mehrreihiges zylindrisches ohne Bürstensaum und Basalmembran. Auch Zilien konnten nicht mit Sicherheit festgestellt werden. Die Größe der Kerne der eher länglichen Epithelzellen ist variabel, ihre Form oval oder leicht fusiform. Das Stroma besteht aus endomeningealem oder pia-arachnoidalem Mesenchym, das mit dem gleichen Mesenchym in der Fissura interhemispherica unmittelbar zusammenhängt.

Auffallenderweise sind die mesenchymalen Zellen des Stromas während dieser ersten Phase der Plexusentwicklung in starkem Maße an der Produktion von Blut- und Gefäßzellen beteiligt (Abb. 1). Tatsächlich beteiligt sich das Plexusstroma weit intensiver an der Hämatopoese als das leptomeningeale mesenchymale Gewebe, das das Gehirn umgibt. Im letzteren ist die Zahl der Blutinseln wesentlich geringer.

Weitaus die meisten mesenchymalen Stromazellen differenzieren sich alsbald zu Hämozytoblasten und Angioblasten. Es bleiben relativ wenig Mesenchymzellen übrig, die sich zum Teil zu Fibroblasten differenzieren. Die

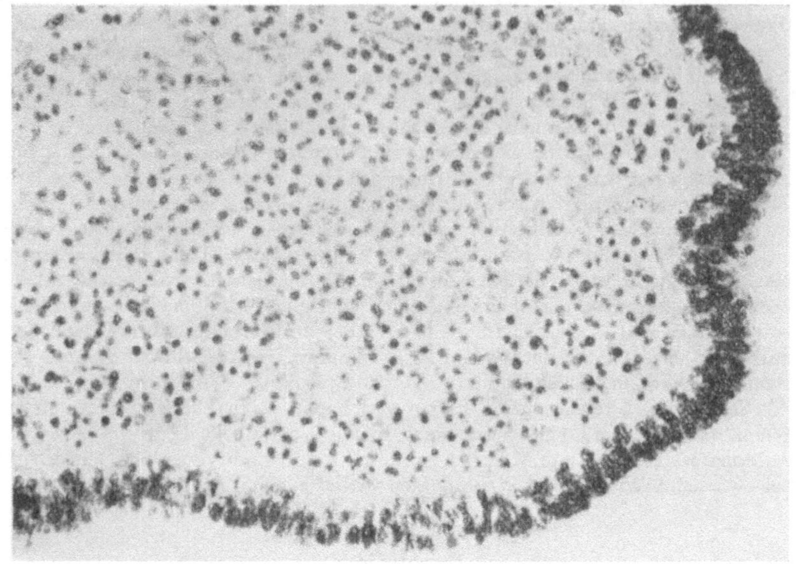

Abb. 1. Embryo von „6 Wochen". Teil der faltartigen Anlage des telencephalen Plexus. Boraxcarmin. Mehrreihiges zylindrisches Epithel und Hämatopoese in dem mesenchymatösen Stroma. X 338.

jungen Blutzellen sind umgeben von Angioblasten, die sich zu Endothelzellen entwickeln (Abb. 2). Während dieser ersten Phase der histogenetischen Entwicklung weist also das histologische Bild des Plexusstromas auf eine sehr starke und schnelle Bildung verschiedener Arten von Blutzellen sowie von Endothelzellen hin.

Der ganze Plexus wächst schnell und bildet Verzweigungen, die von reichlichem Stroma ausgefüllt sind. Richtige Zotten gibt es noch nicht.

In einem individuell etwas variierenden Alter von etwa 8 Wochen fängt das histologische Bild des Plexus an sich sehr schnell zu ändern. Der Plexus, dessen Größe beträchtlich zunimmt, bekommt eine lobuläre Form (Abb. 3). Während der zweiten Hälfte des dritten Monates beginnt der Plexus fast den ganzen Seitenventrikel auszufüllen. Allmählich transformiert sich das mehrreihige zylindrische Epithel, charakteristisch für die erste Entwicklungsphase, zu einem einfachen niedrig-prismatischen. Diese Umänderung des Epithels beginnt in den distalen Partien des Plexus, also in jenen, die am weitesten von der Plexuswurzel liegen (Abb. 3, 4, 5). Das der Plexuswurzel nahe Epithel behält noch während längerer Zeit seinen mehrreihigen Charakter.

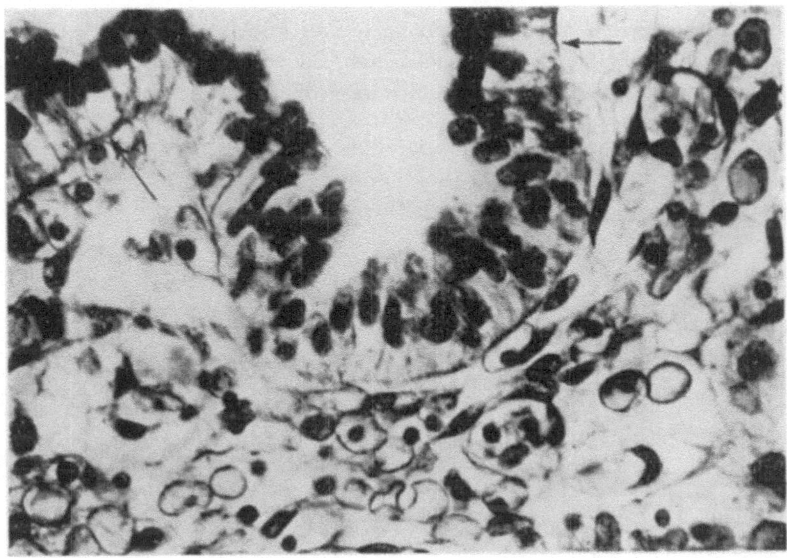

Abb. 2. Embryo von 22 mm Scheitel-Steiß-Länge. Teil des telencephalen Plexus. Bouin-Hämatoxylin-Eosin, 10 μ. Transformation des mehrreihigen zylindrischen Epithels in ein einfaches niedrig-prismatisches. Große Vacuolen, einige mittels Pfeile angedeutet, entwickeln sich in dem basalen Teil mancher Epithelzellen. Die Blutbildung im Stroma geht noch weiter. X 607.

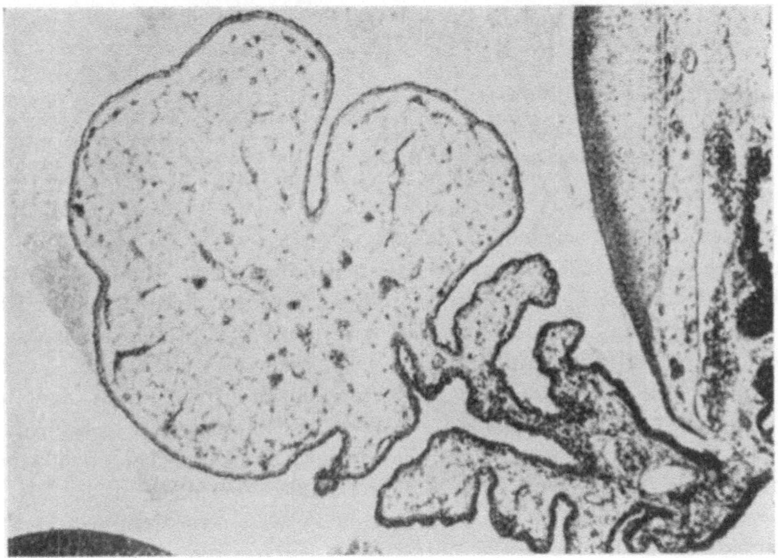

Abb. 3. Embryo von 29,3 mm Länge. Telencephaler Plexus. Zenker-Triacid, 10 μ. Der jetzt schnell wachsende Plexus zeigt einen lobulären Bau. In seinem distalen Teil ist das Epithel ein einfaches niedrig-prismatisches, während das Stroma aus gelatinösem Bindegewebe besteht. Im proximalen Teil des Plexus ist das Epithel noch mehrreihig zylindrisch. X 410.

Die Epithelzellen werden ein wenig breiter und in ihren basalen Teilen läßt sich eine Vakuolenbildung beobachten, die schon im mehrreihigen Stadium anfängt (Abb. 2). Diese Vakuolen vergrößern sich beträchtlich. Mit der

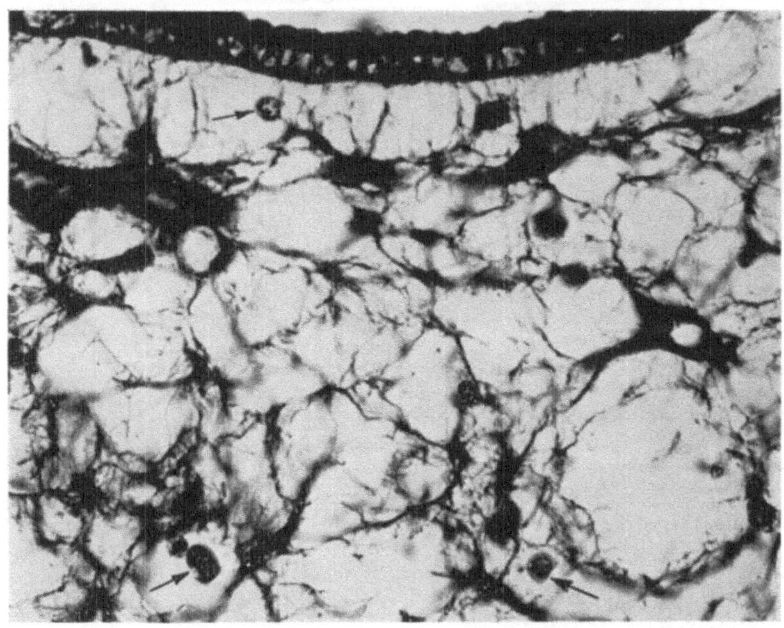

Abb. 4. Embryo von 29,3 mm Länge. Telencephaler Plexus. Zenker-Triacid, 10 μ. Detail aus dem distalen Teil des Plexus. Das lockere, gelatinöse Bindegewebe des Stromas besitzt nur wenige Gefäße. Es zeigt, mit Pfeilen angegeben, einen vereinzelten Hämatozytoblasten und einige vereinzelte junge, ausgebildete Blutzellen. Das einfache niedrig-prismatische Epithel enthält basal gelagerte Vacuolen. X 406.

PAS-Methode läßt sich zeigen, daß sie Glycogen enthalten (Abb. 6). Diese Substanz verschwindet nach Diastase-Behandlung von Kontrollschnitten. Schließlich sind die Epithelzellen so prall mit Glycogen gefüllt, daß der Kern in eine extrem apikale Lage gedrängt wird (Abb. 5). Mitosen lassen sich im Plexusepithel nicht beobachten.

Im Stroma des Plexus haben sich die Blutinseln jetzt nach Zahl und Größe stark verringert. Während dieser zweiten Phase der Plexushistogenese ist die Hämatopoese nicht länger ein charakteristischer Zug, obwohl vereinzelt noch Bildung von Blutzellen stattfindet, vor allem in der Plexuswurzel. Das Stroma ist jetzt zusammengesetzt aus einem dreidimensionalen, weitmaschigen Netzwerk, das aufgebaut wird von relativ wenigen sternförmigen Fibroblasten mit ihren Ausläufern. Das sehr lose gebaute, spongiöse und gelatinöse Bindegewebe enthält in seinen Maschen eine große Menge mukoider Grundsubstanz, die wegen ihrer Eigenschaft, Wasser zu binden,

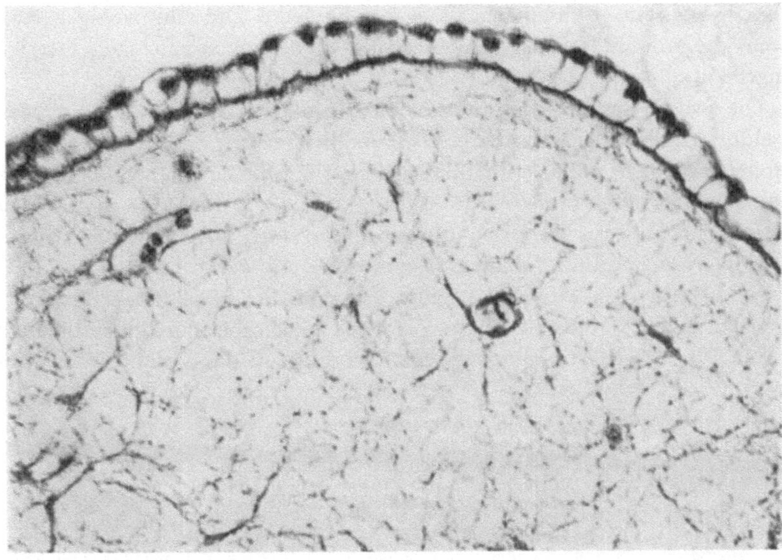

Abb. 5. Embryo von 30,5 mm Länge. Telencephaler Plexus. Bouin-Triacid, 10 μ. Das gelatinöse stromale Bindegewebe enthält nur wenige Fibroblasten. Die Glycogen enthaltenden Vacuolen in den Epithelzellen haben sich sehr vergrößert. Die Kerne dieser Zellen zeigen eine extrem apikale Lage. X 375.

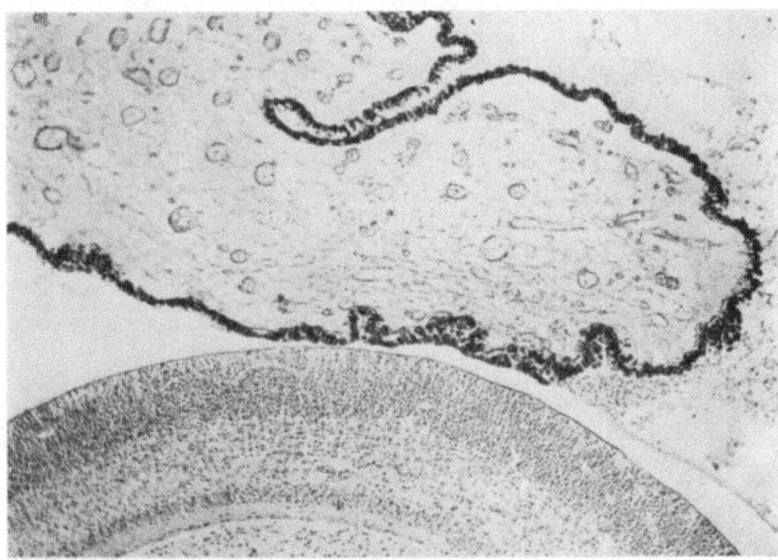

Abb. 6. Embryo von 42,2 mm Länge. Telencephaler Plexus. Rossman-MacManus-Weigert-Hämatoxylin, 10 μ. Die Epithelzellen sind prall mit Glycogen gefüllt. Unten in der Figur die Ventrikelwand. X 82.

dem Plexus sein geschwollenes Aussehen verleiht. Die sehr wenigen Kapillaren, die sich im Stroma befinden, sind in dem weitmaschigen Netzwerk eingebaut.

Die kolloidale Grundsubstanz ist im allgemeinen amorph, kann aber eine pseudofibrilläre oder granuläre Beschaffenheit zeigen, vor allem auch nach Benutzung von Alcohol enthaltenden Fixierungsflüssigkeiten. Das retikuläre Gefüge enthält Polysaccharide, die sich mit der PAS-Methode rosa anfärben lassen. Färbung mit Resorzin blieb negativ. Mit Toluidinblau färbte die muköse Grundsubstanz sich metachromatisch.

Im Alter von 4 Monaten beginnt langsam die dritte Phase der Plexushistogenese. Im Stroma ist sie vor allem gekennzeichnet durch die allmähliche Bildung von fibrillärem Bindegewebe. In bezug auf das Volumen des Seiten-

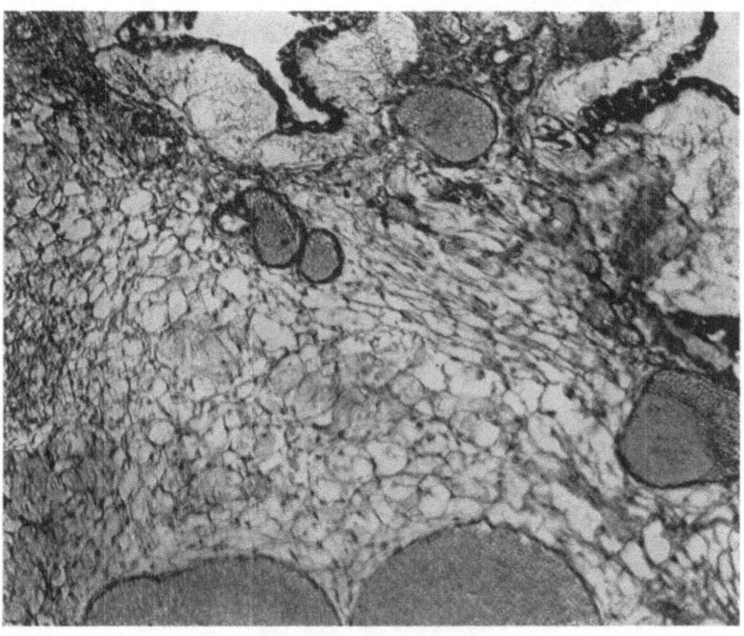

Abb. 7. Fetus von 160 mm Länge. Telencephaler Plexus. Rossman-MacManus-Ehrlich-Hämatoxylin, 8 μ. Bildung von fibrillärem Bindegewebe im Stroma, zuerst in der Nähe des Gefäßstammes. In den Maschen Bildung von wellenförmigen PAS-positiven Fasern. Die dunkel gefärbten Zellen am oberen Rande der Figur sind Epithelzellen, die, obwohl schon etwas abgeflacht, doch noch eine Menge Glycogen enthalten. X 129.

ventrikels nimmt das Volumen des Plexus langsam ab. Abgesehen von dem Wachstum des Ventrikels, beruht diese Abnahme des Plexusvolumens teilweise wohl auch auf einer Art physiologischer Reduktion des Stromas, verursacht durch eine Reduktion der Grundsubstanz. Jetzt entwickeln sich auch echte

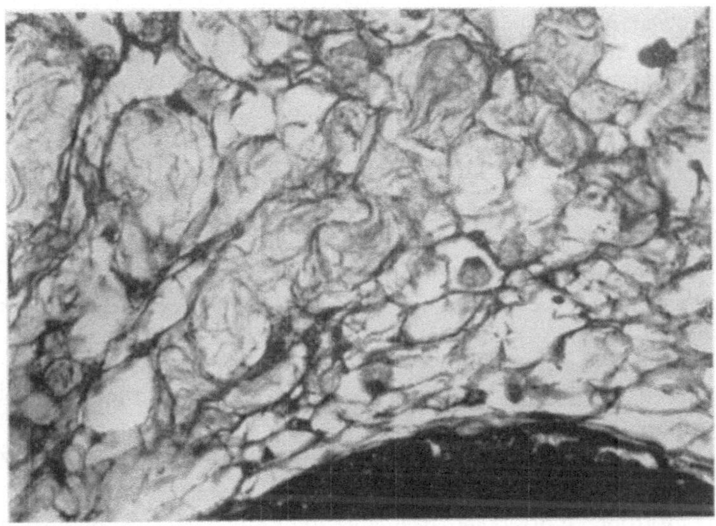

Abb. 8. Vergrößertes Detail aus Abb. 7. Die wellenförmigen PAS-positiven Fasern liegen in den Maschen des stromalen Reticulums. Sie entwickeln sich auf Kosten der freien Grundsubstanz. X 442.

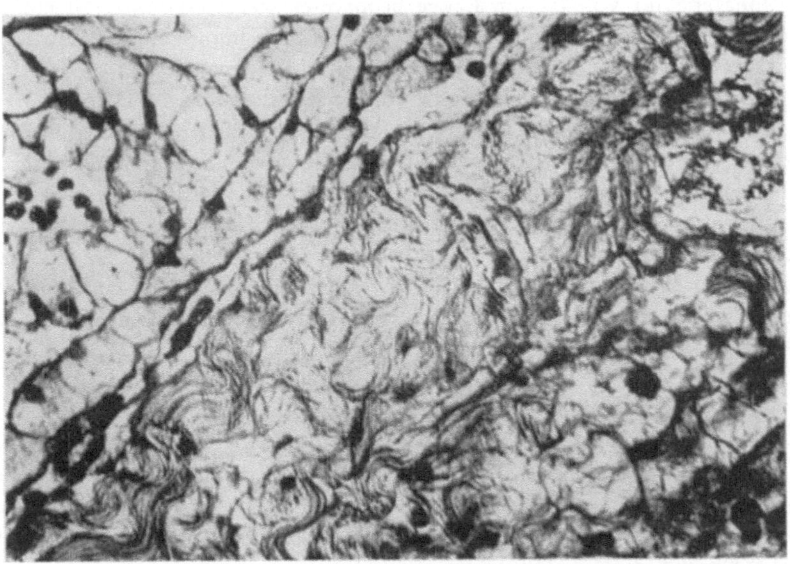

Abb. 9. Fetus von 139,5 mm Länge. Telencephaler Plexus. Zenker-Triacid, 10 μ. Wellenförmige kollagene Fasern haben sich aus der Grundsubstanz des Stromas entwickelt. Die großen Epithelzellen oben links in der Abbildung enthalten noch viel Glycogen, das mit dieser Methode nicht gefärbt ist. X 296.

Plexuszotten, die nur spärliches Stroma enthalten. Die Quantität des Epithels vermehrt sich im Vergleich zu der des Stromas ganz beträchtlich.

Die Bildung des dichteren fibrillären Bindegewebes beginnt um die Gefäße in dem zentralen Gefäßstamm des Plexus und um seine Verzweigungen (Abb. 7, 8). In den Maschen zwischen dem zytoplasmatischen Retikulum erscheinen wellenförmige Fasern, die sich mit der Triacid-Technik färben lassen. Sie sind blau nach Azan- und rosa nach PAS-Färbung. Diese Fasern entwickeln sich wohl hauptsächlich auf Kosten der Grundsubstanz und sind kollagener Natur. Ihre Bildung schreitet vom Zentrum zur Peripherie des Plexus weiter. In diesen Anfangsstadien dieser letzten Entwicklungsphase des Plexus konnten Retikulinfasern mittels Resorzinfärbung noch nicht einwandfrei nachgewiesen werden.

Während der Periode dieser dritten histogenetischen Phase der Plexus-differenzierung, welche in unserem ältesten Material untersucht werden konnte, bestand das Plexusepithelium meistenteils noch aus kuboiden Zellen, die viel Glycogen enthielten (Abb. 7, 9). Ihre Kerne zeigen noch eine apikale Lage. Auf größeren Strecken hatten aber die Epithelzellen schon angefangen, sich ein wenig abzuflachen. Wie das auch im erwachsenen Plexusepithel der Fall ist, zeigten die Kerne in den abgeflachten Zellen schon eine mehr zentrale Lage. Diese zweite epitheliale Transformation wird begleitet von einem Glycogenverlust, der zuerst in einem Fetus im Alter von etwas mehr als 5 Monaten und von 81 mm Länge beobachtet werden konnte. In einigen anderen, älteren Feten zeigte aber das Epithel noch immer eine Struktur, die charakteristisch für die zweite Phase der Plexushistogenese ist.

Obwohl kein älteres Material als von einem Alter von 5 ½ Monaten zur Verfügung stand, läßt sich doch leicht die weitere histogenetische Differen-zierung voraussagen, wenn man die Struktur des juvenilen und adulten Plexus chorioideus telencephali kennt. Während der zweiten Hälfte der Gravidität transformiert sich das ursprünglich gelatinöse, lockere Bindegewebe des Stromas immer mehr in faseriges, dichteres Bindegewebe, dessen Volumen relativ geringer ist. Allmählich verschwindet das Glycogen ganz aus den Epithelzellen, die sich dann abflachen, während ein Bürstensaum, eine Basal-membran und Zilien sich bilden.

Diskussion

Die Literatur betreffs des Alters und der Länge der Embryonen, in denen man zuerst die Anlage des telencephalen Plexus beobachten kann, wurde schon früher ausführlich besprochen (Kappers 1958). Zusammenfassend läßt sich sagen, daß diese Anlage in einem individuell variierenden Alter von etwa 6 ½ Wochen oder ein wenig früher erscheint. Nach Weed (1917) bildet sich der telencephale Plexus in Schweineembryonen erst nach dem myelencephalen Plexus. Die gleiche Beobachtung machten wir beim Menschen. Sie steht aber in Widerspruch zu der Meinung von KOLLMANN (1861). Zweifellos beginnt der diencephale Plexus als letzter seine Entwicklung. Erst sekundär verbindet sich dieser mit den telencephalen Plexus chorioidei, so daß schließlich diese beiden Plexus ineinander übergehen (KAPPERS 1955).

Es soll hervorgehoben werden, daß das Stroma des telencephalen Plexus, als einziger der drei Plexus chorioidei, sich während seiner ersten histogenetischen Phase sehr stark an der Blutbildung beteiligt, weit mehr als das das Gehirn umhüllende endomeningeale Mesenchym. Unter normalen Umständen nimmt in älteren embryonalen Stadien diese Hämatopoese ziemlich rasch ab. In abnormalen Verhältnissen aber, vor allem nach schädigenden Einflüssen, mag sogar das Stroma des erwachsenen Plexus noch Zellen produzieren, wie sie auch im Blute vorkommen.

Schon KOLMER (1921) hatte den Eindruck, daß das Plexusbindegewebe unter gewissen Umständen als lymphatischer Apparat funktionieren kann. Selber haben wir (KAPPERS 1952) demonstrieren können, daß das telencephale Plexusstroma des erwachsenen *Cavia* sich als ein Teil des retikulo-histiozytären Systems benimmt, vor allem nach einer Reizung. Nach intravaskulären Injektionen mit Methylviolett ließ sich z. B. zeigen, daß das Plexusstroma mit der Bildung einer mehr als normalen Zahl von histiozytären und lymphozytären Wanderzellen reagierte. Sogar eosinophile Granulozyten konnten beobachtet werden. Diese Zellen bilden sich wahrscheinlich aus dedifferenzierten Fibrozyten (Abb. 10, 11). Es zeigt sich also, daß die Potenz des Plexusstromas Zellen zu bilden, die unter normalen oder auch unter abnormalen Umständen auch im Blute vorkommen, niemals ganz erlischt. So ist auch gerade dieses Plexusstroma wohl der Ursprungsort von pathologischen Zellen, die sich in vielen klinischen Fällen in dem Liquor cerebrospinalis vorfinden. Aus dem Stroma treten sie durch das Plexusepithelium hindurch in den Liquor über. Auch unter ganz normalen Umständen befinden sich histiozytäre Wanderzellen oder Makrophagen und lymphozytäre Wanderzellen auf der Ventrikelseite des Plexusepithels. Es sind dies die sogenannten Kolmerschen Zellen, die von uns als Epiplexuszellen bezeichnet sind. Beide Zellarten bilden sich im Plexusstroma. Die Epiplexusmakrophagen wie die Makrophagen im Plexusstroma, sind imstande, in den Liquor injizierte Substanzen, wie z. B. Tusche, zu speichern (Abb. 12).

Das mukoide oder gelatinöse Bindegewebe, welches sich während der zweiten Phase der Plexushistogenese im Stroma vorfindet, darf nicht als charakteristisch für das Stroma des Plexus aller embryonalen Säuger gehalten werden. Zwar beobachteten wir es im embryonalen Plexusstroma der Katze, aber nicht in dem der Maus.

Dieses Gewebe wurde schon von früheren Autoren erwähnt und von SCHMID (1929) kurz diskutiert. Seine Struktur ist der der Whartonschen Sulze im Nabelstrang ähnlich und läßt sich auch ohne weiteres vergleichen mit der des Stromas in jungen Chorionzotten und vor allem mit der des Stromas im

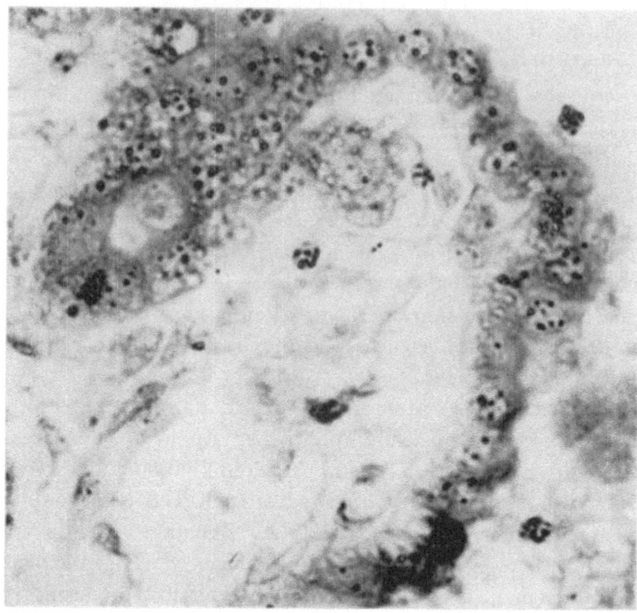

Abb. 10. Cavia cobaya. Intravasculäre Injektion mit Methylviolett. Plexus chorioideus lateralis. Bouin-Dominici, 8 μ. Kernstruktur zweier Epiplexus- oder Kolmerschen Zellen, beide neben dem rechten Bildrande, identisch mit der von zwei Wanderzellen im Plexusbindegewebe. Beachte Unterschied zwischen Kernstruktur dieser Zellen und der der Plexusepithelzellen und der Fibrozyten in der linken unteren Hälfte der Abbildung. X 525.

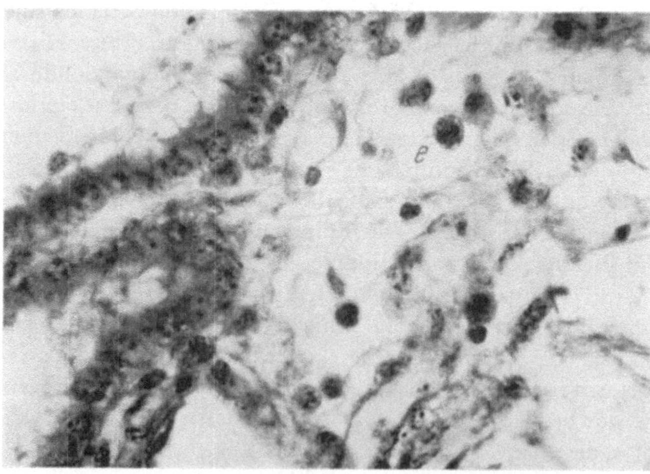

Abb. 11. Cavia cobaya. Intravasculäre Injektion mit Methylviolett. Stroma des Plexus telencephali lateralis nahe der Anheftung am Fornix. Bouin-Dominici, 8 μ. Bildung von lymphocytären Wanderzellen im Plexusbindegewebe. e Eosinophiler, gelapptkerniger Granulocyt. X 510.

Hahnenkamm, so eingehend von Szirmai (1954) beschrieben. Weder auf die Bildung von Kollagenfasern aus der Grundsubstanz dieses mukoiden Bindegewebes, noch auf ihre histochemische Differenzierung soll an dieser Stelle

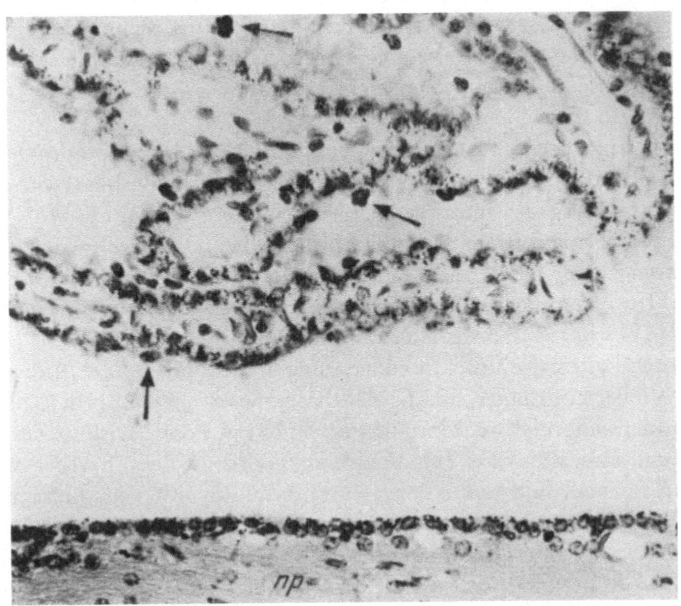

Abb. 12. Cavia cobaya. Plexus telencephali lateralis. Intraventrikuläre Injektion einer 5%igen Suspension von Tusche in physiologischer Salzlösung. Bouin-Karmalaun, 10 μ. Tuschepartikeln in Zellen des Plexusepithels, in Epiplexuszellen, einige mittels Pfeile angedeutet, in Ependymzellen und subependymal. *np* Nervöses Parenchym. X 263.

näher eingegangen werden. Es sei nur darauf hingewiesen, daß bekannterweise Röntgenstrahlen eine destruktive Wirkung auf muköses Bindegewebe ausüben. Dies wäre eine Warnung für Kliniker gegen einen allzu liberalen Gebrauch dieser Strahlen bei Schwangeren zu diagnostischen Zwecken.

Wegen Mangels an Material von älteren Entwicklungsstadien war es nicht möglich, das Alter zu bestimmen, in dem das Plexusstroma ein für den erwachsenen Plexus charakteristisches Bild zeigt. Letzteres wurde von Schaltenbrand (1955) beschrieben. Schmid (1929) hat unterstrichen, daß auch noch nach der Geburt der Gehalt an Fasern, kollagenen wie elastischen, im Plexusstroma zunimmt. Dieser Autor bildete elastische Fasern in dem Stroma eines neugeborenen Mädchens und in dem eines 4jährigen Knaben ab, sagte aber, daß die Zahl der kollagenen Fasern weitaus die der elastischen überwiegt. Nach Kitabayashi (1920) ist das Bindegewebe im telencephalen Plexus Neugeborener noch sehr lose gebaut und fein strukturiert.

Auch aus der Abbildung 92 in der Arbeit von Schaltenbrand geht klar hervor, daß das Plexusstroma bei Neugeborenen sehr zart gebaut ist und nur relativ wenige Fasern enthält. Im Plexus eines 10jährigen Kindes konnte Kitabayashi eine etwas dichtere stromale Struktur beobachten. Aus diesen Literaturdaten läßt sich also schließen, daß das Stroma des telencephalen Plexus erst sehr langsam und längere Zeit nach der Geburt seine definitive Struktur bekommt, welche von einem ziemlich dichten Stützgewebe, das viele kollagene und nur wenige elastische Fasern enthält, gekennzeichnet wird.

Wie gezeigt wurde, transformiert sich das mehrreihige zylindrische Epithel des Plexus, das charakteristisch für die erste Entwicklungsphase ist, zu einem einfachen, niedrig prismatischen Epithel in der zweiten Phase. Während dieser Transformation speichern die Epithelzellen intensiv Glycogen, mit dem sie während einer beträchtlich langen Periode der Entwicklung prall gefüllt bleiben. In fortgeschritteneren Stadien werden die Zellen an ihrer Basis noch ein wenig breiter, so daß sie dann etwas breiter als hoch sind.

Während dieser Epitheldifferenzierung ließen sich keine Mitosen beobachten. Vielleicht drängen sich die Zellen des mehrreihigen Epithels allmählich auseinander, während sie jedoch ihren Kontakt mit der Basislinie des Epithels bewahren, also mit der Trennungslinie zwischen dem Epithel und dem Stroma, wo man noch keine klare Basalmembran mit dem Lichtmikroskop beobachten kann. Sicher gibt es pro Oberflächeneinheit in dem mehrreihigen Stadium eine größere Zahl Epithelzellen als in dem späteren einfachen Epithel, in das ersteres sich transformiert. Auf diese Weise ließe sich die beträchtliche Vergrößerung der Epitheloberfläche erklären, die offenbar ohne Zellteilungen stattfindet. Es ist auch klar, daß die mit Glycogen prall gefüllten Zellen, wie sie sich in der zweiten Phase der Plexushistogenese vorfinden, sich nicht so leicht teilen können.

Aus der vorliegenden Untersuchung geht hervor, daß die Speicherung von Glycogen in den Epithelzellen des Plexus schon in Embryonen von 7 bis 8 Wochen anfängt, während die erste Phase der Plexushistogenese noch nicht ganz vorbei ist und das Epithel noch mehrreihig zylindrisch ist. In mit Rossmanscher Flüssigkeit frisch fixierten Mäuseembryonen haben wir, mittels der Färbung nach MacManus-Hotchkiss, sogar in der Area chorioidea Glycogentropfen demonstrieren können, noch bevor die Anlage des telencephalen Plexus überhaupt begonnen hatte.

Daß das embryonale Plexusepithel Glycogen enthält ist eine altbekannte Tatsache (Loeper 1904, Goldmann 1913, Askanazy 1914, Schmid 1929, Kiszely 1951). Nach Mangili und Yoshimura (zitiert bei Schaltenbrandt 1955) wäre diese Substanz bis zum sechsten Monat nachzuweisen. Weil aber in unserem Material das Plexusepithel eines $5\frac{1}{2}$ Monate alten Fetus noch sehr reichlich Glycogen enthielt, wird es vermutlich wohl erst während viel älterer Stadien völlig aus den Epithelzellen verschwinden. Die funktionelle Bedeutung des Glycogens im embryonalen und fetalen Plexusepithel ist nicht klar. In einer früheren Arbeit (1958) haben wir uns ausführlich mit diesem Problem beschäftigt. An dieser Stelle soll nur darauf hingewiesen werden, daß es zum mindesten zwei Theorien gibt, mit denen man das Vorkommen dieser Substanz erklären könnte.

Erstens ließe sich annehmen, daß vielleicht in den Epithelzellen ein Umbau von Glycogen in Glucose stattfinden könnte, die dann durch die Ependymschicht hin von dem noch spärlich vaskularisierten Neuroepithel zu trophischen Zwecken aufgenommen werden könnte. In Amphibien gibt es ein spezielles circumventrikuläres Organ, die Paraphyse, das viel Glycogen produziert, während sich auch in dem Plexusepithel erwachsener Amphibien noch Glycogen nachweisen läßt. In diesen niederen Vertebraten beobachtet man nun Glycogen in den Ependymzellen und in deren Fortsätzen, die tief in das Neuroepithel eindringen. Es liegt auf der Hand, hier an eine nutritive Funktion des in dem Plexus und in der Paraphyse gebildeten Glycogens zugunsten des nervösen Parenchyms zu denken (KAPPERS 1956 a, b).

In dem von uns untersuchten menschlichen Material ließ sich kein Glycogen in den Ependymzellen demonstrieren. Man könnte vermuten, daß das Plexusepithel Glycogen als Glucose in den Liquor ausgeschüttet wird. Nach OTILA (1948) ist tatsächlich der Zuckergehalt bei Frühgeburten größer als bei Neugeborenen und Erwachsenen. Dieser Autor schreibt aber diese Tatsache einer größeren Permeabilität der Blut-Hirn-Schranke zu. Jedenfalls kann man diese erste Theorie über die funktionelle Bedeutung des Glycogens im embryonalen und fetalen Plexusepithel noch nicht als bewiesen betrachten.

Weil bekanntlich viele andere embryonale Epithelien Glycogen enthalten, wäre eine zweite Theorie, daß das epitheliale Plexusglycogen bei der Synthese von Mucopolysacchariden in der Grundsubstanz des Plexusstromas via Glucose funktionieren könnte. Auch könnte das Glycogen eine Rolle spielen bei der Synthese der Glycoproteinen, die sich in der Basalmembran, wie in der Grundsubstanz, befinden. Bei der Maus entwickelt sich die Basalmembran des telencephalen Plexus tatsächlich erst allmählich während der Ontogenese, während das Glycogen erst in einem Alter von 14 Tagen nach der Geburt ganz aus dem Plexusepithel verschwunden ist (KAPPERS, nicht publiziert).

DEMPSEY und WISLOCKI (1944) und WISLOCKI und DEMPSEY (1945) haben darauf hingewiesen, daß das Glycogen in Geweben mit spärlicher Blutversorgung, wie das auch unzweifelbar für den embryonalen Plexus zutrifft, deponiert wird. Diese Autoren führen an, daß diese Gewebe oft einen niedrigen respiratorischen Metabolismus haben und sie vermuten, daß anaerobe Glycolyse die Energie für die Oxidation in diesen Geweben liefern könnte, die nur einen beschränkten Mechanismus für aerobe Respiration aufweisen. DEMPSEY und WISLOCKI konnten auch tatsächlich den Zusammenhang zwischen spärlicher Blutversorgung, Anaerobiose und Glycogenanhäufung nachweisen. Es ließe sich also denken, daß das Glycogen im Plexusepithel eine Rolle spielt bei der Transformation des lockeren, mesenchymatösen Bindegewebes des Plexusstromas in das spätere festere, fibrilläre.

Zum Schluß läßt sich in bezug auf die Funktion des telencephalen Plexus chorioideus des Menschen während und auf Grund seiner histogenetischen Entwicklung im allgemeinen noch folgendes sagen:

Allgemein wird angenommen, daß die Funktion des erwachsenen Plexus die Produktion des Liquors wäre. Die Rolle des Epithels sei hierbei die wichtigste. Es zeigt sich nun aber, daß während einer ganz beträchtlichen Zeit der Plexusentwicklung die Struktur des Plexusepithels grundverschieden ist von der des erwachsenen Epithels. Es ist daher unwahrscheinlich, daß die Funktion des mehrreihigen zylindrischen Epithels der ersten histogenetischen Phase der des einfachen kubischen, von einem Bürstensaum versehenen Epithels des erwachsenen Plexus völlig gleich sei. Unwahrscheinlicher ist dies sogar noch für das Epithel während der zweiten histogenetischen Phase, das aus prall mit Glycogen gefüllten Zellen besteht, die ebensowenig einen Bürstensaum zeigen. Wenn überhaupt, so wäre die einzige Funktion des Plexus während der ersten Phase wohl die intensive, im Plexusstroma stattfindende Hämatopoese.

Nach Kiszely (1951) wäre der Plexus während des größten Teiles des intrauterinen Lebens ein resorbierendes Gewebe. Erst nachher würde ein Funktionswechsel eintreten, der den Plexus zu einem sezernierenden Organ

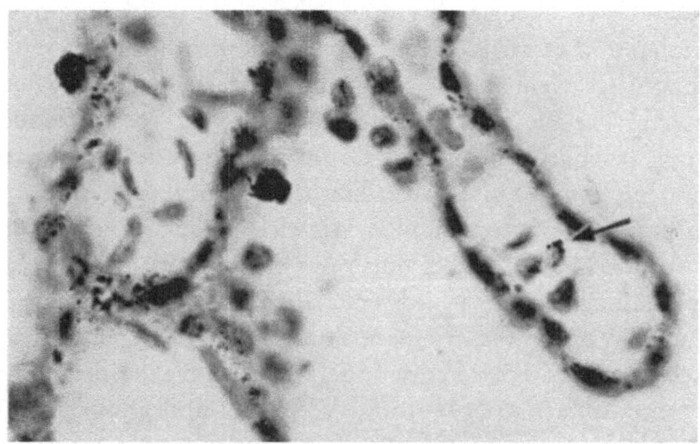

Abb. 13. Cavia cobaya. Plexus telencephali lateralis. Intraventrikuläre Injektion einer 5%igen Suspension von Tusche in physiologischer Salzlösung. Bouin-Karmalaun, 10 μ. Tuschepartikeln in Epithelzellen, in epi-epithelialen histiozytären Wanderzellen oder Makrophagen links in der Abbildung und, scharf eingestellt, eine phagozytierende Stromazelle, mittels eines Pfeiles angedeutet, zwischen zwei Kapillaren. X 700.

macht. Auf Grund seiner histologischen Struktur sind wir aber der Ansicht, daß der Plexus während längerer Zeit seiner histogenetischen Entwicklung weder aktiv resorbieren noch auch sezernieren kann. Höchstens könnte der

Plexus eine oder mehrere Substanzen an den Liquor abgeben, wie z. B. vielleicht Glucose. Es wurde schon erwähnt, daß nach OTILA (1948) der Zuckergehalt des Liquors bei Frühgeburten höher ist als bei Neugeborenen und Erwachsenen, ja sogar höher als im Blute. Dies könnte auf eine Ausschüttung von Glucose durch den Plexus in den Liquor hinweisen, obwohl OTILA den erhöhten Zuckergehalt einer vermehrten Permeabilität der Blut-Hirn-Schranke zuschreibt. Weil sich der Bürstensaum und die Basalmembran am Epithel erst relativ spät während der ontogenetischen Entwicklung des Plexus ausbilden, ist es zumindest wahrscheinlich, daß auch die Plexus-Liquor-Barriere erst spät zu funktionieren beginnt.

Es hat sich gezeigt, daß der telencephale Plexus sich nur langsam während des pränatalen Lebens entwickelt, um seine definitive Struktur und deshalb wohl auch seine definitive Funktion erst ziemlich spät nach der Geburt zu erreichen. Nur dann ist der Plexus wohl erst fähig zur Produktion des Liquors. Es soll aber nicht vergessen werden, daß der erwachsene Plexus auch zur Resorption imstande ist. Nach dem Abschluß der Plexushistogenese ist er jedenfalls fähig, Substanzen aus dem Liquor in seinem Epithel und sogar in seinem Stroma zu speichern, wie z. B. Blut aus dem Liquor und in den Liquor injizierte Tusche (Abb. 13).

Zusammenfassung

1. Die histogenetische Entwicklung des telencephalen Plexus chorioideus wurde an 56 Plexus von menschlichen Embryonen und Feten untersucht, deren Alter zwischen 6 Wochen und 5 ½ Monaten variierte.

2. Es konnten drei histogenetische Entwicklungsphasen unterschieden werden. Während der ersten, die in Embryonen von etwa 6 ½ Wochen mit Erscheinen der ersten Plexusanlage beginnt und in einem Alter der Embryonen von ungefähr 8 Wochen aufhört, ist das Epithel mehrreihig zylindrisch. Das mesenchymale Stroma beteiligt sich intensiv an der Blutbildung.

Der Plexus in der zweiten Phase wird gekennzeichnet von einem einfachen, niedrig-prismatischen Epithel, das aus mit Glycogen prall gefüllten Zellen besteht. Der Plexus zeigt einen lobulären Bau und nimmt fast den ganzen Seitenventrikel ein. Es gibt noch keine richtige Villi.

Im vierten Monat beginnt langsam die dritte histogenetische Phase. Das Epithel verliert das Glycogen allmählich und wird noch ein wenig flacher. Die Frage nach der funktionellen Bedeutung des Glycogens im Plexusepithel ist noch ungeklärt. Zwei diesbezügliche Theorien werden kurz diskutiert. Das Stroma transformiert sich in ein faseriges Bindegewebe. Die Fasern, vorzüglich die kollagenen, entwickeln sich wohl hauptsächlich auf Kosten der Grundsubstanz. Während dieser letzten Phase, die am längsten dauert, tritt eine physiologische Schrumpfung des Plexusstromas ein, die von der Transformation von lockerem, mukoidem Bindegewebe in faseriges Bindegewebe verursacht wird. Das Verhältnis Epithel—Stroma nimmt bedeutend zu. Es entwickeln sich jetzt auch echte Villi, die nur wenig Bindegewebe enthalten.

3. Sehr wahrscheinlich wird die definitive Struktur, die die Voraussetzung der definitiven Funktion ist, erst ziemlich lange nach der Geburt vollständig ausgebildet.

4. Zeitlebens bleibt das Plexusstroma als ein potentieller Teil des reticulohistiozytären Systems in Funktion, wie es sich vor allem in Reizzuständen zeigt. Es wird darauf hingewiesen, daß das Plexusepithel und das Plexusstroma Stoffe aus dem Liquor aufnehmen und speichern können.

Literatur

Askanazy, M.: Zur Physiologie und Pathologie der Plexus chorioidei. Centralbl. allg. Pathol. pathol. Anat., Erg.-Heft, **25**, Verh. Deutsch. Pathol. Gesellsch., 85—103 (1914). — Dempsey, E. W. and G. B. Wislocki: Observations on some histochemical reactions in the human placenta, with special reference to the significance of the lipoids, glycogen and iron. Endocrinol. **35**, 409—429 (1944). — Goldmann, E.: Vitalfärbung am Zentralnervensystem. Beitrag zur Physiopathologie des Plexus chorioideus. Abh. königl. preuß. Akad. Wissensch., physik.-math. Kl., 3—60 (1913). — His, W.: Die Formenentwicklung des menschlichen Vorderhirns vom Ende des ersten bis zum Beginn des dritten Monats. Abh. math.-phys. Cl. königl. Sächs. Gesellsch. Wissensch., VIII, 671—736 (1889). — Hochstetter, F.: Über die Entwicklung der Plexus chorioidei der Seitenkammern des menschlichen Gehirns. Anat. Anz. **45**, 225—238 (1913). — Kappers, J. Ariëns: Beitrag zur experimentellen Untersuchung von Funktion und Herkunft der Kolmerschen Zellen des Plexus chorioideus beim Axolotl und Meerschweinchen. Z. Anat. Entw. gesch. **117**, 1—19 (1952). — Ders.: The development of the paraphysis cerebri in man with comments on its relationship to the intercolumnar tubercle and its significance for the origin of cystic tumors in the third ventricle. J. Comp. Neurol. **102**, 425—510 (1955). — Ders.: On the presence of periodic acid Schiff positive substances in the paraphysis cerebri, the choroid plexuses and the neuroglia of *Ambystoma mexicanum*. Experientia **12**, 187 (1956 a). — Ders.: On the development, structure and function of the paraphysis cerebri. In: Progress in Neurobiology, Proc. First Internat. Meeting of Neurobiologists. Herausgeber J. Ariëns Kappers. Amsterdam-London-New York, Elsevier Comp., 130—145 (1956 b). — Ders.: Structural and functional changes in the telencephalic choroid plexus during human ontogenesis. In: The CIBA Foundation Symposium on the Cerebrospinal Fluid, Herausgeber G. E. W. Wolstenholme und C. M. O'Connor. Boston, Little, Brown and Co., 3—25 (1958). — Kiszely, G.: Contribution to the morphology and functioning of the choroidal plexus. Acta Morphol. (Budapest), **1**, 263 (1951). — Kitabayashi, S.: Die Plexus chorioidei bei organischen Hirnkrankheiten und bei der Schizophrenie. Schweizer Arch. Neurol. Psych., **7**, 1—34 (1920). — Kollmann, J.: Die Entwicklung der Adergeflechte. Ein Beitrag zur Entwicklungsgeschichte des Gehirns. Leipzig, W. Engelmann (1861). — Kolmer, W.: Über eine eigenartige Beziehung der Wanderzellen zu den Chorioidalplexus des Gehirns der Wirbeltiere. Anat. Anz. **54**, 15—19 (1921). — Loeper, M.: Sur quelques points de l'histologie normale et pathologique des plexus choroïdes de l'homme. C. R. Soc. Biol. (Paris), **1**, 1010—1012 (1904). — Otila, E.: Studies on the cerebrospinal fluid in premature infants. Acta Paed. (Helsinki) **35**, Suppl. 8, 1—100 (1948). —. Schaltenbrand, G.: Plexus und Meningen. In: Handbuch der mikroskopischen Anatomie des Menschen, begr. von W. von Möllendorff, fortges. von W. Bargmann. Bd. 4, T. 2, 1—127 (1955). — Schmid, H.: Anatomischer Bau und Entwicklung der Plexus chorioidei in der Wirbeltierreihe und beim Menschen. Z. mikrosk.-anat. Forsch. **16**, 413 (1929). — Szirmai, J. A.: Bijdrage tot de kennis van het mucoide bindweefsel. Thesis. Amsterdam, Excelsior (1954). — Weed, L. H.: The development of the cerebro-spinal spaces in pig and man. Contr. to Embryol., V, no. 14, Carnegie Inst. Washington, 1—116 (1917). — Wislocki, G. B. and E. W. Dempsey: Histochemical reactions of the endometrium in pregnancy. Am. J. Anat. **77**, 365—393 (1945).

Diskussion

v. Hayek: Die Liquorströmung aus dem IV. Ventrikel in den Bindegewebsraum beginnt embryonal schon sehr frühzeitig, noch bevor die Foramina Magendii et Luschkae gebildet sind. Die norwegische Genetikerin Bonnevie hat einen Defekt im Epitheldach des IV. Ventrikels bei Mäuseembryonen beschrieben und mit der Bildung von subkutanen Blasen in Beziehung gebracht. Selber habe ich, lange her und nicht publiziert, damals einen ähnlichen Defekt bei Schweineembryonen gefunden, welcher noch vor der Differenzierung der Hirnhäute und der Subcutis entsteht. Es würde mich interessieren von Ihnen zu vernehmen, ob auch Sie diese Wahrnehmung gemacht haben.

Ariëns Kappers: Die Beobachtung und die Beschreibung von Bonnevie sind mir bekannt. Weed hat ein ähnliches Ausströmen von Liquor durch das Dach vom IV. Ventrikel beobachtet und brachte dies in Zusammenhang mit der Differenzierung der Hirnhäute. Selber habe ich nie diesbezügliche Untersuchungen angestellt. Mein Schüler Langevoort hat aber beobachtet, daß bei Hühnerembryonen in gewissen Stadien der caudale Teil des Daches des IV. Ventrikels perforiert ist, so daß an dieser Stelle der Liquor ausströmen kann. Wir haben diese Stelle damals als Area perforata laminae tectoriae ventriculi quarti bezeichnet. Im Mesenchym, dorsal vom Dache des IV. Ventrikels, waren die Folgen dieser Liquorausströmung auch sehr klar zu sehen.

Krücke: Ihre Untersuchungsbefunde über das blutbildende Gewebe im Stroma des Plexus als Teil des reticulo-histiozytären Systems sind für den Neuropathologen von besonderem Interesse. Sie erklären mir bisher nicht verständliche Einzelbefunde, bei denen an heterotope Knochenmarkbildung zu denken war, z. B. bei Blutbildungsherden im Plexus bei Paramyloidose. Wie lange dauert die Phase dieser reticulohistiozytären Aktivität während der Entwicklung, und halten Sie eine Reaktivierung im ausdifferenzierten Zustand für möglich?

Pischinger: Ich möchte fragen, ob auch eine Erythropoese gefunden wird. Anders wäre es nur eine partielle Hämozytopoese, die eher als Reizzustand des weichen Bindegewebes mit Entstehung freier Zellformen (Histiozyten, Lymphozyten) aus fixen Zellen zu vergleichen wäre.

Wechsler: In unserem Kölner Sektionsmaterial findet sich eine größere Anzahl von Fällen mit Bluterkrankungen. Dabei stießen wir häufig auf die schwierige Frage, ob eine leukämische Infiltration der Meningen vorliegt. Als eine Prädilektionsstelle der leukämischen Infiltration erwies sich dabei der Plexus. Wir sind heute bestrebt, diese Frage auch vom entwicklungsgeschichtlichen Standpunkt aus weiter zu verfolgen, wie dies von Kappers aufgezeigt wurde.

Ariëns Kappers: Während der normalen Entwicklung des telencephalen Plexus klingt die Phase der reticulo-histiozytären Aktivität des Stromas während der zweiten Periode der histogenetischen Differenzierung des Plexus schnell ab. Sie dauert wohl sicher nicht länger als bis zur 9.—10. Woche der Embryonalentwicklung. Wie aus meinem Vortrag hervorgeht, halte ich auf Grund experimentell gewonnener Resultate eine Reaktivierung im ausdifferenzierten Zustand unter pathologischen Bedingungen für durchaus möglich. Während der normalen Entwicklung des telencephalen Plexus findet während der ersten Phase der histogenetischen Differenzierung in den Blutinseln des Stromas tatsächlich auch eine Erythropoese statt. Im erwachsenen Zustand reagiert das Plexusbindegewebe unter pathologischen Bedingungen wohl viel mehr als ein gereiztes Bindegewebe mit der Bildung einer größeren Menge verschiedenartiger freier Zellformen. Ich bin Herrn Pischinger dankbar für seine Bemerkung. — Ich möchte noch darauf hinweisen, daß auch unter normalen Bedingungen aus dem erwachsenen Plexusstroma histiozytäre und lymphozytäre Wanderzellen hervorgehen, die sich auf der ventrikulären Seite des Plexusepithels lagern können. Es sind dies eben die Kolmerschen oder Epiplexuszellen.

Krücke: Ihre schönen Bilder über den Glycogengehalt der Plexusepithelien veranlassen folgende Frage: Unsere Untersuchungen (mit Hallervorden) an den Tumoren bei der tuberösen Sklerose zeigten einen hohen Glycogengehalt nicht nur der Rhabdomyome, Cordomyome und der Nierenadenome, sondern auch der vorwiegend im Seitenventrikel gelegenen „Ventrikeltumoren" (ependymale Spongioblastome). Wir schlossen daraus auf eine besondere biochemische Charakterisierung — möglicherweise auf Erhaltenbleiben eines embryonalen Charakters — dieser Tumorzellen, die allerdings nur geringe Wachstumspotenz besitzen. Wie lange bleibt der hohe Glycogengehalt erhalten; gibt es eine Persistenz an irgendeiner Stelle im Ventrikelependym?

Fleischhauer: Es gibt solche Einlagerungen auch im Ependym der erwachsenen Schildkröte, Blindschleiche usw., doch sah ich sie niemals bei der Katze.

Ariëns Kappers: Es ist mir nicht bekannt, wann genau alles Glycogen aus dem Plexusepithel verschwindet. Wahrscheinlich ist dies aber beim Menschen wohl noch vor der Geburt der Fall. Bei der Maus dagegen findet ein völliger Schwund des Glycogens aus dem Plexusepithel erst in einem Alter von 14 Tagen nach der Geburt statt, wie mich eine nicht publizierte Untersuchung lehrte.

Im Ventrikelependym haben wir während der ontogenetischen Entwicklung überhaupt kein Glycogen nachweisen können. Es kann sich also auch nicht um eine Persistenz von Glycogen im Ventrikelependym handeln. Aus eigener Erfahrung ist mir aber bekannt, daß das Ependym von Amphibien, auch im erwachsenen Stadium, an verschiedenen Stellen Glycogen aufweist. Anschließend an das von Herrn Fleischhauer Gesagte kann man also feststellen, daß ependymales Glycogen bei verschiedenen Vertretern der niederen Vertebraten vorkommt, soweit mir bekannt, aber nicht bei Säugetieren.

Neulich wurde darauf hingewiesen, daß es in der Wand der Seitenventrikel bei Säugetieren undifferenzierte Zellen gibt, die sich aus dem Ependym, das offenbar noch lange eine Differenzierungspotenz behält, entwickeln. Diese Zellen können sich noch ziemlich lange nach der Geburt differenzieren, sogar zu Nervenzellen. Diese Art von Zellen kann also noch lange einen embryonalen Charakter beibehalten. Wie gesagt, habe ich aber niemals Glycogen im Ventrikelependym vorgefunden.

Aus dem Max-Planck-Institut für Hirnforschung,
Abteilung für Allgemeine Neurologie
(Direktor Prof. K. J. Zülch) Köln-Merheim

Zur Entwicklung der Liquorräume des Gehirns von Gallus domesticus

(Elektronenmikroskopische Untersuchungen)

Von

Wolfgang Wechsler

Mit 13 Textabbildungen

Die Entwicklung der Liquorräume des Zentralnervensystems ist histogenetisch ein komplexer Vorgang. Die am Aufbau der inneren und äußeren Liquorräume beteiligten Strukturen sind verschiedener Herkunft. Die Ventrikelwand leitet sich aus den neuroektodermalen Matrixzonen der Hirnbläschen ab. Die Ependymoblasten liefern dabei nicht nur die späteren Ependymzellen, sondern auch die subependymäre Glia und das Plexusepithel. Demgegenüber stammt das bindegewebige Stroma der Plexus chorioides aus eingestülpten Teilen der Meninx primitiva. Sie differenziert sich aus dem perineuralen Mesenchym unter Bereitstellung von Elementen aus der Neuralleiste. Die Meningen sind beim Hühnchen viel einfacher gebaut als beim Menschen; es gibt praktisch nur eine Pia und eine Dura mater, die dazwischen liegende Arachnoidea ist nur rudimentär vorhanden.

In den letzten zehn Jahren hat man die Vorteile der Elektronenmikroskopie auch zum Studium der die Liquorräume begrenzenden Strukturen ausgenützt. Am Zentralnervensystem erwachsener Kalt- und Warmblüter wurden mit der elektronenmikroskopischen Technik die Ventrikelwände, die Plexus chorioides, die Hirnoberfläche und die Meningen untersucht (*Ependym*, mit und ohne subependymäre Glia: Luse 1956/1960, Schultz et al. 1956, Fleischhauer 1957/58, Oksche 1958/1961, Palay 1958, Brightman 1961, Tennyson 1961, Blinzinger 1962; *Plexus chorioides*: Dempsey und Wislocki 1955, van Breemen und Clemente 1955, Millen und Rodgers 1956, Maxwell und Pease 1956, Shyrock et al. 1956, Oksche 1958, Wislocki und Ladman 1958, Case 1959, Tennyson und Pappas 1961, Pontenagel 1962; *Glia marginalis, Leptomeninx und Pachymeninx:* Pease und Schultz 1958, Pease und Molinari 1960, Nelson, Blinzinger und Hager 1961/62, Klicka 1964, Klicka und Jelinek 1963/64). Untersuchungen zur Entwicklung des Liquorraumes gibt es noch kaum. Die ersten und grundlegenden elektronenmikroskopischen Arbeiten auf diesem Gebiet stammen von Tennyson und Pappas (1961/62). Die Autoren haben die Ventrikelwand und die Plexus chorioides des Katzengehirns ab der Foetalperiode studiert. Unsere eigenen, am Zentralnervensystem von Hühnerembryonen durchgeführten Untersuchungen schließen die wichtigen Frühstadien der

Entwicklung mit ein (Differenzierung des Ependyms am Spinalkanal und Ventrikel: WECHSLER 1963, MELLER und WECHSLER 1964; Entwicklung und Differenzierung der telencephalen Plexus chorioides: MELLER und WECHSLER 1965).

In meinem Vortrag möchte ich einiges aus unseren Untersuchungen zusammenfassen und über neue Ergebnisse berichten. Dabei sind die Untersuchungen von Prof. FLEISCHHAUER und Prof. KAPPERS die Grundlage. Meine eigenen Ausführungen stellen sozusagen den elektronenmikroskopischen Diskussionsbeitrag. Im einzelnen bespreche ich aus der Perspektive der Ontogenese die Beschaffenheit der inneren und äußeren Oberfläche des Gehirns (Beitrag zum Substrat der Liquorgewebsschranken), die Entwicklung der Plexus chorioides (Beitrag zum Substrat der Blut-Liquor-Schranke) und die Entwicklung der Meningen.

Ependymdifferenzierung und Entwicklung der Ventrikelwand

Schon im 2- bis 5-Tage-Stadium kann man an der Innenfläche der telencephalen und mesencephalen Hirnbläschen einige Spezialstrukturen entdecken, die eindeutig dafür sprechen, daß die innere Oberfläche identisch ist mit einem primitiven Epithel (Abb. 1). Zunächst ist wichtig, daß die innere

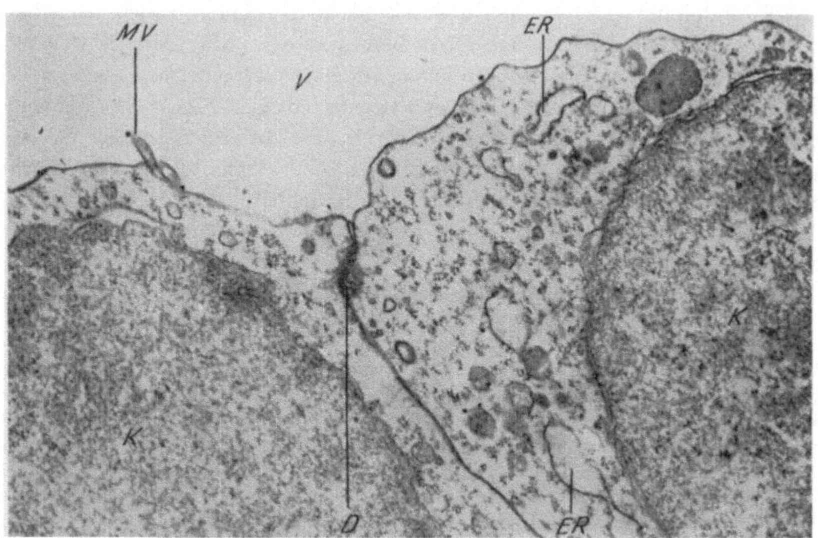

Abb. 1. Undifferenzierte innere Oberfläche eines Hemisphärenbläschens: primitives apikales Zytoplasma, an der freien Oberfläche nur einzelne Mikrovilli *(MV)*. *V* Ventrikel, *D* Desmosom, *K* Kern, *ER* endoplasmatisches Retikulum (20.000×, Nr. 1494).

Wand geschlossen ist und keine größeren Lücken enthält. Die Zellen und Fortsätze der Matrixzone bilden einen geschlossenen Verband (Abb. 2). Im Licht- und Elektronenmikroskop sieht man, daß Matrixzellen, Spongio-

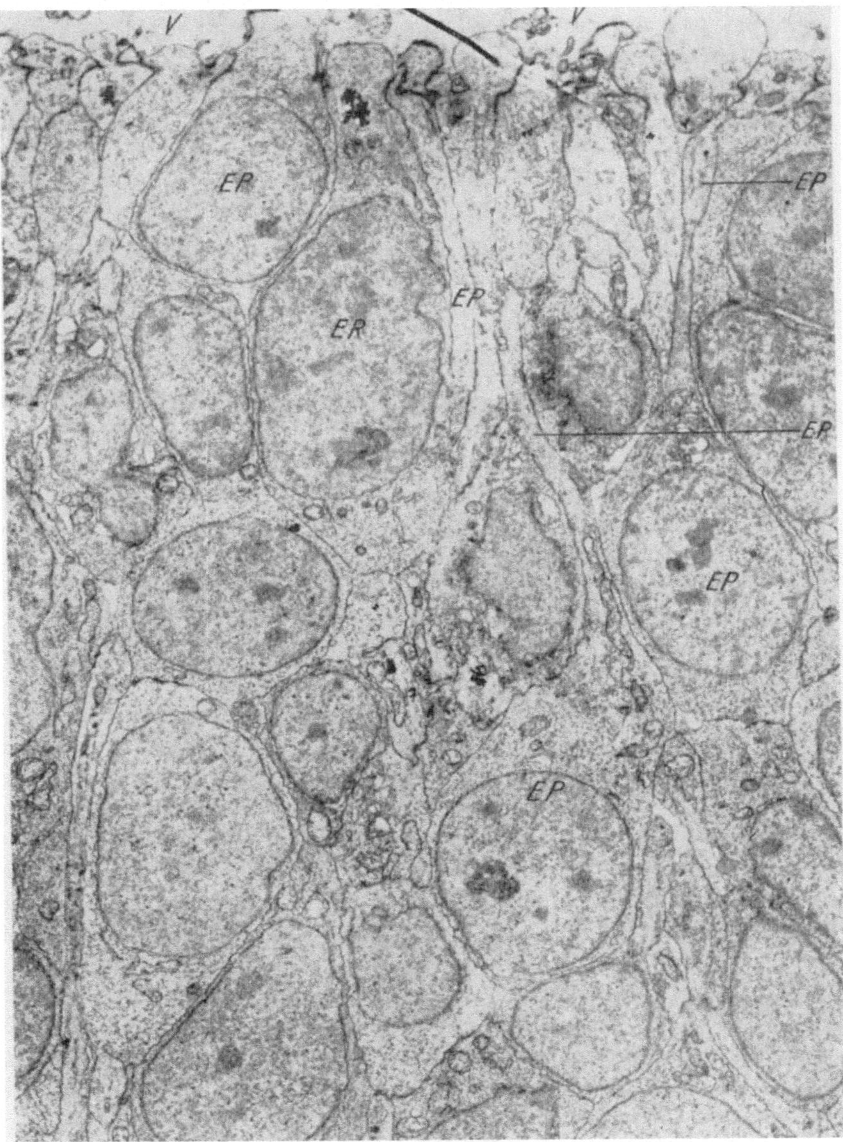

Abb. 2. Matrixzone mit Ventrikeloberfläche, Telencephalon eines 7 Tage alten Embryos: geschlossener epithelialer Matrixverband; Fortsätze von wenig differenzierten Ependymoblasten *(EP)* erreichen das Ventrikel *(V)*, beachte ihre apikale Verzahnung und Fixierung durch Desmosomen (6000×, Nr. 9678).

blasten und die „ventrikulären" Mitosen am Aufbau der inneren Wand der Hirnbläschen beteiligt sind. Die apikalen Teile derjenigen Zellen, die an das Lumen heranreichen und die wir etwas summarisch Ependymoblasten nennen, werden schon sehr früh durch Desmosomen und Interdigitationen zusammengehalten (Abb. 1, 2), so daß ein relativ fester Verband entsteht; er ist weniger artefaktanfällig als beispielsweise die übrigen Teile der Matrixzonen. Schon in frühen Entwicklungsstadien ragen einzelne Mikrovilli in das Lumen der Hirnbläschen hinein (Abb. 1). Die Ependymoblasten enthalten neben dem Kern alle wesentlichen Zytoplasmakonstituenten, wie Mitochondrien, einen kleinen Golgi-Apparat, der apikal deutlicher in Erscheinung tritt als basal, viele freie Ribosomen und ein spärlich entwickeltes endoplasmatisches Retikulum. Auch im Elektronenmikroskop kann man die finger-, spindel- und keulenförmigen apikalen Fortsätze der Ependymoblasten erkennen, wenn sie aus tieferen Schichten bis zur Oberfläche vordringen. Dabei treten Unterschiede in der Zytoplasmafeinstruktur zwischen Perikaryon und Fortsätzen deutlich hervor (Abb. 2). In Übereinstimmung mit Glees und Le Vay (1964) konnten auch wir zeigen, daß die polaren Spongioblasten (des Rückenmarks) den Namen polar zu Recht verdienen. Elektronenmikroskopisch läßt sich die gegensätzliche Plasmadifferenzierung der zentralen und peripheren Fortsätze überzeugend nachweisen. Wir kommen auf diesen Punkt bei der Besprechung der Polarisierung der Oberflächen der Hirnbläschen noch einmal zurück.

Der Verband der Zellen an der Innenfläche der Hirnbläschen läßt in der Regel nur einen schmalen extrazellulären Raum von durchschnittlich 150 bis 250 Å Breite erkennen. Wir konnten zeigen, daß die Ependymdifferenzierung relativ rasch erfolgt, vor allem in den apikalen Teilen der Zellen (Meller und Wechsler 1964). Die Abbildungen 2 und 3 stellen dies erneut unter Beweis. Die apikale Differenzierung (Bildung zahlreicher Zilien und Mikrovilli, Mitochondrienakkumulation, Vergrößerung des Golgi-Apparates und Ausbau des endoplasmatischen Retikulums) ist im 13-Tage-Stadium, wo die Matrixzonen sich schon deutlich reduziert haben, klar vorhanden. Aber erst mit dem Schwund der Matrixzonen wird die Differenzierung der subependymären Glia immer markanter, ein Vorgang, der von Tennyson und Pappas (1962) am Aquädukt des Kaninchen-Gehirns analysiert wurde.

Der primitiven Ventrikelwand kommen in der Phase der Frühentwicklung des Gehirns wichtige Aufgaben im Dienste der Ernährung zu. Die inneren Zonen der Hirnbläschen sind nicht oder nur sehr spärlich vaskularisiert. Wie wir gesehen haben, wird die primordiale Liquorgewebsschranke hier von einem wenig differenzierten Epithel gebildet, in dem spezialisierte Ependymoblasten und Spongioblasten auftreten. Erst später wachsen auch Gefäße vom embryonalen Kapillartyp bis an die innen liegenden Matrixzonen heran. Dabei stoßen die voluminösen Endothelzellen ohne Basalmembran und ohne größere perivasale Räume direkt an die Matrixzellen, so daß der extrazelluläre Spaltraum auch in der Umgebung der Gefäße nicht wesentlich größer ist als zwischen den Matrixzellen selbst (Abb. 4). Aus diesen Befunden haben wir die Hypothese abgeleitet, daß mit dem Beginn der Vaskularisie-

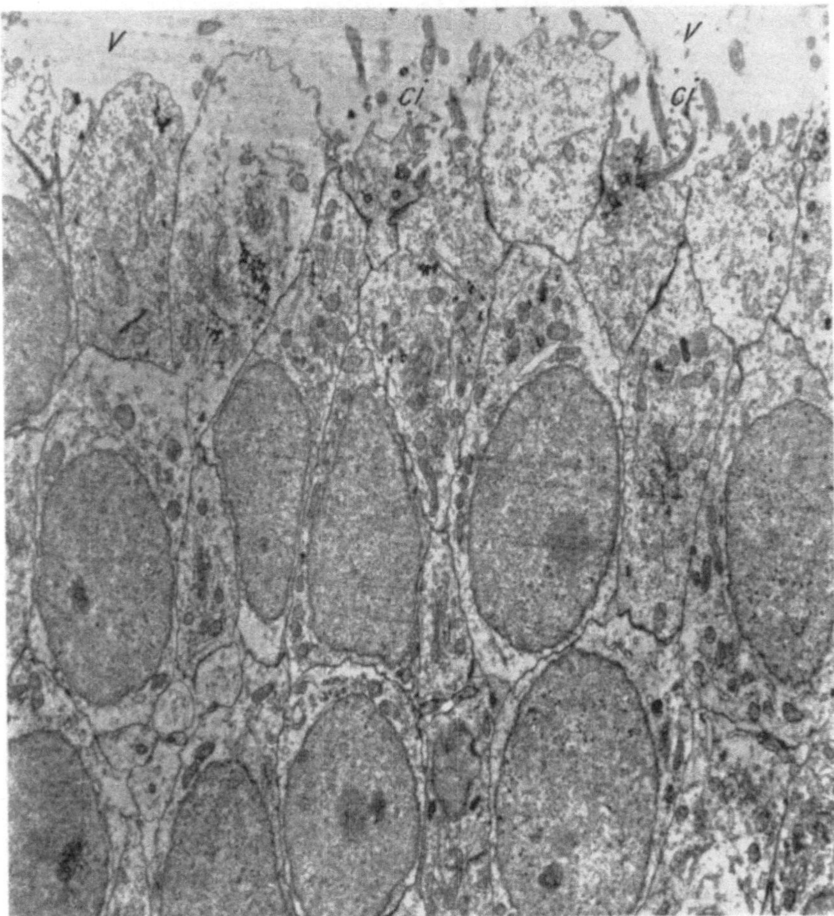

Abb. 3. Ventrikelwand des Telencephalons, 13 Tage alter Embryo: Reduktion der Matrixzone auf 2—3 Zellagen, fortgeschrittene Differenzierung der ventrikulären Oberfläche mit zahlreichen Cilien *(CI)* und zahlreichen Mikrovilli. Im apikalen Zytoplasma der Ependymzellen viele Mitochondrien und ein größerer Golgi-Apparat. *V* Ventrikel (10.000 ×, Nr. 5332).

rung des embryonalen Zentralnervensystems eine von anderen Organen abweichende Blutgewebsschranke vorhanden ist (WECHSLER 1965). Das heißt, die *ventrikuläre Liquorgewebsschranke* und die *Blut-Hirn-Schranke* erfahren im Zuge der Hirnentwicklung mancherlei Veränderungen, obwohl die Gewebsorganisation, d. h. die epitheliale und individuelle Ordnung der Zellen in allen Entwicklungsphasen vergleichbar ist.

Welche funktionellen Aspekte lassen sich daraus ableiten? Fleischhauer hat gezeigt, daß regionale Strukturunterschiede der Ventrikelwand einen Einfluß haben auf die Perfusionstiefe bestimmter Substanzen, die vom Liquor aus dem Gehirn ange-

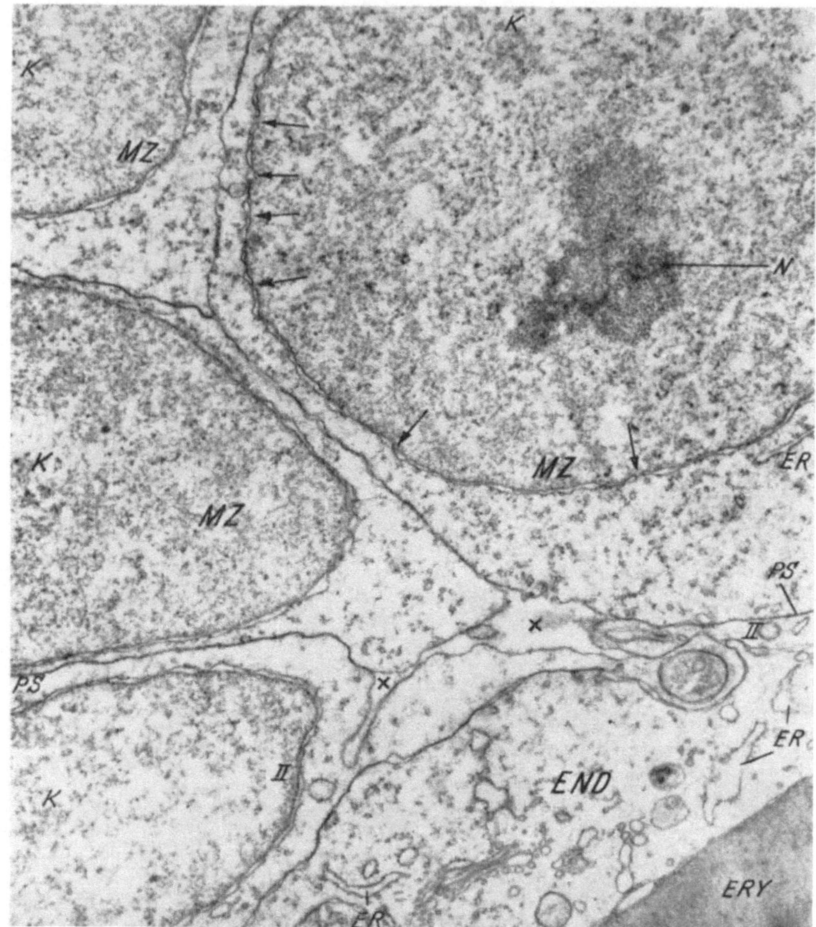

Abb. 4. Vascularisierung der Matrixzonen des Telencephalons, 7 Tage alter Embryo: Die Matrixzellen *(MZ)* stoßen unmittelbar an die Wand eines embryonalen Gefäßes, dem eine vasculäre Basalmembran noch fehlt. Der extrem schmale perivasale Spaltraum *(PS)* geht kontinuierlich in das gleich große extrazelluläre Spaltsystem der Matrixzone über, nur bei × lokale Erweiterung. *END* Endothel, *II* sich überlappende Gefäßwandzellen der 2. Schicht, *ERY* Erythrozyt im Gefäßlumen. Beachte die embryonale Zytoplasmafeinstruktur der Matrixzellen *(MZ)*, gekennzeichnet durch den großen Reichtum an freien Ribosomen. *ER* endoplasmatisches Retikulum, *K* Kern, *N* Nucleolus, ↑ Poren in der Kernwand (15.000×, Nr. 1820).

boten werden. Ependym und subependymäre Glia bilden dabei eine Einheit. Kann die Elektronenmikroskopie zu diesen Fragen schon Stellung nehmen? Ich glaube, es ist noch verfrüht, darauf zu antworten; sicher handelt es sich aber um ein lohnendes Untersuchungsobjekt. Eine andere Frage ist, wie die Substanzen vom Liquor in die

Ventrikelwand eindringen. Werden sie transzellulär oder im extrazellulären Raum geleitet? — Wir haben aus den lichtmikroskopischen Bildern gesehen, daß die Substanzen in breiter Front in die Ventrikelwand gelangen, wobei die subependymäre Astroglia an einem transzellulären Transport beteiligt ist. Elektronenmikroskopisch läßt sich zeigen, daß die basalen, sich verästelnden Fortsätze der Ependymzellen mit den Fortsätzen der Astrozyten in Verbindung stehen und letztere Beziehungen zu den Kapillaren, vielleicht auch zu hier gelegenen Nervenzellen haben. In dem Raum dazwischen liegt eine Fülle von kleinen und kleinsten Fortsätzen. Mit Schwermetallen als Tracer-Substanzen könnte man elektronenmikroskopisch die Wege aufklären, auf denen solche Partikel vom Ependym aufgenommen werden und an die Astrozyten weitergeleitet werden. HORSTMANN (1963) erwähnt solche Untersuchungen beim Hai und macht auf Beobachtungen von TENNYSON bei der Ratte aufmerksam; der Autorin gelang es, den intrazellulären Transport colloidaler Teilchen in den Ependymzellen und den subependymären Astrozyten elektronenmikroskopisch zu beweisen.

Entwicklungsgeschichtlich läßt sich zeigen, wie die Ventrikelwand vom Differenzierungsgrad der Hirnbläschen (des Palliums und der Hemisphären) abhängig ist. Die Differenzierung des Ependyms und der subependymären Glia erfolgt in zwei Etappen. Erst dann liegt die Ventrikelwand genannte Gewebszone vor, die aus Ependym und Gliazellen mit ihren vielen feinen und feinsten Fortsätzen besteht. In allen Entwicklungsstadien ist die Ventrikelwand, wie im adulten Zustand, ein geschlossener Verband von Zellen und Fortsätzen.

Auf welche Weise erfolgt nun der *Transport von Substanzen aus dem Liquor in das Gehirn?* Sicher spielt die Art und Größe der Moleküle eine Rolle. Wir haben gesehen, daß große Moleküle transzellulär durch Mikropinocytose oder Zytopemsis bewegt werden können. Es ist aber trotzdem zu fragen, ob dasselbe Prinzip auch für Ionen und kleine Moleküle gilt. NICHOLS und KUFFLER (1964) konnten jüngst zeigen, daß Ionen und kleine Moleküle auch im schmalen extrazellulären Spaltsystem sich ausbreiten. Es ist deshalb im einzelnen abzuwägen, was im extrazellulären Raum und was transzellulär transportiert wird. Außerdem erhebt sich die Frage, ob nur über die großen Fortsätze der Astroglia transportiert wird, oder ob auch die feinen und feinsten Fortsätze daran beteiligt sind. Auch wäre es interessant zu wissen, wie lange aus dem Ventrikel in das Hirngewebe „diffundierte" Stoffe, die ja physiologische und pathophysiologische Reaktionen auszulösen vermögen, an Ort und Stelle verweilen, ob sie wieder in den Liquor zurückfließen oder an das Blutgefäßsystem abgegeben werden können. Sicher ist, daß die eleganten Versuche von FLEISCHHAUER und FELDBERG über die Penetration von Stoffen aus dem Liquor in das Hirngewebe sich nach den licht- und elektronenmikroskopischen Befunden in einem sehr komplizierten Strukturgefüge von unterschiedlichem Bau und Feinbau abspielen. Da der Liquor auch ein humorales Informationssystem ist, wäre zu diskutieren, was man im einzelnen unter Liquorgewebsschranke versteht, welche Elemente daran beteiligt sind und wie die Liquorgewebsschranke und die Blut-Hirn-Schranke im Bereich der Ventrikelwand koordiniert sind.

Die Entwicklung der Plexus chorioides

KAPPERS hat nach histogenetischen Gesichtspunkten die Entwicklung der telencephalen Plexus chorioides des Menschen in drei Phasen gegliedert. Die elektronenmikroskopischen Befunde bei der Plexusentwicklung am Hühnchen-

gehirn stellen eine zytogenetische Ergänzung dar. Untersucht man beispielsweise die Differenzierung des Plexusepithels, so lassen sich allein nach zytologischen Kriterien ebenfalls drei Entwicklungsphasen unterscheiden (MELLER
und WECHSLER 1965). In Übereinstimmung mit den Ergebnissen von TENNY-
SON und PAPPAS (1961) beim Kaninchen konnten auch wir Veränderungen der

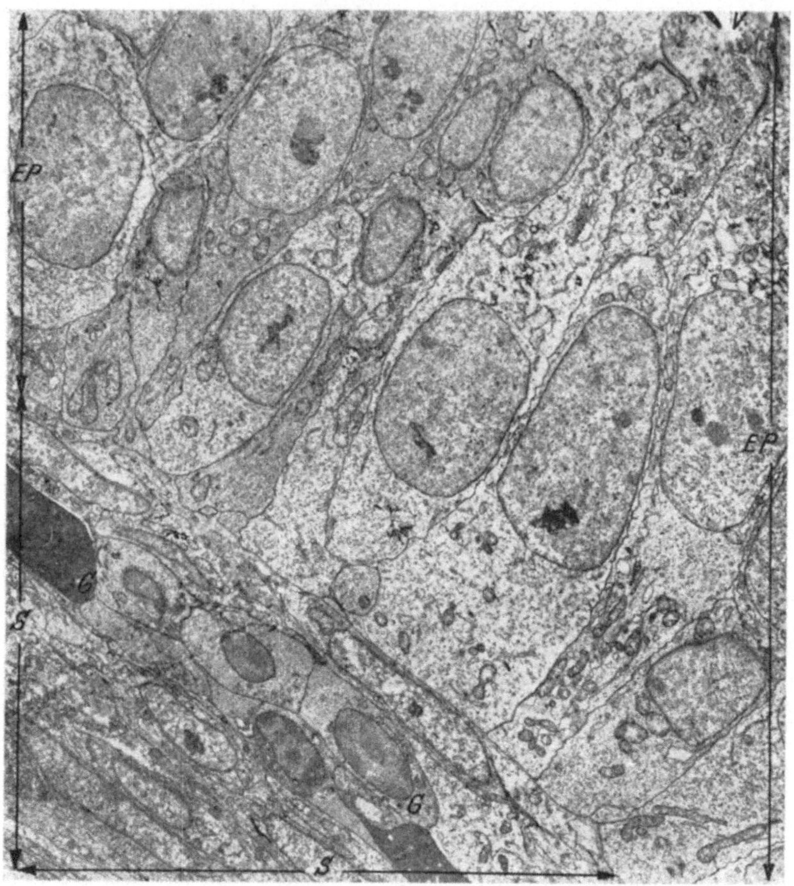

Abb. 5. Teil einer primordialen Plexuszotte im Übersichtsbild, 7 1/2 Tage alter Embryo: ge-
schlossene Lage der zylinderförmigen Epithelzellen *(EP)*, im Stroma *(S)* viele undifferenzierte
Bindegewebszellen in dichter Lagerung und primitives embryonales Gefäß *(G)*. V Ventrikel
(3600×, Nr. 3565).

Zellgestalt und der Zytoplasmafeinstruktur während der Entwicklung des
Plexusepithels nachweisen. Beim Hühnchen gehen, und das scheint das Besondere zu sein, die primordialen, von den Ependymoblasten abstammenden
Plexusepithelzellen nicht in einem Zug in die cuboiden reifen Epithelzellen
über, sondern passieren ein interessantes Zwischenstadium vom Typ hoher

und extrem polarisierter Zylinderzellen (MELLER und WECHSLER 1965). Fassen wir das Wesentliche unserer Untersuchung hier noch einmal zusammen (die Verhältnisse im Stroma wurden im Hinblick auf die Blutliquorschranke inzwischen genauer analysiert). Wir besprechen zunächst die Differenzierung des Plexusepithels.

Frühstadium der embryonalen Plexusentwicklung: Das Plexusepithel besteht aus spindeligen oder zylinderförmigen Zellen. Weil die Kerne in verschiedenen Ebenen liegen, wird ein mehrschichtiges Epithel vorgetäuscht (Abb. 5).

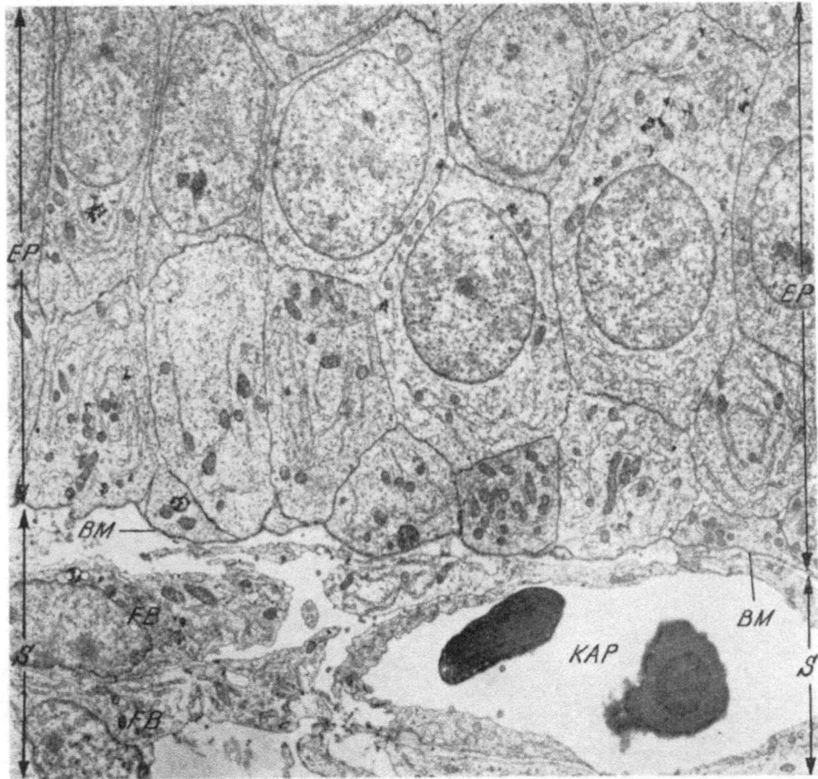

Abb. 6. Plexus im fortgeschrittenen Stadium embryonaler Entwicklung, 13 Tage alter Embryo: fortgeschrittene Differenzierung und Polarisierung des Plexusepithels (beachte die Entwicklung des basalen Ergastoplasmas); im aufgelockerten Stroma *(S)* abgeflachte Kapillare *(KAP)* und zahlreiche Fibroblasten *(FB)*. *BM* Basalmembran, *EP* Plexusepithel (5000×, Nr. 2748).

KAPPERS hat aber mit Recht schon 1958 von einem pseudostriären Epithel gesprochen. Unsere elektronenmikroskopischen Befunde liefern dafür den endgültigen Beweis. In der Regel reichen die apikalen und basalen Fortsätze des Epithels bis zur inneren und äußeren Oberfläche. Nur die sich abrundenden Mitosen machen davon eine Ausnahme. Schon die primordialen Epithelzellen

zeigen auf Grund bestimmter Unterschiede in der Feinstruktur des Zytoplasmas eine primitive Polarisierung in apiko-basaler Richtung. Ihnen ist

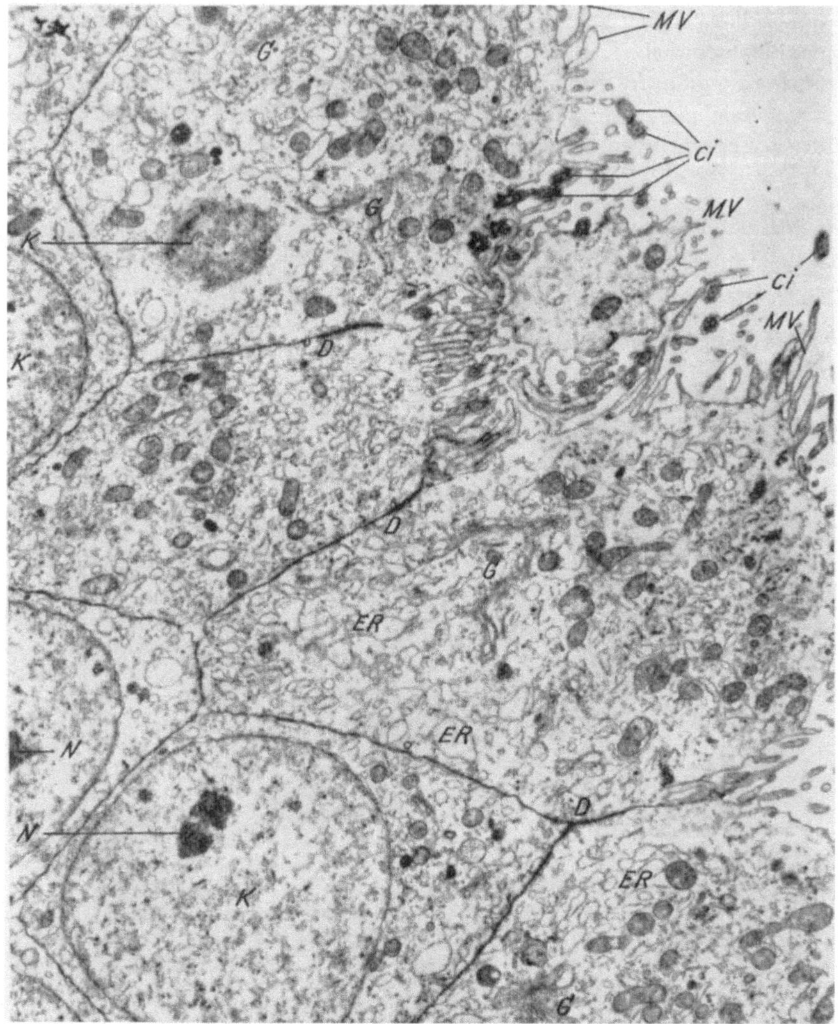

Abb. 7. Apikale Differenzierung des Plexusepithels beim 13 Tage alten Embryo: im apikalen
Zytoplasma Vergrößerung des Golgi-Apparates *(G)*, viele Mitochondrien, geschwollenes endoplasmatisches Retikulum *(ER)* und an der freien Oberfläche viele Mikrovilli *(MV)* und
mehrere Cilien *(Ci)*. *K* Kern, *N* Nucleolus, *D* Desmosomen (16.000×, Nr. 2753).

noch eine sogenannte embryonale Plasmafeinstruktur eigen. Basal domi-
nieren freie Ribosomen, apikal die Elemente eines kleinen Golgi-Apparates.
Das endoplasmatische Retikulum ist noch spärlich entwickelt und nicht spezia-

lisiert. Die Grenze zum zellreichen Stroma der Meninx primitiva wird von einer unreifen Basalmembran gebildet. Ein basales Labyrinth fehlt. An der freien apikalen Oberfläche finden sich nur einzelne Mikrovilli und wenige Zilien.

Fortgeschrittene Stadien der embryonalen Plexusentwicklung: In diesen Stadien besteht das Plexusepithel aus hohen Zylinderzellen, deren Kerne in einer bestimmten Höhe liegen. Die Differenzierung ist weit fortgeschritten, so daß die Polarisierung klar zum Ausdruck kommt (Abb. 6, 7). Basal findet sich jetzt ein hochdifferenziertes granuläres endoplasmatisches Retikulum vom

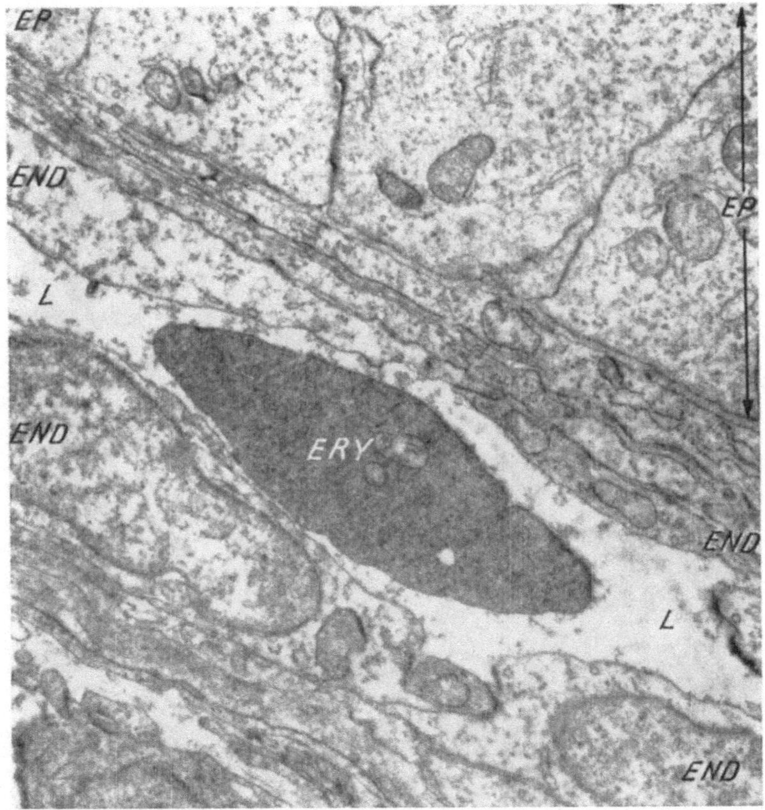

Abb. 8. Undifferenziertes Plexusstroma, 7 1/2 Tage alter Embryo: embryonale Kapillare im Längsschnitt noch ohne vasculäre Basalmembran. *END* Endothel, *ERY* Erythrozyt, *L* Gefäßlumen, *EP* Plexusepithel (undifferenzierter Aspekt des basalen Zytoplasmas) (12.000×, Nr. 5304).

„Ergastoplasmatyp". Apikal vermehren sich die Mitochondrien und vergrößert sich das endoplasmatische Retikulum samt dem GOLGI-Apparat. Pinocytosebläschen werden häufiger. An der freien Oberfläche sind viele Mikrovilli und etliche Zilien zu sehen. Die Zellkerne haben einen großen Nucleolus und in ihrer Wand viele Poren.

Stadium der Ausreifung des Plexus: Schon im letzten Drittel der Embryonalentwicklung nähert sich das Plexusepithel langsam dem cubischen Epithel. Die Zahl der Mikrovilli hat weiter zugenommen, ebenso die Zahl der Zilien. Das endoplasmatische Retikulum ist überwiegend vom granulären Typ, wobei sich das basale Ergastoplasma etwas zurückbildet und vereinfacht. Einfaltungen der basalen Zellmembran nach Art eines Labyrinths entwickeln sich nur langsam. Der Mitochondrienbestand ist noch größer geworden. — Die feinstrukturellen Befunde während der Differenzierung des Plexusepithels

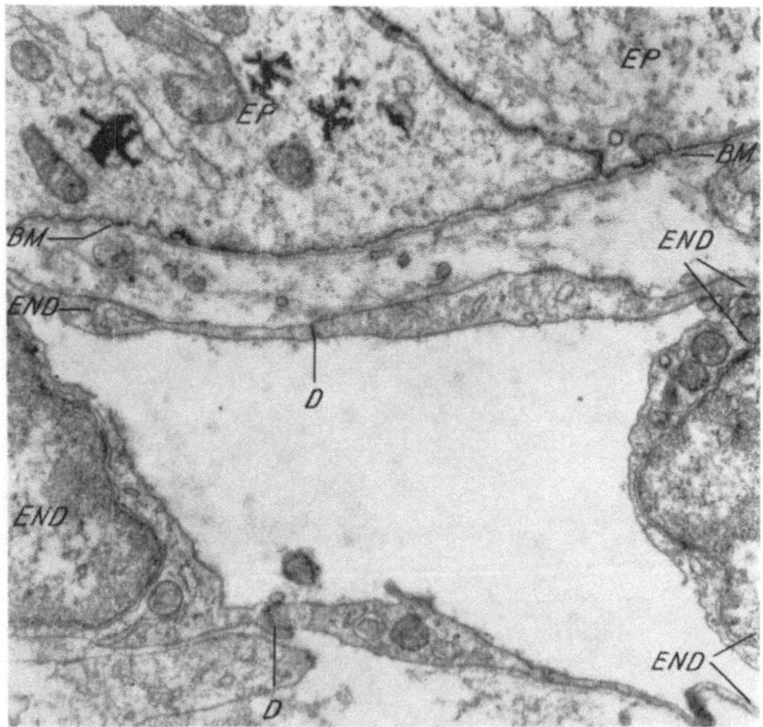

Abb. 9. Kapillare des Plexusstromas im fortgeschrittenen Stadium der embryonalen Entwicklung, 13 Tage alter Embryo: die abgeflachten Endothelzellen *(END)* stoßen aneinander und sind an ihren Berührungsstellen durch Desmosomen *(D)* fixiert; *(BM* epitheliale Basalmembran des Plexusepithels *(EP)*, noch keine vasculäre Basalmembran; im freien interstitiellen Raum Kollagen-Primitivfibrillen (14000×, Nr. 5374).

lassen sich zwanglos in die drei eben erwähnten Stadien zusammenfassen. Die Parallele zu den drei histogenetischen Phasen von Kappers, die am menschlichen Plexus beobachtet wurden, liegt auf der Hand, auch dann, wenn wir in Rechnung zu stellen haben, daß die Verhältnisse am Plexus beim Menschen und beim Huhn sich in manchem unterscheiden.

Auch während der *Entwicklung des Plexusstromas* können die einzelnen zytogenetischen Veränderungen im Elektronenmikroskop genauer analysiert

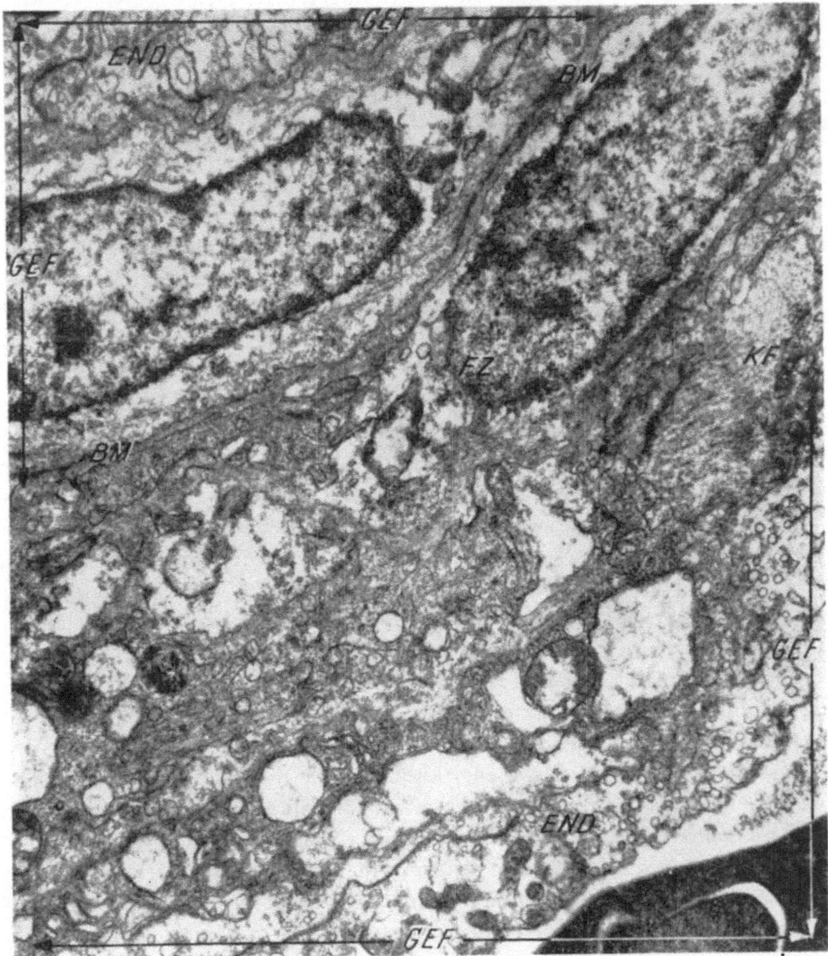

Abb. 10. Plexusstroma, 1 Tag altes Küken: Anschnitt von 2 Kapillaren *(KAP)* mit mäßig entwickelter Basalmembran *(BM)*, im Endothel *(END)* massive Zytopempsis-Phänomene. Der freie interstitielle Raum wird von Fibrozyten *(FZ)* und vielen Kollagenfibrillen *(KF)* ziemlich vollständig ausgefüllt (16.000×, Nr. 5640).

werden als im Lichtmikroskop (Abb. 8—10). Die im Zusammenhang mit der *Blutliquorschranke* uns besonders interessierenden Gefäße bieten zunächst den typischen Aspekt embryonaler Kapillaren. Der Gefäßschlauch besteht aus einem voluminösen Endothel, das von einer zweiten Zellschicht umgeben sein kann. In beiden Fällen ist noch keine vaskuläre Basalmembran vorhanden (Abb. 8). Schon bei 13 Tage alten Hühnerembryonen hat sich das Kapillarendothel erheblich abgeflacht (Abb. 9). Die Endothelzellen stoßen in der Regel aneinander, wobei die Haftstellen durch Desmosomen verkittet sind. Eine Basalmembran fehlt immer noch. Demgegenüber ist die epitheliale Basalmembran bereits vollständig ausgereift (Abb. 9). Im aufgelockerten freien interstitiellen Raum treten jetzt erste Kollagenprimitivfibrillenbündel locker verstreut auf. Gegen das Ende der Embryonalperiode und bei am 21. Bebrütungstag geschlüpften Küken ist die Fibrillenbildung schon viel stärker geworden (Abb. 10). Aber erst nach dem Schlüpfen der Tiere entsteht die vaskuläre Basalmembran an den Kapillaren, den kleinen Arterien und Venen.

Funktionelle Deutungen: Während der Entwicklung des Plexus laufen in beiden Ebenen der *Blutliquorschranke,* also am Epithel und am Gefäßsystem, Veränderungen ab. Sie hängen mit der Differenzierung der Zellen zusammen. Zeitlich fallen bestimmte Unterschiede auf. In der Differenzierung ist das Plexusepithel führend, die Entwicklung und Reifung der Gefäße und des Stromas folgt erst nach einer gewissen Zeit. Wir sehen, daß die elektronenmikroskopischen Befunde die lichtmikroskopischen vor allem im Zytologischen ergänzen, weshalb wir heute über bessere morphologische Grundlagen verfügen, um die von den Physiologen und Pathologen gemachten Vorstellungen über die Blutliquorschranke und ihre Störungen neu zu durchdenken. Auf folgende etwas spekulative Überlegungen möchte ich nicht verzichten, weil sie ein bisher nicht gelöstes Problem behandeln.

Aus der Art der Polarisierung des Plexusepithels, in deren Verlauf es hauptsächlich basal zum Aufbau eines hochdifferenzierten Ergastoplasmas kommt, kann man folgende Hypothese ableiten. Wir wissen, daß das granuläre endoplasmatische Retikulum in dieser Form Aufgaben im Dienste der Proteinsynthese der Zellen hat (Porter 1961). Da diese Zellstrukturen in der Frühphase der Plexusentwicklung noch nicht vorhanden sind, sie ihr Maximum im fortgeschrittenen Embryonalstadium erreichen und auch am ausgereiften Plexus, wenn auch schwächer ausgeprägt, noch zu sehen sind, darf auf eine besonders aktive Leistung in der Phase der fortgeschrittenen Embryonalentwicklung geschlossen werden. Es ist deshalb naheliegend anzunehmen, *daß die Plexusepithelzellen eine eigene und nicht unwesentliche Proteinsynthese haben.* Wir möchten einen direkten Zusammenhang mit dem hohen Eiweißgehalt des embryonalen Liquors annehmen. Die Bildung der Liquoreiweißkörper — gerade in diesem Punkt kann der Liquor nicht als ein einfaches Dialysat des Blutes aufgefaßt werden — dürfte also unter wesentlicher Mitbeteiligung des Plexusepithels ablaufen. Es würde sich dabei um eine aktive Leistung des Epithels handeln.

Eine andere Frage haben Tennyson und Pappas (1961) bei ihren entwicklungsgeschichtlichen Arbeiten untersucht, nämlich den *Transport colloidaler Teilchen.* Diese

Fähigkeit haben sie am fetalen und reifen Plexus des Kaninchengehirns mit Thorotrast getestet. Thorotrastpartikeln, die vom Blut und vom Liquor aus angeboten wurden, werden in Mikropinocytosebläschen aufgenommen und intrazellulär von der einen Seite zur anderen Seite transportiert. Auch wir sind an solchen Tracer-Versuchen interessiert.

In einer Versuchsserie, über die wir hier nur kurz berichten, wurde einem lichtmikroskopisch bekannten Phänomen nachgegangen, nämlich der Frage, was die *apikalen Zytoplasmablasen* des Plexusepithels zu bedeuten haben. Man diskutierte Sekretionsvorgänge oder Artefakte. Um hier weiterzukommen, haben wir den überlebenden Plexus in verschiedenen Entwicklungsstadien licht- und elektronenmikroskopisch untersucht. Findet ein starker Wasserstrom durch das Epithel statt, so schwellen die apikalen Mikrovilli, bis sie immer größer werden und schließlich als kleine 1—3 μ große Blasen von der Zelle abgestoßen werden. Auf diese Weise entstehen die apikalen Zytoplasmablasen. Auch wenn diese Befunde nur am überlebenden Plexus mit nachfolgender licht- und elektronenmikroskopischer Fixierung studiert wurden und wir sicher sind, daß solche Vorgänge auch bei der routinemäßigen Fixierung in situ vorkommen können, so bleibt nach wie vor zu diskutieren, ob es sich hier um Artefakte oder möglicherweise auch um eine besondere Form des intravitalen Wassertransportes handelt. Auch hier müßte man mit markierten Substanzen arbeiten.

Meningen und Glia marginalis

Die Meningen gehen aus den Zellen des perineuralen Mesenchyms und der Neuralleiste hervor. Für die Differenzierung der Meninx primitiva in Ekto- und Endomeninx dürfte auch der formative Reiz des Liquors eine Bedeutung haben. Die verschiedenen, am Aufbau der harten und weichen Häute beteiligten Zellen zeigen ebenfalls feinstrukturell analysierbare Differenzierungsvorgänge, was wir an den Pialzellen, den Zellen der Arachnoidea und der Dura mater gesehen haben. Dasselbe gilt auch für die pialen Gefäße, die anfangs vom embryonalen Typ sind (Abb. 12). Hier möchte ich nur die Befunde im Hinblick auf die *Liquorgewebsschranke an der äußeren Oberfläche des Gehirns* diskutieren.

Die Unterschiede im Aufbau der inneren und äußeren Oberfläche des adulten Gehirns sind allen bekannt. Anders ist es an den Hirnbläschen früher Entwicklungsstadien, wo weder eine Ventrikelwand noch eine Glia marginalis zu erkennen ist. Die Wände der Hirnbläschen zeigen zunächst keine eindrucksvollen Unterschiede; man sprach von einer Membrana limitans interna und externa, wobei sich sehr bald unter die äußere Membran eine kernfreie spongiöse Marginalzone schiebt. Elektronenmikroskopisch läßt sich leicht zeigen, daß von Anfang an die inneren und äußeren Oberflächen der Hirnbläschen anders gebaut sind. Die innere Oberfläche zeigt, wie gesagt, primitive epitheliale, die äußere primitive gliöse Züge. Abb. 11 demonstriert die Verhältnisse an der äußeren Oberfläche des telencephalen Hirnbläschens bei einem 2 ½ Tage alten Hühnerembryo. Die sehr fragile Marginalzone wird von embryonalen Fortsätzen der Matrixzellen gebildet. Die Zellmembranen sind teilweise artifiziell eingerissen; trotzdem erkennt man, daß keine grö-

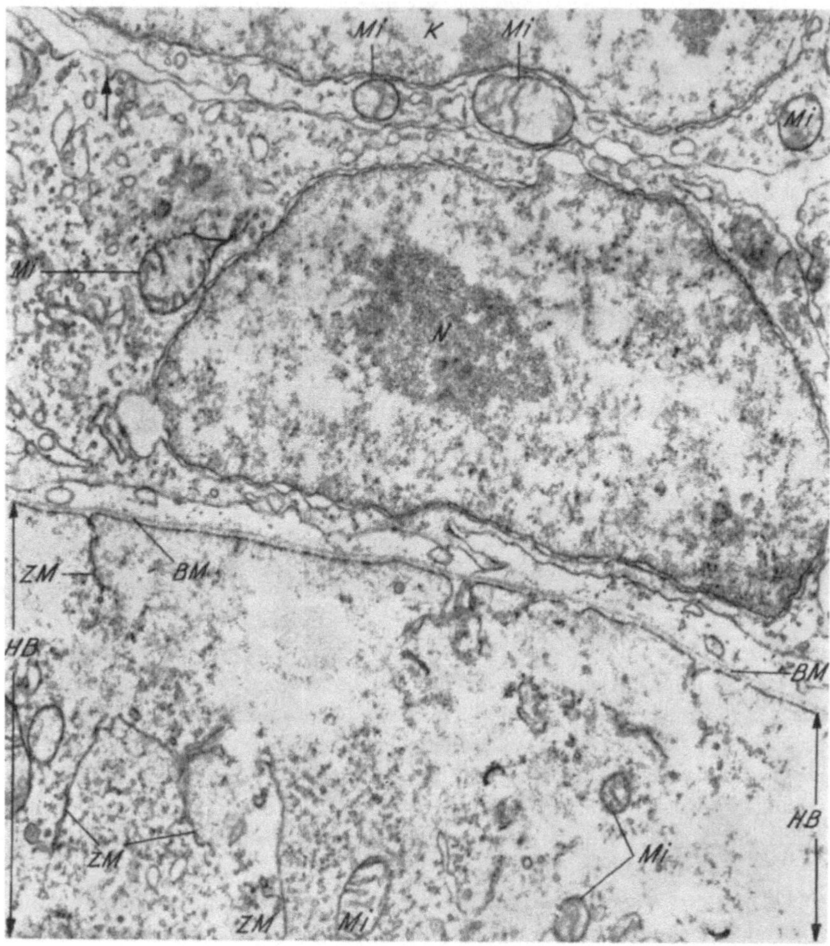

Abb. 11. Äußere Oberfläche eines Hirnbläschens *(HB)*, 2 ½ Tage alter Embryo: die äußere Oberfläche wird von einer kontinuierlichen Basalmembran *(BM)* überzogen. Darüber liegen undifferenzierte Zellen des perineuralen Mesenchyms. *K* Kern, *N* Nucleolus, *MI* Mitochondrien, *ZM* Zellmembran, bei ↑ Mikropinozytose (?) (16.000×, Nr. 9580).

ßeren Lücken oder Vakuolen vorhanden sind. Die Grenze zum Mesenchym bildet eine kontinuierliche Basalmembran. Die sich der Oberfläche der Hirnbläschen anschmiegenden Zellen sind von embryonalem Typ. — Mediale Teile des Palliums eines 6 ½ Tage alten Embryos zeigen den Aufbau der Glia marginalis primitiva par excellence (Abb. 12). Fortsätze, wahrscheinlich von Spongioblasten, die in verschiedenen Richtungen verlaufen, bilden an der Oberfläche eine lückenlose Zone. Eine fibrilläre Differenzierung ist noch nicht vorhanden. Selten treten zwischen den Fortsätzen der Glia marginalis

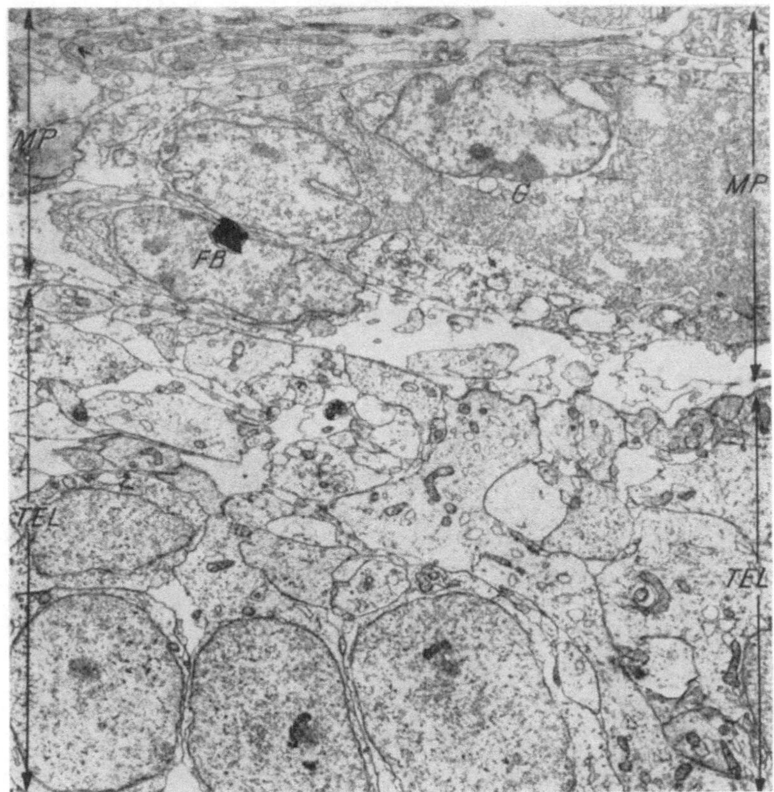

Abb. 12. Oberfläche des Telencephalons *(TEL)* und Meninx primitiva *(MP)*, 6 $^1/_2$ Tage alter Embryo: an der Hirnbläschenoberfläche Aufbau einer Glia marginalis primitiva; in der Meninx primitiva embryonale Gefäße *(G)*, undifferenzierte Mesenchymzellen und Fibroblasten *(FB)* (5500 ×, Nr. 1296).

primitiva größere extrazelluläre Lücken (Artefakte?) auf, ein Befund, den wir aber nur sehr selten erhoben haben. Die *Gefäße der Meninx primitiva* sind noch nicht ausgereift, d. h. ihre Wände dürften wegen der fehlenden Basalmembran durchlässiger sein als später. — Schon beim 13 Tage alten Embryo ist die Oberfläche des Hemisphärenkortex ein sehr kompliziertes System kleiner und kleinster Fortsätze (Abb. 13). Die Pialzellen und Gefäße sind schon sehr viel weiter differenziert. Im extrazellulären freien Diffusionsraum liegen Kollagenfibrillenbündel, die ein lockeres Netzwerk bilden (Abb. 13).

Wir sehen also, daß von Anfang an die Grenze zwischen Meningealraum und Hirnoberfläche durch eine kontinuierliche Basalmembran markiert ist. Aus den während der Entwicklung gemachten elektronenmikroskopischen

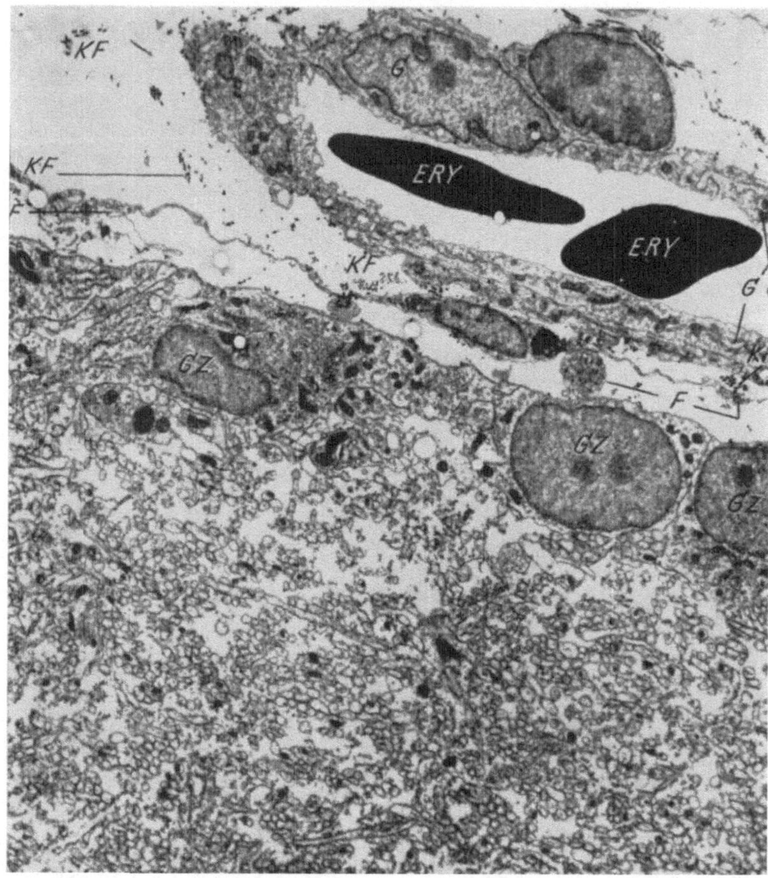

Abb. 13. Oberfläche des Hemisphärencortex mit Meningen, 13 Tage alter Embryo: im Bereich der Leptomeninx Pialzellen und ein kleines Pialgefäß *(G)*, dieses noch ohne Basalmembran. Ansammlung von embryonalen Gliazellen an der Hirnoberfläche *(GZ)*, die spätere Molekularschicht besteht aus kleinen und kleinsten Fortsätzen, die artefiziell etwas auseinandergerissen sind. *ERY* Erythrozyten, *KF* Kollagenfibrillen, *F* Fortsätze von Pialzellen (5500×, Nr. 4631).

Beobachtungen haben wir die These von der glio-epithelialen Polarisierung der Oberflächen des Neuralrohrs und der Hirnbläschen abgeleitet. Diese Polarisierung ist von Anfang an gegeben. Sie dürfte ein wichtiges histogenetisches Prinzip darstellen, das für die Frühentwicklung des Zentralnervensystems ebenso von Bedeutung ist, wie für die unterschiedlichen Gegebenheiten an den äußeren und inneren Liquorgewebsschranken.

Zusammenfassung

Lichtmikroskopische und elektronenmikroskopische Untersuchungen sind keine Gegensätze, sondern sich ergänzende morphologische Arbeitsrichtungen. Der Gewinn liegt in der Erkenntnis feinerer Einzelheiten des Gewebsverbandes und der Zellen. Wir verfügen so über bessere Grundlagen für die Interpretation funktionell-morphologischer Vorgänge (auch) im Bereich der Liquorräume. In unserem Beitrag haben wir die Entwicklungsgeschichte und ihre Aspekte auf Grund unserer eigenen Untersuchungen in den Vordergrund gestellt. — Lassen Sie mich mit einer Beobachtung von Zülch schließen, die er auf dem Internationalen Ciba-Symposium in London 1958 diskutiert hat. Zülch ging damals auf die Veränderungen des menschlichen Plexusstromas ein. Schon relativ früh und sozusagen physiologisch sind im 2. und 3. Lebensjahrzehnt starke Fibrosierungs- und Hyalinisierungsvorgänge am Plexusstroma zu beobachten. Diese werden mit zunehmendem Alter immer stärker. Wie unter solchen Umständen eine normale Blutliquorschranke aufrechterhalten werden kann, ist die Frage. An dieser Stelle planen wir neue elektronenmikroskopische Untersuchungen, denn wir haben vor, in Zukunft den Liquorraum nicht nur während der Ontogenese, sondern auch in den späteren Perioden zu studieren, so daß wir den ganzen „Lebenszyklus", angefangen von der embryonalen Entwicklung bis hin zum hohen Alter, umspannen.

Literatur

Breemen, V. v., and C. Clemente: Silver Deposition in the Central Nervous System and the Haematocephalitic Barrier studied with the Electron Microscope. J. biophys. biochem. Cytol. **1**, 161—166 (1955). — Brightman, M. W.: The fine structure of ciliated ependyma. Anat. Rec. **139**, 210—211 (1961).

Case, N. M.: Hemosiderin granules in the choroid plexus. J. biophys. biochem. Cytol. **6**, 527—530 (1959).

Dempsey, E. W. and G. B. Wislocki: An electron microscopic study of the blood-brain barrier in the rat, employing silver nitrate as a vital stain. J. biophys. biochem. Cytol. **1**, 245—256 (1955).

Fleischhauer, K.: Untersuchungen am Ependym des Zwischen- und Mittelhirns der Landschildkröte (Testudo craeca). Z. Zellforsch. **46**, 729—767 (1957). — Ders.: Über die Feinstruktur der Faserglia. Z. Zellforsch. **47**, 548—556 (1958).

Glees, P. and Le Vay: Some electron microscopic observations on the ependymal cells of the chick. J. Hirnforschung **6**, 335—360 (1964).

Horstmann, E.: Die Feinstruktur des Gehirns. Med. Mschr. **17**, 614—620 (1963).

Kappers, J. Ariëns: Structural and functional changes in the telencephalic choroid plexus during human ontogenesis. Ciba Found., Symp. on the Cerebrospinal Fluid 3—25 (1958). J. a. A. Churchill Ltd., London. — Klicka, E.: The lining of the subdural space. Proc. 3. European Regional Conference, Prague, 307—380 (1964). — Klicka, E. and Jelinek, R.: The question of the internal limiting membrane of developing CNS, its structure and meaning. Z. mikr. anat. Forsch **70**,

282—297 (1963). — Dies.: Structure of the area membranacea ventriculi IV. in the chick. Z. f. Zellforsch. **63**, 950—959 (1964).

LUSE, S. A.: Electron microscopic observations of the central nervous system. J. biophys. biochem. Cytol. **2**, 531—542 (1956).

MAXWELL, D. S. and D. C. PEAESE: The electron microscopy of the choroid plexus. J. biophys. biochem. Cytol. **2**, 467—474 (1956). — MILLEN, J. W. and G. E. RODGERS: An electron microscopic study of the choroid plexus in the rabbit. J. biophys. biochem. Cytol. **2**, 407—416 (1956).

NELSON, E., K. BLINZINGER und H. HAGER: Electron microscopic observations on the subarachnoid and perivascular spaces of the syrian hamster brain. Neurology (Minn.) **11**, 285—295 (1961). — NICHOLLS, J. G. and St. W. KUFFLER: Extracellular space as a pathway for exchange between blood and neurons in the central nervous system of the leech: Ionic composition of glial cells and neurons. J. Neurophysiol. **4**, 645—671 (1964).

OKSCHE, A.: Histologische Untersuchungen über die Bedeutung des Ependyms, der Glia und der Plexus chorioidei für den Kohlenhydratstoffwechsel des ZNS. Z. Zellforsch. **48**, 74—129 (1958). — Ders.: Der histochemisch nachweisbare Glykogenaufbau und -abbau in den Astrozyten und Ependymzellen als Beispiel einer funktionsabhängigen Stoffwechselaktivität der Neuroglia. Z. Zellforsch. **54**, 307 bis 362 (1961).

PALAY, S. L.: An electron microscopical study of neuroglia. In: WINDLE, W. F.: Biology of Neuroglia 24—38, Springfield, III.: Thomas (1958). — PEASE, D. C. and S. MOLINARI: Electron microscopy of muscular arteries; pial vessels of the cat and monkey. J. Ultrastruct. Research. **3**, 447—468 (1960). — PEASE, D. C. and R. L. SCHULTZ: Electron microscopy of rat cranial meninges. Amer. J. Anat. **102**, 301—321 (1958). — PONTENAGEL, M.: Elektronenmikroskopische Untersuchungen am Ependym der Plexus chorioidei bei Rana esculenta und Rana fusca. Z. mikr. anat. Forsch. **68**, 371—392 (1962). — PORTER, K.: The ground substance; observations from electron microscopy. In: The Cell, edit. by J. BRACHET and A. MIRSKY. New York and London: Academie Press 1961.

SCHULTZ, R. et al.: The electron microscopy of the lamprey spinal cord. J. Morph. **98**, 251—273 (1956). — SHYROCK, E. H., N. M. CASE and SMITH, D. E.: Light and electron microscopy of the choroid plexus in dogs. (Abstract.) Anat. Rec. **124**, 361 (1956).

TENNYSON, V. M. and G. D. PAPPAS: Electronmicroscope studies of the developing telencephalic chorioid plexus in normal and hydrocephalic rabbits. In: Disorders of the developing nervous system. Compiled and edited WILLIAM S. FIELDS and MURDINA M. DESMOND 267—318, Springfield, Illinois: Ch. C. Thomas Publ. (1961). — Dies.: An electron microscope study of ependymal cells of the fetal, early postnatal and adult rabbit. Z. Zellforsch. **56**, 595—618 (1962).

WECHSLER, W.; Die Entwicklung der Gefäße und perivasculären Gewebsräume im Zentralnervensystem von Hühnern. Z. Anat. u. Entw. gesch. **124**, 367—395 (1965). — WECHSLER, W. und K. MELLER: Elektronenmikroskopische Befunde am Ependym des sich entwickelnden Gehirns von Hühnerembryonen. Acta Neuropath. (Berl.) **3**, 609—626 (1964). — Dies.: Elektronenmikroskopische Untersuchung der Entwicklung der telencephalen Plexus chorioides des Huhnes. Zsch. Zellforsch. **65**, 420—444 (1965). — WISLOCKI, G. B. and A. J. LADMANN: The fine structure of the mammalian choriod plexus. In: The Cerebrospinal Fluid (Ciba Foundation Symposium) 55—79. J. a. A. Churchill Ltd., London (1958).

ZÜLCH, K. J.: Neuropathological Observations on the cerebrospinal Fluid Pathway. In: The cerebrospinal Fluid (Ciba Foundation Symposium) 230—245, J. a. A. Churchill Ltd., London (1961).

Diskussion

BAUER: Welche stichhaltigen Beweise für die Proteinsynthese im Plexusepithel liegen vor? Bestehen Hinweise auf Proteinsynthese oder aktiven Transport? Vielleicht deuten diese Befunde auf die Entwicklung der Proteinsekretionsfunktion bzw. eines aktiven Transportes zur Durchschleusung von Protein aus dem Serum in den Liquor hin.

WECHSLER: Die Elektronenmikroskopie ermöglicht Rückschlüsse von der Cytoplasmafeinstruktur auf den Funktionszustand der Zellen. So sieht beispielsweise die undifferenzierte Mesenchymzelle anders aus als der Fibroblast, und der Fibroblast anders als der Fibrozyt. Wir fanden nun in der zweiten cytogenetischen Phase der Plexusentwicklung ein Epithel mit hochdifferenziertem Ergastoplasma. Über diese Form des endoplasmatischen Retikulums gibt es viele Hypothesen. Man diskutiert an erster Stelle Proteinsynthesen. Die lichtmikroskopisch erkennbare starke Basophilie der Plexusepithelzellen in diesem Stadium spricht ebenfalls in diesem Sinne. Wir möchten aus unseren Befunden und der Tatsache, daß während der Fetalzeit der Proteingehalt des Liquors größer ist als später, die Hypothese ableiten, daß das Plexusepithel aktiv an einer Proteinsynthese mitbeteiligt ist. Die zusätzlichen Mechanismen für einen Flüssigkeitstransport haben wir in experimenteller Bearbeitung. Am überlebenden Plexus zeigt sich, daß der Wassertransport durch die Zellen erfolgt, wobei verschiedenartige Schwellungen am endoplasmatischen Retikulum, dem Golgi-Apparat, den Mikrovilli und apikalen Teilen der Zellen auftreten, und zwar im Zusammenhang mit Mikro-Pinozytose-Vorgängen.

STOCKINGER: Elektronendichte Einlagerungen, wie sie in den demonstrierten Ependymzellen gezeigt wurden, finden sich auch in den Zellen des embryonalen Herzmuskels am Hühnchen und in frühembryonalen Epithelien anderer Organe.

WECHSLER: Über die Bedeutung der osmiophilen Körper und der bizarren osmiophilen Lipid-Plaques kann ich nichts Näheres sagen; es scheint so zu sein, daß sie in den Frühstadien der embryonalen Plexusentwicklung häufiger sind als beim reifen Plexusepithel.

Aus dem Institut für experimentelle Zoologie und Vergleichende Anatomie und
Physiologie der Hochschule für Bodenkultur Wien

Bewegung der Cerebrospinalflüssigkeit
bei niederen Wirbeltieren

Von

Hans Adam*

Mit 3 Textabbildungen

Das normale Vorkommen von Melanocyten im Hirnliquor von Krallenfroschlarven (*Xenopus laevis* Daud.) bietet die Möglichkeit, Bewegungen in
dieser Flüssigkeit ohne Anwendung spezieller Indikationsmittel (injizierte
Farbstofflösungen oder Kohlepartikel) zu untersuchen (ADAM 1953 und 1954).
Von früheren Untersuchungen (VONWILLER und WIGODSKAJA 1933, VON-
WILLER und ITKIN 1938 u. a.) wurde eine „aktive Bewegung der Ventrikelflüssigkeit" nach Injektion von Farbstoffen oder Tusche nachgewiesen, doch
haftete diesen Versuchen immer der Mangel an, daß vor der Beobachtung
Teile der Haut der Tiere, Knochenlamellen und Hirnhäute entfernt werden
mußten und daß eine Beeinflussung der festgestellten Bewegungen durch die
Injektion selbst nicht auszuschließen war. Die Bewegung experimentell
in den Hirnliquor eingebrachter Kohlepartikel wurde auch in einem kurzen
Film schon vor Jahren durch Professor DE BURLET, dem früheren Direktor
des Institutes für Anatomie und Embryologie der Reichsuniversität in Groningen (Niederlande) demonstriert.**

Da die Befunde über eine „aktive Bewegung der Ventrikelflüssigkeit" der
älteren Autoren und unsere eigenen Ergebnisse offensichtlich noch nicht allgemein bekannt und anerkannt sind (vgl. MARHAN und JELINEK 1964),
möchte ich hier einen kurzen Bericht über unsere Befunde geben. Die Beobachtungen wurden an mehreren hundert Larven des südafrikanischen Krallen-
frosches (*Xenopus laevis* Daud.) durchgeführt, einem Objekt, das heute in
experimentell-biologischen und medizinischen Laboratorien allgemein zur
Verfügung steht.

---

* Herrn Prof. Dr. E. REISINGER zum 65. Geburtstag gewidmet.
** Für diese persönliche Mitteilung danke ich Herrn Prof. Dr. J. ARIËNS KAPPERS
vom Niederländischen Hirnforschungsinstitut in Amsterdam.

Die in meinen Untersuchungen als Anzeiger der Liquorbewegungen verwendeten Melanocyten sind kugelförmige, melaninreiche Zellen, die im larvalen Liquor der Tiere schwimmen und von der Neuralleiste abgeleitet werden können (Adam 1954, Komnick 1961). Die Melanocyten sind etwa 7—10 μ groß und kommen entweder als einzelne isolierte Zelle oder in Form von maulbeerartig angeordneten Zellgruppen vor (Abb. 1). In jeder Larve

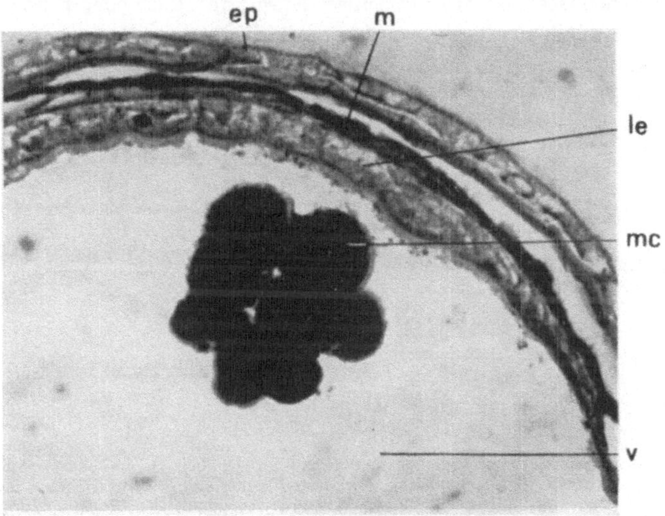

Abb. 1. Maulbeerartig angeordnete Gruppe von Melanocyten im IV. Ventrikel einer 4 Tage alten *Xenopus*-Larve. *ep* Epidermis, *m* meningeale Pigmentschichte, *le* Lamina epithelialis, *v* Ventrikel. 80:1, 8μ-Paraffinschnitt, Azanfärbung.

findet man meist eine solche Melanocytengruppe und einige isolierte Pigmentzellen. Am günstigsten ist die Bewegung dieser Melanocyten im Hirnliquor bei Larven zu beobachten, die eine Gesamtlänge von etwa 14—20 mm aufweisen. Die Pigmentzellen und ihre Bewegungen werden besonders gut sichtbar, wenn man die in der Haut und den Gehirnhäuten liegenden Melanophoren zur Ballung ihres Pigmentes veranlaßt. Dies erfolgt am einfachsten dadurch, daß man die Larven vor der Beobachtung im binokularen Präpariermikroskop auf etwa eine halbe Stunde in eine lichtlose oder lichtarme Umgebung bringt. Man kann sie z. B. in einer Kulturschale in eine Lade des Arbeitstisches einstellen. Die dadurch erreichte Aufhellung der Tiere erlaubt es, die Liquorbewegungen dann etwa 5 Minuten ungestört zu beobachten.

Nach dieser Vorbehandlung werden die lebenden Larven mit einer Pipette oder einem kleinen Netz in ein Blockschälchen gelegt, dessen Boden mit Watte bedeckt ist und das soviel Wasser enthält, daß die eingelegten Larven gerade von der Flüssigkeit bedeckt werden. Man kann die Larven auch vorher durch eine 0,1 bis 0,01prozentige Lösung von MS 222 (vgl. Adam und Czihak

1964) schwach betäuben, ohne daß dadurch die Liquorbewegung sichtbar beeinflußt wird.

Die Beobachtungsergebnisse über die verschiedenen Bewegungstypen und Bewegungsbahnen wurden aus mehreren hundert Beobachtungen in einem Sammelschema zusammengefaßt (Abb. 2 und 3). Die vollständige Zirkulationsbewegung und alle sonstigen Einzelheiten der Bewegung sind bei einer einzigen Beobachtung nicht erfaßbar. Auch kann die Beobachtung der Bewegungen dadurch erschwert werden, daß die Melanocyten zeitweise an der Ventrikelwand oder in den Adergeflechten festgehalten werden.

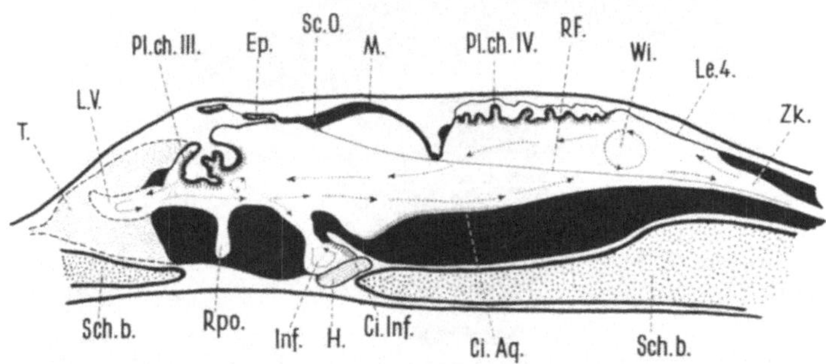

Abb. 2. Schematische Darstellung der Liquorbewegungen bei *Xenopus*-Larven. Eintragung in einen Medianschnitt. *T* Telencephalon, *L.V.* Lateralventrikel, *Pl. ch. III.* Plexus chorioideus des III. Ventrikels, *Ep.* Epiphyse, *Sc.O.* Subcommissuralorgan, *M.* Mesencephalon, *Pl. ch. IV.* Plexus chorioideus des IV. Ventrikels, *RF.* Reissnerscher Faden, *Wi.* Besonders deutlicher Wirbel des Liquors im caudalen Teil des IV. Ventrikels, *Le. 4.* Lamina epithelialis des IV. Ventrikels, *Zk.* Zentralkanal, *Sch.b.* Schädelbasis, *Rpo.* Recessus praeopticus, *Inf.* Infundibulum, *Ci. Inf.* Cilien in der Caudalwand des Infundibulums, *Ci. Aq.* Cilien entlang der Ventralseite des Aquaeductus mesencephali.

Grundsätzlich sind zweierlei Bewegungstypen zu unterscheiden, gerade oder laminäre Bewegungen und Kreis- oder Zirkulationsbewegungen. Die zuletzt genannten findet man hauptsächlich in kleineren und einseitig blind geschlossenen Ventrikelräumen, z. B. in den Plexuskrypten, die geraden Bewegungen treten in den Verbindungsabschnitten zwischen den Hauptteilen des Ventrikelraumes, z. B. im Aquaeductus mesencephali zwischen Diencephalon und Rhombencephalon (vgl. Abb. 2 und 3).

Die auffälligsten laminären Strömungen durchziehen den Aquaeductus mesencephali in einer ganz besonderen Art, und zwar findet man im dorsalen Bereich einen nach rostral gerichteten und ventral einen nach caudal gerichteten Flüssigkeitsstrom. Einige weitere Einzelheiten über die verschiedenen Bewegungstypen in den Hirnkammern sind in Abb. 2 und 3 dargestellt. Die Summe aller Bewegungen ergibt ein Zirkulations- oder Kreislaufsystem.

Bewegungen der Cerebrospinalflüssigkeit in der Umgebung des Gehirns konnten nicht beobachtet werden. Ich fand auch keine Hinweise auf das Vorkommen einer Verbindung der Hirnventrikel mit circumcerebralen Räumen.

Die beobachteten Bewegungen werden durch die Bewegung von Cilien ausgelöst, die in verschiedenen Teilen des Ependym, z. B. besonders deutlich am Boden des Mittel- und Rautenhirnventrikels und an der ventrikulären Seite des Plexusepithels, nachweisbar sind.

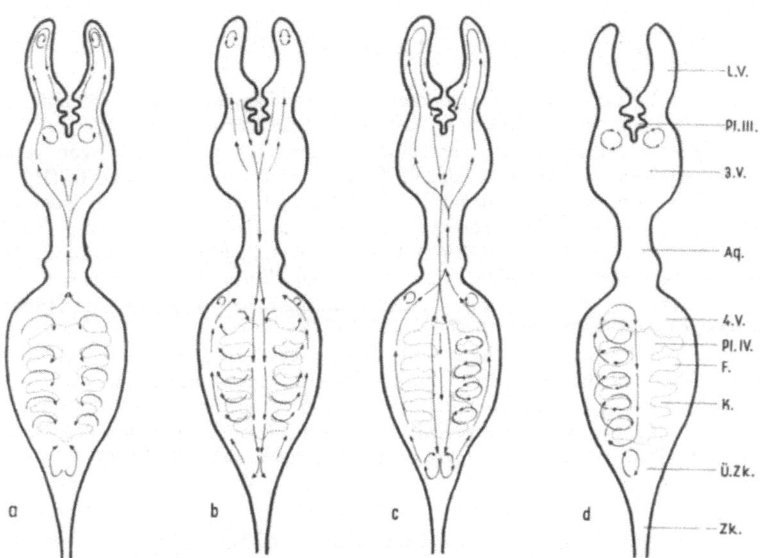

Abb. 3. Schematische Darstellung der Liquorbewegungen bei Betrachtung des Gehirns von dorsal. *a* In den oberen Teilen der Ventrikel zu beobachtende Bewegungen. *b* Bewegungen in den tiefsten Regionen der Ventrikel. *c* Kombinationsbild aller darstellbaren Einzelströmungen, alle Bewegungen ergeben eine Zirkulation des Liquors. *d* Spiralige Bewegung von Melanocyten von Plexuskrypte zu Plexuskrypte. Erklärungen wie Abb. 2, ferner *F.* Falten des Plexus chorioideus, *K.* Plexuskrypten, *Ü.Zk.* Übergangszone zum Zentralkanal (*Zk.*).

Es ist anzunehmen, daß ähnliche Bewegungen der Cerebrospinalflüssigkeit in bestimmten Ventrikelregionen oder in den Plexuskrypten auch bei anderen Wirbeltieren (besonders bei Embryonen) vorkommen und daß nicht alle Liquorbewegungen allein nach den Prinzipien „Sekretionsdruck-Resorptionssog" oder durch Bewegungsübertragung aus anderen Systemen (Pulswelle, Atmung usw.) entstehen. Anzeichen für das Vorkommen von Liquorbewegungen in isolierten Ventrikelräumen ergeben sich auch aus den Beobachtungen in Gewebekulturen (vgl. ADAM 1960 und 1961).

Zusammenfassung

Als Demonstrationsobjekt zum Nachweis der Hirnliquorbewegungen sind Larven von *Xenopus laevis* besonders gut geeignet. Man kann geradlinige und rotierende Bewegungen des Liquors beobachten, die in ihrer Summe eine Zirkulation der Cerebrospinalflüssigkeit bewirken.

Summary

Xenopus laevis larvae can be used for the demonstration of the cerebrospinal fluid flow. There are existing laminar and rotating motions which sum up to a general circulation of the cerebrospinal fluid.

Literatur

Adam, H.: Kugelförmige Pigmentzellen als Anzeiger der Liquorströmung in den Gehirnventrikeln von Krallenfroschlarven. Z. Naturf. **8** b, 250—258 (1953). — Ders.: Freie kugelförmige Pigmentzellen in den Gehirnventrikeln von Krallenfroschlarven *Xenopus laevis* (Daudin). Z. mikr.-anat. Forsch. **60**, 6—32 (1954). — Ders.: Mikroskopische Anatomie des Nervensystems. In: Fortschritte der Zoologie **12**, 1—27 (1960). — Ders.: Mikroskopische Anatomie des Nervensystems. In: Fortschritte der Zoologie **13**, 83—118 (1961). — Komnick, H.: Über Herkunft, Bedeutung und Schicksal der Melanocyten im Cerebralliquor von Krallenfroschlarven *(Xenopus laevis)*. Roux' Archiv f. Entwicklungsmech. **153**, 14—31 (1961). — Marhan, O. and R. Jelinek: Pohyb encefalického likvoru u zarodku kuřete. (Flow of the embryonic encephalic fluid in the chick.) Československ. Morfologie **12**, 194—202 (1964). — Vonwiller, P. and S. I. Itkin: Die Bewegung des Liquors in den Ventrikeln des Froschhirns (russ.). Bull. Biol. Méd. Exp. URSS **5**, 401—403 (1938). — Vonwiller, P. and Wigodskaja: Mikroskopische Beobachtung der Bewegung des Liquors im lebenden Gehirn. Z. Anat. und Entw. gesch. **102**, 290—297 (1933).

Diskussion

Wechsler: fragt nach der Methodik der Beobachtung der Liquorbewegungen ohne Verwendung besonderer Indikatorsubstanzen.

Adam: Die Bewegungen der Liquorflüssigkeit beim Krallenfrosch sind im völlig unveränderten Gehirn mit einem Binokularmikroskop einfach festzustellen. Farbindikatoren sind dazu nicht erforderlich, ebenso keine Narkose des Tieres.

Aus der Psychiatrisch-Neurologischen Klinik der Universität Graz

Bemerkungen zur Strömung und Resorption des spinalen Liquors

Von

O. Eichhorn

Die Untersuchungen über die Physiologie der Bewegung und Resorption des spinalen Liquors haben für die Entstehung des Hydrocephalus und für die Frage der intrathekalen Applikation von Medikamenten eine besondere Bedeutung. Letztere wird immer wieder unter dem Gesichtspunkt der unmittelbareren Wirkungsentfaltung auf Teile des Zentralnervensystems durchgeführt, ohne daß genügend gesicherte Vorstellungen über Strömung und Resorption des Liquors zur Verfügung stehen. Während über die intracraniale Liquorbewegung einheitliche Auffassungen bestehen, ist dies für die Bewegung im Duralsack keineswegs der Fall. Überwiegend ist allerdings die Ansicht vertreten, daß im spinalen Subarachnoidalraum eine aktive Liquorbewegung nur in kaudaler Richtung erfolgt, nämlich von den cranial gelegenen Orten der Liquorentstehung zu den spinalen Abflußbezirken. Allerdings fehlt es nicht an gegenteiligen Auffassungen, die auch eine cranial gerichtete Strömung für möglich halten. So glaubten EICHLER und Mitarbeiter sogar an das Bestehen einer lumbalen Liquorproduktionsstätte, und SCHALTENBRAND vermutete auf Grund der Anordnung der subarachnoidalen Segeln, daß der Liquor an der Rückseite des Rückenmarks abwärts und an der Vorderseite aufwärts strömt.

Unsere Untersuchungen, über die wir vorläufig schon vor einigen Jahren berichten konnten und die wir in der Zwischenzeit ergänzten, wurden zum Unterschied zu den meisten Autoren (ALOV, ULJANOW und PIGALEW, HOWARTH und COOPER, WUSTMANN) ausschließlich an Menschen durchgeführt.

Untersuchungen zur Liquorströmung: An insgesamt 86 Fällen wurde, entweder im Sitzen oder Liegen, occipital oder lumbal 30 μC Jod^{131} in 1,0 ml Lösung injiziert und die Ausbreitung der Radioaktivität über der Wirbelsäule mit zwei Szintillationszählern gemessen und in einer zweiten Serie am entgegengesetzten Ort der Injektion, also entweder lumbal oder occipital Liquorproben von 0,3 ml in regelmäßigen Zeitabständen bis zu einer Stunde entnommen und gemessen.

Dabei hat sich gezeigt, daß eine *Wanderung* der Aktivität nach anderen Orten nicht stattfindet. Die Hauptmasse des Radioindikators verbleibt am Injektionsort und verteilt sich allmählich in die nähere Umgebung, und weiter entferntere Stellen weisen nur Spuren einer Aktivität auf. Die Verteilung erfolgt wahrscheinlich nur entsprechend den Gesetzen der lokalen Diffusion. Diese reicht innerhalb von 20 Minuten bei occipitaler Injektion bis in die Gegend des 2. Brustwirbels und bei lumbaler Injektion bis in den Bereich des 9. Brustwirbels und dem Duralsackende. Bei den entnommenen Liquorproben finden sich am entgegengesetzten Punktionsort bereits nach 2 Minuten geringste Spuren einer Aktivität, die eigenartigerweise von einer Minute zur anderen auf das Zehn- bis Vierzigfache ansteigen können, um sogleich wieder zu geringsten Werten abzufallen. Im allgemeinen findet sich ein derartig sprunghafter Aktivitätsanstieg häufiger und in höherer Quantität im Lumbal- als im Occipitalbereich. Aber auch die höchsten hier gemessenen Werte bewegen sich lediglich in Grenzen von 0,02 bis 0,2 m% der verabreichten Gesamtaktivität.

Diese Befunde sprechen dafür, daß eine im Liquor vollkommen lösliche Substanz von gleichem spezifischem Gewicht sich nur entsprechend der Diffusionsfähigkeit allmählich in die Umgebung der Injektionsstelle verbreitet. Die Körperhaltung hat dabei keinen Einfluß, und es kommt niemals zu einem einheitlichen Auf- oder Absteigen der eingebrachten Substanz. Allerdings werden in sehr kurzer Zeit geringste Spuren des eingebrachten Stoffes auch in den maximal entfernten Liquorbezirken gefunden, wobei die Discontinuität dieser geringsten Mengen für eine sehr rasche Fortleitung kleinster Liquorteile spricht. Offenbar werden die durch Atmung und Pulsation auf den Duralsack übertragenen Schwingungen so auf den Liquor fortgeleitet, daß einzelne Flüssigkeitsteile wie in einem Schüttelgefäß in entfernte Liquorbezirke fortgerissen werden, wodurch eine aktive Liquorbewegung vorgetäuscht werden kann. Jedenfalls konnte eine echte Liquorströmung im Sinne einer aktiven continuierlichen Zirkulation nicht nachgewiesen werden. Dies bedeutet für die praktische Anwendung der intrathekalen Arzneimittelapplikation, daß die Wirkung eines solchen Mittels außerordentlich begrenzt ist und nur auf den Ort der Applikation beschränkt bleibt. Es ist nicht zu erwarten, daß in der Punktionsstelle entfernteren Gebieten noch maßgebliche Mengen der eingebrachten Substanz zur Wirkung kommen. Abgesehen davon, daß die intrathekale Arzneimittelapplikation wegen des Fehlens eines Schutzmechanismus zwischen Liquor und Gehirn einen unphysiologischen Eingriff darstellt, ist mit einer wesentlichen Wirkung eines intrathekal eingebrachten Medikamentes auf das ZNS überhaupt nicht zu rechnen.

Untersuchungen zur Liquorresorption: Durch intrathekale Injektion von wiederum 30 μC Jod[131] an über 150 Fällen wurde versucht, festzustellen, mit welcher Geschwindigkeit und in welcher Menge eine in den spinalen Liquorraum eingebrachte vollkommen lösliche Substanz resorbiert wird, um daraus einen Test für die jeweiligen Abflußverhältnisse zu entwickeln. Nach der Injektion wurden in Abständen von Minuten sowohl die Speicherung in der Schilddrüse sowie der Aktivitätsgehalt des Venenblutes bestimmt.

Die Aktivitätsspeicherung in der Schilddrüse beginnt im Durchschnitt in der 3. bis 7. Minute. Die weitere Speicherung hängt allerdings von der Jodaffinität der Schilddrüse ab und ist nach 24 bis 36 Stunden abgeschlossen. Zu diesem Zeitpunkt war auch über der Punktionsstelle keine meßbare Aktivität mehr nachzuweisen. Im Gegensatz hierzu beginnt nach intravenöser Jod[131]-Injektion bereits nach 10 bis 20 Sekunden die Speicherung in der Schilddrüse.

Die in der zweiten Versuchsserie im Blut bestimmten Werte zeigten wesentlich genauer den Resorptionsbeginn an. In allen Fällen war bereits in der ersten Minute eine deutliche Aktivität meßbar, die sich in der Größenordnung von 0,16 bis 1,8 % pro 1000 ml Vollblut der gegebenen Injektionsmenge bewegte. In der Regel war die im Blut erscheinende Aktivität nach suboccipitaler Injektion um das Doppelte bis Dreifache höher als nach lumbaler Verabreichung. Die maximalen Werte wurden im Zeitraum von 12 bis 15 Minuten erreicht; sie lagen bei lumbaler Injektion bei 0,3 bis 2,2 % und bei suboccipitaler Verabreichung bei 1,6 bis 7,2 % pro 1000 ml Vollblut. Dies weist darauf hin, daß in der Umgebung der Cisterna magna weitaus resorptionsaktivere Gebilde liegen als im lumbalen Subarachnoidalraum. Eine deutlich verzögerte Resorption wurde nach unseren bisherigen Beobachtungen bei chronischen Schizophrenien, fortgeschrittener Demenz verschiedener Genese, chronischen Schädelhirntraumen und chronischen Alkoholikern gefunden. Durch die Einfachheit der Methode läßt sich eine auch für klinische Zwecke brauchbare Resorptionsprüfung des Liquors entwickeln.

Literatur

Alov, I. A.: Vopr. Nejrochir. 13, 28 (1949). — Eichhorn, O.: Dtsch. Z. Nervenheilk. 174, 31 (1955). — Eichler, O., F. Linder und K. Schmeiser: Klin. Wschr. 1951, 9. — Howarth, F., and E. R. A. Cooper: Lancet II, 937 (1919). — Schaltenbrand, G.: Arch. Ohr- usw. Heilk., u. Z. Hals- usw. Heilk. 156, 1 (1949). — Uljanow und Pigalew: In Speransky: Grundlagen der Theorie der Medizin (G. Ricker). Stuttgart: Hippokrates Verlag 1948. — Wustmann, O.: Zbl. Chir. 78, 1297 (1935).

Diskussion

Bauer: Unterstreicht die Hinweise des Referenten auf die Gefahren der intrathekalen Applikation von Medikamenten. Man muß berücksichtigen, daß bei der intrathekalen Injektion die Medikamente auch schnell aus dem Liquorraum wieder verschwinden. Die Gabe hoher Dosen in die Blutbahn ist wahrscheinlich wirksamer als kleine intrathekal verabreichte Dosen.

v. Hayek: Die Verschiebung des Liquors im Wirbelkanal hat Breig (Stockholm) in seinem Referat am letzten Anatomenkongreß 1964 in Wien an Hand eines Filmes eindrucksvoll gezeigt.

Reisner: Die intrathekale Applikation von Pharmaka ist immer riskant und hinsichtlich ihrer therapeutischen Wirkung sehr fraglich.

Lenz: Die Schlußfolgerungen aus den experimentellen Befunden von Eichhorn, dahingehend, daß intralumbal eingebrachte Stoffe mehr oder minder dort liegen bleiben, stimmen nicht. Es hängt dies vom spezifischen Gewicht und wahrscheinlich auch anderen Faktoren der eingebrachten Stoffe ab. Als Beweis dafür wird eine mit W. Birkmayer 1939 durchgeführte eigene Untersuchung und Erfahrung hinsichtlich Verabreichung von Calcium zur Behebung der motorischen Unruhe bei Chorea Huntington zitiert. Diese wurde nach vorheriger Rücksprache mit dem Pharmakologen Prof. Rössler durchgeführt und erzielte einen 48—72 Stunden dauernden Tiefschlaf. Dieser Effekt wäre mit den von Feldberg und Mitarb. erhobenen Befunden nach intraventrikulärer Gabe von Calcium vergleichbar.

Hornykiewicz: Eichhorn hat soeben gezeigt, daß bei Injektion einer Flüssigkeit vom spezifischen Gewicht des Liquors kein wesentlicher Transport dieser Flüssigkeit im Duralsack stattfindet, weder von occipital nach caudal noch von caudal nach occipital. Dieser Befund berechtigt jedoch keineswegs zu der pessimistischen Feststellung, daß es keinen Sinn habe, Medikamente in den Duralsack einzubringen in der Hoffnung, sie würden auf das ganze Rückenmark wirken. Denn in der Tat kann man durch zweckmäßige Änderung des spezifischen Gewichtes der injizierten Flüssigkeit (in bezug auf das spezifische Gewicht des Liquors) ohne weiteres erreichen, daß z. B. eine lumbal eingebrachte Lösung occipital aufsteigt (was zusätzlich durch entsprechende Lagerung des Patienten noch feiner reguliert werden kann). Das ist aus der Technik der Lumbal-Anästhesie wohl bekannt.

Eine andere Frage ist es jedoch, wenn hier diskutiert wurde, ob es denn überhaupt zweckmäßig sei, Medikamente in den Duralsack einzubringen. Prof. Reisners Hinweis auf die möglichen Gefahren dieser Applikationsart zeigt, daß eine besondere Vorsicht wohl am Platze ist. Da jedoch nicht alle Medikamente bei i.v.-Gabe ohne weiteres bis in den Liquor gelangen, wird man in besonderen Fällen eine Applikation in den Duralsack wohl oder übel wagen müssen (s. Lumbal-Anästhesie).

Wodak: Wenn Sie mir als Otologen ein Wort zur Frage der Einbringung von Medikamenten in den Liquorraum gestatten, so möchte ich folgendes feststellen: Bei der Behandlung otogener Meningitiden konnten wir die Erfahrung bestätigen, daß die Reduktion der Liquormenge genügt, um die Resorption eines Antibiotikums aus dem Blut in den Liquorraum zu beschleunigen. Durch die Abpunktion können wir gleichzeitig einen Teil der Abfallstoffe der Meningitiden entfernen. Wir halten die parenterale Applikation von Antibiotika für ausreichend und eine direkte intrathekale Verabreichung nicht für erforderlich bzw. konnten nach intrathekaler Applikation von Penizillin oft Krampfzustände beobachten. Immerhin ist eine vorsichtige intralumbale Antibiotika-Applikation unter geringem Injektionsdruck durchaus vertretbar, doch sehen wir darin keinen wesentlichen Vorteil gegenüber der parenteralen Applikationsweise.

Eichhorn: Die Sitte der intrathekalen Arzneimittelapplikation ist weitgehend im Rückzug begriffen und bei den heute angewandten Höchstdosen intravenöser Antibiotika-Applikation nicht mehr erforderlich. Ich möchte noch ausdrücklich darauf hinweisen, daß ich den intrathekalen Weg der Arzneimittel-Applikation für absolut unphysiologisch halte, weil dabei das gesamte Schrankensystem des ZNS umgangen wird. Es gibt keine Liquor-Hirn-Schranke, sondern nur eine Passage, entsprechend dem Diffusionsgesetz und entsprechend der Diffusibilität der eingebrachten Stoffe. Die Schranken des ZNS haben ihre spezielle Bedeutung, die möglichst nicht umgangen werden sollte. Zur Demonstration sei darauf hingewiesen, daß Lobelin bei intralumbaler Verabreichung praktisch effektlos ist, aber bei intracisternaler Applikation etwa die fünffache Wirkung bei intravenöser Verabreichung besitzt.

Aus der Neurologischen Abteilung (Leitender Arzt: Primarius Dr. K. Eckel) und der Neurochirurgischen Abteilung (Leitender Arzt: Primarius Doz. Dr. W. Krüger) der Bundesstaatlichen Krankenanstalt für Neurochirurgie Bad Ischl

Experimentelle Beiträge zur Liquortonographie

Von

K. Eckel und **A. Gund**

Mit 6 Textabbildungen

Die *Liquortonographie* hat sich als einfache und klinisch leicht anwendbare Untersuchung seit 1952 (Eckel[1, 2, 3]) bewährt und erweist sich in zunehmendem Maße als Registriermethode für die *Liquordynamik* brauchbar. Als direkt registrierende Messung liefert sie in der jetzt angewandten Form (vgl. eingehende Darstellung bei Eckel und Gund[5, 7]) weitgehend ungestörte Kurven des Druckablaufes im Liquorraum. In physikalisch einwandfreier Weise wird bei der Liquortonographie der Liquordruck (LD) fortlaufend registriert, wobei sowohl die rascheren Druckänderungen, wie Puls- und Atemwellen, dargestellt werden als auch bei Langzeitmessungen die LD-Änderungen selbst über viele Stunden erfaßt werden. Die Druckwerte, welche normal bis 200 mm H_2O betragen, sind absolut eichbar. Bei hirndrucksteigernden Prozessen kommen LD-Werte bis 800 mm H_2O und selten auch darüber vor. Extrem hohe Werte um 1000 mm H_2O sind als sogenannte Liquordruckkrisen (Grote und Wüllenweber[8]) beschrieben worden.

Normale LD-Werte bis zu 200 mm H_2O fanden wir unter 60 Fällen mit verifizierten raumfordernden Prozessen bei rund 23%. Deutlich erhöhten LD mit Werten bis zu 400 mm H_2O fanden wir bei 47% und stark erhöhten LD bis zu 600 mm H_2O bei weiteren rund 23%. Nur bei 4 Fällen (rund 7%) war der LD höher als 600 mm H_2O und betrug bis 840 mm H_2O. [7]

Die Pulswellen haben bei erhöhten LD-Werten Druckamplituden um ca. 100 mm H_2O. Die Atemwellen weisen Druckamplituden um 40 mm H_2O auf. Um Störungen bei der Ableitung zu vermeiden, welche durch Bewegungen des Patienten oder sonstige unwillkürliche Verschiebungen oder Erschütterungen bei flüssigkeitsgefülltem Übertragungssystem zwischen Punktionsnadel und Registriersystem immer zustande kommen, ist es vorteilhaft, die Ankopplung mit Lufttransmission durchzuführen. Dabei werden die Pulswellen, die relativ rasche Druckänderungen sind, etwas gedämpft und mit etwa der halben Amplitude (ca. 50 mm H_2O bei erhöhtem LD) aufgezeichnet.

Die wesentlich langsameren Atemwellen und natürlich alle langsamen Druckänderungen werden auch bei Lufttransmission ungedämpft registriert. Da es
bei der klinischen LD-Registrierung vorwiegend um die Beobachtung dieser
langsamen Druckänderungen geht, wiegt der große Vorteil der weitgehend
störungsfreien Registrierung den geringen Nachteil der Dämpfung rascher
Wellen auf.

Angaben mit zusammenfassenden Darstellungen und über medikamentöse
Einwirkungen auf den LD finden sich in letzter Zeit in großer Zahl, u. a.
HEMMER[9] und LUNDBERG[11]. Von den eigenen klinisch-experimentellen Unter-
suchungen werden drei Befunde dargestellt und besprochen:

Den Zusammenhang zwischen dem exakten Verlauf des LDs im Ventrikel
und im Lumbalsack untersuchten wir durch simultane Registrierung bei ven-
trikulärer und lumbaler Punktion. Diese Verhältnisse sind wesentlich weniger
gut abgeklärt als der spinale Verlauf des Liquordruckes (LAGERGREN[10]).
Die Abb. 1 zeigt eine solche typische Kurve, aus der zu entnehmen ist, daß
der Druckverlauf im Ventrikel und im Spinalraum streng kongruent ist. Daß
die Pulswellen im Ventrikel größer sind (bei völliger Gleichwertigkeit der
beiden Registrierkanäle), erklärt sich damit, daß im weitgehend geschlossenen
Schädelraum die Pulsation der gesamten cerebralen Gefäßstämme sich mit
größeren Amplituden dem Liquor mitteilen. Der spinale Liquorraum ist durch
die halbelastischen Eigenschaften des Duralsackes und seiner Umgebung wesentlich stärker gedämpft. Die absolute Druckhöhe und der Druckverlauf sind
aber gleich.

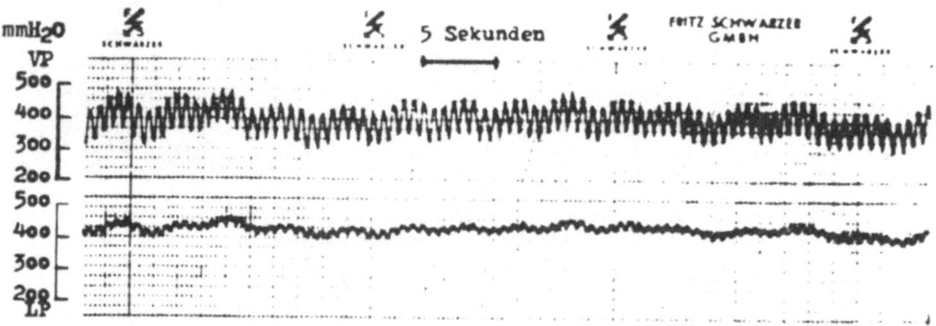

Abb. 1. Ventrikulographie: Hydrocephalus durch Aquädukt-Verschluß (Stammggl.-Tu).

Nachdem diese Untersuchungen immer wieder erwiesen hatten, daß auch
bei raumfordernden Prozessen in der hinteren Schädelgrube mit klinischer
Verschluß-Symptomatik immer Druckgleichheit zwischen Ventrikel und Spinalraum hergestellt wird, versuchten wir die Frage zu klären, innerhalb welcher Zeit bei experimentellen Druckänderungen diese ausgeglichen werden. In

Abb. 2 wurde bei einem Patienten mit einer atlanto-occipitalen Fehlbildung bei der nötigen Ventrikulographie gleichzeitig der ventrikuläre und lumbale LD registriert. Der Operationstisch wurde dann wie ein *Waagebalken* gekippt:

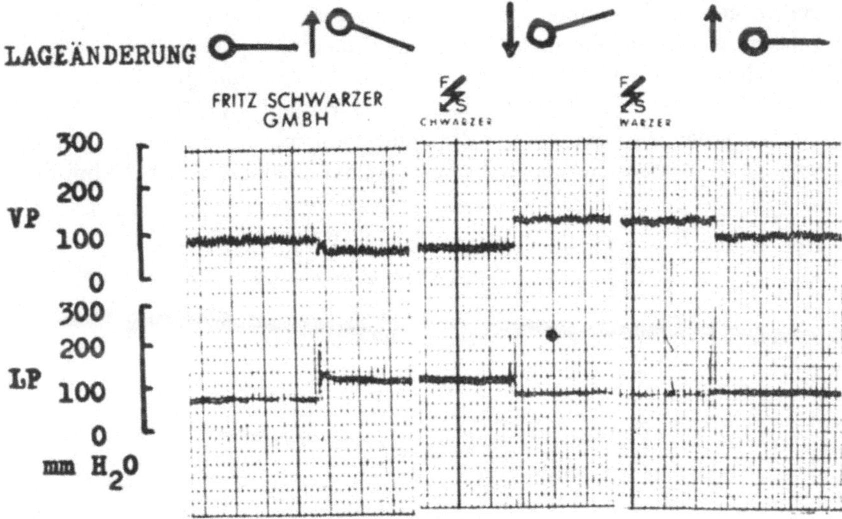

Abb. 2. Atlanto-occipitale Fehlbildung: Waagebalken-Versuch.

und zwar im zweiten Abschnitt der Abb. 2 der Kopf höher, im dritten Abschnitt das Becken höher. Der Effekt auf den LD ist überzeugend: es kommt sehr prompt, und zwar gleichzeitig und ohne Verzögerung, mit dem Kippvorgang zuerst zu einer Senkung des LD im Ventrikel und dann zu einer Erhöhung. Lumbal ändern sich die Drucke umgekehrt. Das Ausmaß der Druckänderung entspricht genau der Kipphöhe in cm. Daraus kann erkannt werden, daß selbst bei verifizierten „Passagehindernissen" im Bereich der hinteren Schädelgrube, *keine* meßbare Verzögerung für den Ausgleich des LD besteht. Dieser wird ausschließlich von dem hydrostatischen Zusammenhang zwischen den beiden Punktionsstellen bestimmt. Gegenüber dem spinalen Block des LD (LAGERGREN[11]), bei dem es im erweiterten QUECKENSTEDTschen Versuch zu einer Störung des hydrostatischen Druckausgleiches zwischen der occipitalen und lumbalen Punktionsstelle kommt, hindert der klinische Verschluß durch Tumor oder Hydrocephalus im Bereich der hinteren Schädelgrube nicht einen prompten Druckausgleich zwischen den oberhalb und unterhalb gelegenen Liquorräumen. Die Deutung dieses immer wieder gefundenen experimentellen Ergebnisses macht noch Schwierigkeiten. Jedenfalls kann als gesichert angenommen werden, daß cerebrale raumfordernde Prozesse zwar den LD erheblich steigern können, der Druckanstieg aber selbst bei Lokalisation in der hinteren Schädelgrube unbehindert auch spinal erfolgt.

Bei Langzeitmessungen des LDs bei hirndrucksteigernden Prozessen konnte der eine von uns schon 1952 das Auftreten von eigentümlichen langsamen Druckwellen beschreiben (ECKEL[3, 4]), die eine Phasendauer von 40 bis 80 Sekunden aufwiesen. Ihre Ursache ist nicht mit Sicherheit geklärt. Es bestehen gewisse Zusammenhänge mit periodischen Änderungen der Atemfrequenz, welche in einzelnen Fällen deutlicher zutage treten; in anderen Fällen aber sicher vermißt werden. Vielleicht kommt auch für diese *Wellen dritter Ordnung,* wie sie in Analogie zur Kreislaufphysiologie am besten genannt werden, ein gemeinsamer Zusammenhang mit den Schwankungen der Atemgase in Betracht (Abb. 3). Es wäre gut vorstellbar, daß bei klinischer

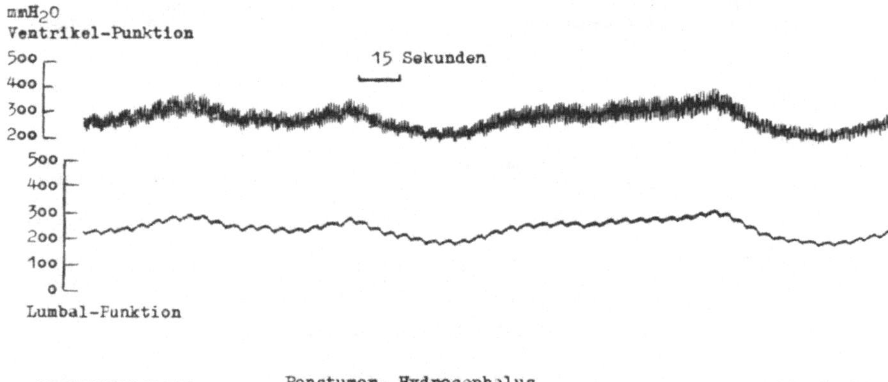

Abb. 3. Ponstumor, Hydrocephalus. Liquordruck: Wellen 3. Ordnung.

Hirndrucksymptomatik die Regulatoren des LDs für die Atemgase empfindlicher werden und statt eines konstanten Druckes, der nicht mehr aufrecht erhalten werden kann, ein Pendeln um einen Mittelwert einsetzt. Die Wellen dritter Ordnung wären dann bei jenen 46% der Fälle mit Hirndruck-Symptom (ECKEL und GUND[7]) Ausdruck einer gewissen Druckschädigung im Liquor-Kreislauf-System. Ihre Amplitude beträgt im Durchschnitt 75 mm H_2O. Auffällig ist die Tatsache, daß die Wellen dritter Ordnung auch in der Gruppe mit hohen und höchsten LD-Werten (600—800 mm H_2O und darüber) ziemlich gleichartig nur in rund 50% aller Fälle auftreten. Da diese hohen LD-Werte bereits in der Größenordnung von 60—70 mm Hg, also im Bereich sub-diastolischer Blutdruckwerte liegen, müssen Störungen sogar auf den kapillaren und präkapillaren Blutdruck ganz abgesehen vom Venendruck eintreten. Messungen all dieser Größen im Schädelinnern sind methodisch so schwierig, daß vorerst nur die Ergebnisse einzelner experimenteller Methoden dargestellt werden können. Bei den *Liquordruckkrisen,* wie sie von GROTHE und WÜLLENWEBER[8] beschrieben wurden, bei denen LDs bis

1000 mm H_2O vorkommen, ist es verständlich, daß die Höhe des im intrathekalen Raum herrschenden physikalischen Druckes (=75 mm Hg) durch Behinderung der Hirndurchblutung zu hypoxämischen Stoffwechselstörungen führen muß, die im Hirndruck-Coma ihren Ausdruck finden.

Eine weitere Gruppe der Untersuchungen betraf den Vergleich des Druckverlaufes zwischen dem LD und dem Druck in der A. carot. int. Zu diesem

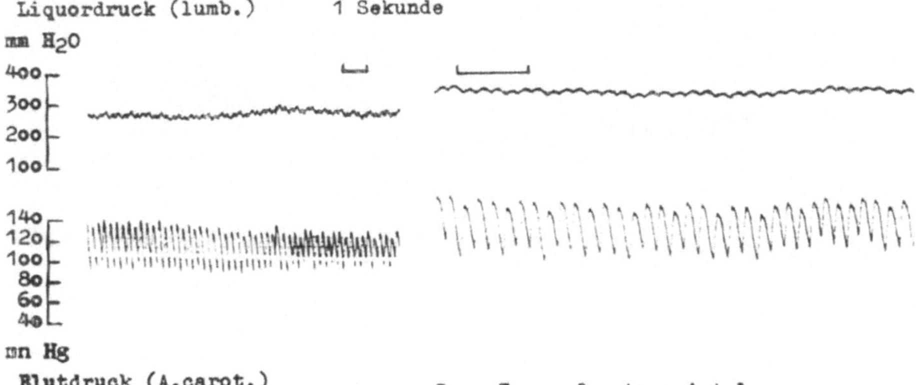

Abb. 4. Verlauf des Blutdruckes (A. carot. int.) und des Liquordruckes (Lumbalpunktion).

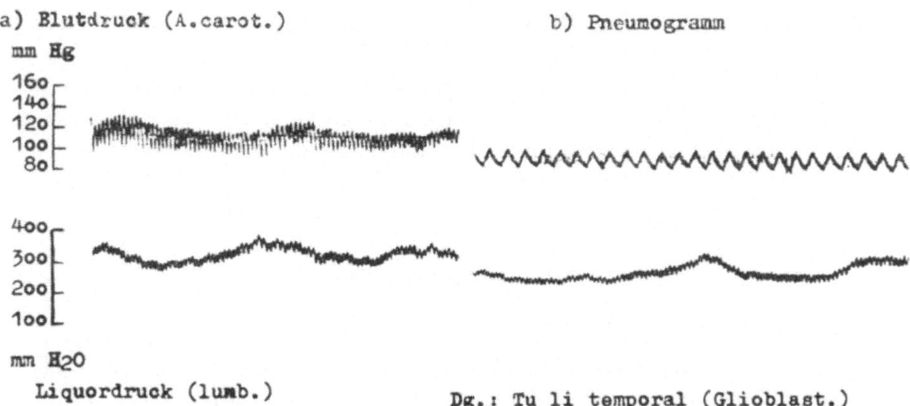

Abb. 5. Vergleich zwischen Liquordruck (lumb.) mit Wellen 3. Ordnung und a) Blutdruck (A. carot. int.); b) Pneumogramm.

Zweck führten wir Simultanschreibungen durch, wobei während einer Arteriographie über einen Kanal des Liquortonographen der Blutdruck in der A. carot. int. blutig gemessen und mitgeschrieben wurde, während über einen anderen Kanal in üblicher Weise der LD registriert wurde. Die Verhältnisse zeigt Abb. 4. Die Puls- und Atemwellen sind in beiden Kurven (links: langsamer Lauf, rechts: schneller Lauf) korrespondierend. Neben diesen häufigsten Kurven finden sich Verläufe, die sowohl arteriell als auch im Liquor langsame Wellen vom Typ der Wellen dritter Ordnung erkennen lassen, die aber zwischen arteriellem Druck und LD eine Phasenverschiebung aufweisen (Abb. 5, a). Beim gleichen Patienten erweist sich eine Kontrolle mit Registrierung des Pneumogrammes (b) als ohne Zusammenhang mit der

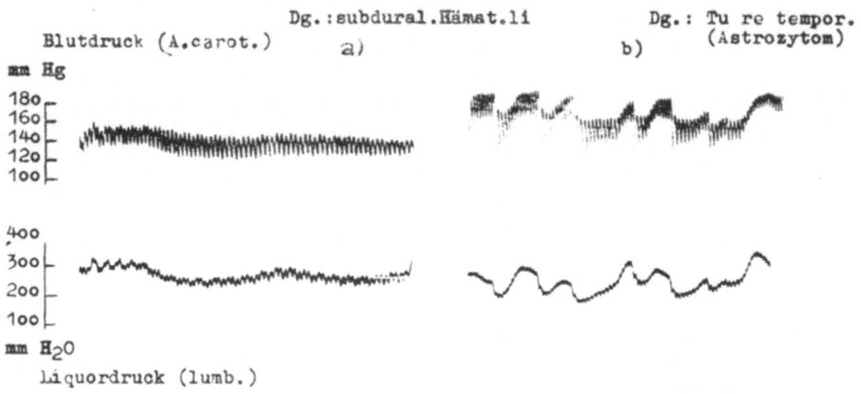

Abb. 6. Vergleich zwischen Blutdruck (A. carot. int.) und Liquordruck (Lumbalpunktion). Langsame Wellen (3. Ordnung) gleichsinnig im Liquor mit Blutdruckänderungen.

Atemtiefe oder -frequenz. In Abb. 6 finden sich unter (a) langsame Wellen, die im Blutdruck synchron mit dem LD verlaufen; unter (b) kamen merkwürdige Wellenformen zur Beobachtung, die an Kippschwingungen erinnern und sowohl im Blutdruck als auch im LD genau kongruent verlaufen. Wir fanden diese letztere Kurvenform öfters und hatten den Eindruck, daß sie mit Einklemmungserscheinungen parallel gehen könnten. Die Beobachtungszahl reicht aber nicht aus, um vorerst über diese Vermutung hinauszugehen.

Zusammenfassung

Mit Hilfe einer physikalisch weitgehend als reine Druckschreibung funktionierenden *Liquortonographie* wurde der Zusammenhang zwischen intraventrikulärem und lumbalem Druck verglichen. Es fand sich, daß sowohl bei supratentoriellen raumfordernden Prozessen als auch bei solchen der hinteren Schädelgrube beide Drucke im einzelnen Fall gleich waren. Kippung des Kopfes bzw. des Beckens erweisen, daß der Druck jeweils an der Stelle der Senkung hydrostatisch ansteigt und umgekehrt. Bei erhöhten Liquordrucken finden sich bei rund 45% der Fälle mit klinisch nachgewiesenem Hirndrucksymptom langsame Wellen dritter Ordnung im LD. Vergleiche zwischen LD und Blutdruck in der A. carot. int. zeigen teils gleichsinnigen Verlauf flacher Kurven, teils synchrone, teils phasenverschobene langsame Wellen.

Literatur

[1] Eckel, K.: Cerebrale Reaktionen im Sauerstoffmangel. Wien. Zschr. Nervenheilk. **2**, 24—52 (1958). — [2] Ders.: Grundlagen zur therapeutischen Anwendung der Sauerstoffmangel-Belastung und Ergebnisse bei Erkrankungen mit cerebralen Zirkulationsstörungen. Wien. Beitr. Neurol. **2**, 117—146 (1949), Verlag Wilhelm Maudrich, Wien. — [3] Ders.: Der Liquortonograph, ein klinisches Gerät für Untersuchungen über die Liquordynamik. Acta neurochir. (Wien) **2**, 2/3, 431—440 (1952). — [4] Ders.: Beobachtungen über das Auftreten von langsamen Wellen im Liquordruck bei hirndrucksteigernden Prozessen. Dtsch. Zschr. Nervenheilk. (im Druck). — [5] Eckel, K. und A. Gund: Liquordruckregistrierungen bei raumfordernden Prozessen. Wien. Zschr. Nervenheilk. **21**, 1—2, 191—201 (1963). — [6] Eckel, K.: Vergleichende Untersuchungen über den erhöhten ventrikulären Liquordruck und den Blutdruck der Carotis int. bei raumfordernden Prozessen. S. 224—239. Kongreßband des I. Internat. Salzburger Symposions, Herausgeber Hans Bertha, Selbstverl. Graz, 1962. — [7] Eckel, K. und A. Gund: Vergleichende Untersuchungen über Liquordruck und klinische Hirndrucksteigerung. Acta neurochir. (Wien) **12**, 4, 605—614 (1964). — [8] Grothe, W. und R. Wüllenweber: Über „Liquordruckkrisen" — spontane Druckschwankungen bei intrakraniellen Liquorpassagestörungen. Acta neurochir. (Wien) **9**, 1, 125—138 (1960). — [9] Hemmer, R.: Der Liquordruck. G. Thieme Verlag, Stuttgart, 1960. — [10] Lagergren, St.: Studien über den spinalen Block mittels optischer Registrierung und mit besonderer Berücksichtigung respiratorischer Druckschwankungen. Merkators Trykerie, Helsingfors, 1937. — [11] Lundberg, N.: Continous recording and control of ventricular fluid pressure in neurosurgical practice. Acta psychiatr. neurol. (K'hvn), Suppl. 149, 36 (1960).

Aus der Abteilung für Neurologie der Univ.-Nervenklinik Rostock-Gehlsheim
(Vorst.: Prof. Dr. J. SAYK)

Cytologie der Cerebrospinalflüssigkeit

Von

Johannes Sayk

Mit 17 Textabbildungen

Die wesentlichsten liquorcytologischen Arbeiten des letzten Jahrzehnts betreffen die qualitative Cytologie, d. h. die Abweichungen im Zellbild, wohingegen Arbeitsthemen über die quantitativen Abweichungen der Zellzählung seit den analytischen Arbeiten SCHEIDS zur Seltenheit gehören. Außerdem fällt auf, daß der „tumorverdächtige Liquorzellbefund" in nahezu allen

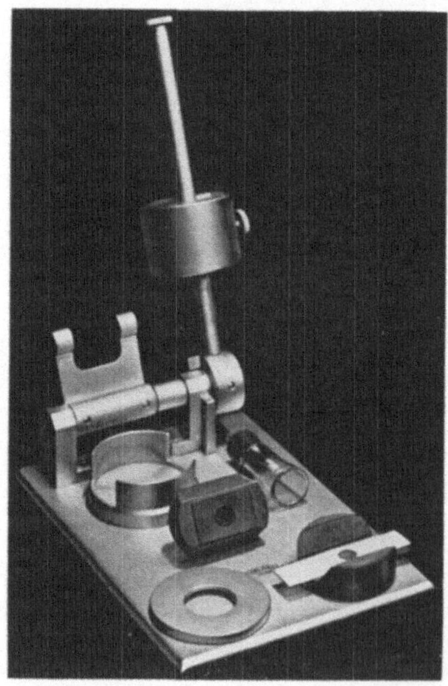

Abb. 1. Sedimentkammer, Übersicht der Teile.

sowohl europäischen als auch amerikanischen Arbeiten im Mittelpunkt steht (BURTON, McCORMACK, NAYLOR, SPRIGGS, BISCHOFF, BAMMER, ENESTRÖM, SEIDEL-KOLODZIEJ u. a.). Kein Zweifel, daß dieser Befund wohl die größte praktische Bedeutung hat. In letzter Zeit gewinnen allerdings auch Arbeiten über Zellreaktionen unter funktionell dynamischen Aspekten bei verschiedenen Belastungen, strukturanalytische Arbeiten über die degenerativen Veränderungen der Liquorzellen und schließlich auch cytochemische Themata an Bedeutung.

Vom methodischen Standpunkt beherrschen heute fünf cytologische Verfahren das Fachgebiet, nämlich die Zentrifugierung, das Sedimentkammerverfahren, das Saugkammerverfahren, das Membranfilterverfahren und das Fibrinzellfangverfahren. Die Zelldifferenzierung in der Fuchs-Rosenthal-Zählkammer mit den gebräuchlichen Vitalfärbungen gilt allgemein als unzureichend. Über die zellschädigende Wirkung des Zentrifugierens liegen zahlreiche Ergebnisse vor. Es erübrigt sich, darauf näher einzugehen. Das Sedimentkammerverfahren (Abb. 1) scheint bislang die besten Zellbilder zu liefern. Eine Reihe Autoren hat sich dieses Verfahrens bedient (Steger, J. und R., Dropmann, Bischoff, Schmidt, R. M., Bammer, Wieczorek, Seidel-Kolodziej, Péter, Bots, G. T. und Mitarb.). Infolge des technisch gelösten Prinzips der accellerierten Spontansedimentation gehen 30—40% der Zellen durch Abfluß in den Fließpapierstreifen verloren. Das Saugkammerverfahren Eneströms, eine Modifikation der Sedimentkammer, gestattet die Sedimentation aus stark viscösen Flüssigkeiten, z. B. Cysteninhalt, in gleich schonender Weise. Das Membranfilterverfahren bewirkt offenbar durch Druck- und Adhäsionswirkungen (Eneström) Zellveränderungen, die denen des Zentrifugierens ähneln. Das Fibrin-Zellfangverfahren von Simon und Schröer schien zunächst für die Liquorzellsedimentgewinnung ideal. Vergleiche zeigten allerdings, daß es auch hier wiederum durch die Adhäsionswirkungen des Fibrins zu einer Schrumpfung der Zellen kommt und die Beurteilungen und besonders die cytochemischen Untersuchungen in dem Fibrinkoagulum erschwert. Sicherlich werden hier Verbesserungen durch Hilfslösungen eine Abhilfe schaffen.

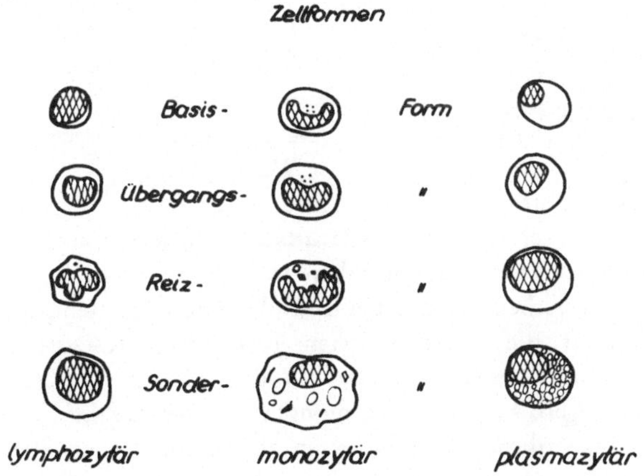

Abb. 2. Halbschematische Darstellung der wesentlichsten retikulohistiocytären Liquorzellformen.

Als *Standardfärbung* gilt die May-Grünwald/Giemsa-Färbung nach Pappenheim. Zur Ergänzung dient die Nisslsche Kresylviolettfärbung. Sie gilt besonders der Darstellung der Plexus-, Ependymzellen und Gliastrukturen, sofern bei proliferativen Prozessen Gliazellen in den Liquor, hauptsächlich in den inneren Liquorraum, gelangen. In der gewöhnlichen Praxis

kommt man mit diesen beiden Färbungen aus. Je nach den Erfordernissen
können alle speziellen Färbungen angewandt werden, was vor allem für die
Sedimentkammerpräparate zutrifft.

Hinsichtlich der *Zellarten* der Cerebrospinalflüssigkeit haben wir es mit
zwei Herkunftsgruppen zu tun, den hämatogenen und histiogenen (pia-
arachnoidalen) Zellen (FISCHER O., SZECSI u. a.). Die Ergebnisse vergleichender Untersuchungen (Blut/Liquor/Pia-Häutchenpräparate, Jena 1955—1960)
konnte BISCHOFF bestätigen. Die wesentlichen histiogenen Zellen sind lymphocytäre, monocytäre und plasmocytäre Zellen mit den entsprechenden Über-
gangs-, Reiz- und Sonderformen (Abb. 2). Zu letzteren zählen die Makrophagen, die reticulocytoiden Zellen, die den gleichnamigen Zellen der
Hämatologie ähneln und die relativ selten — in der Reparationsphase akut

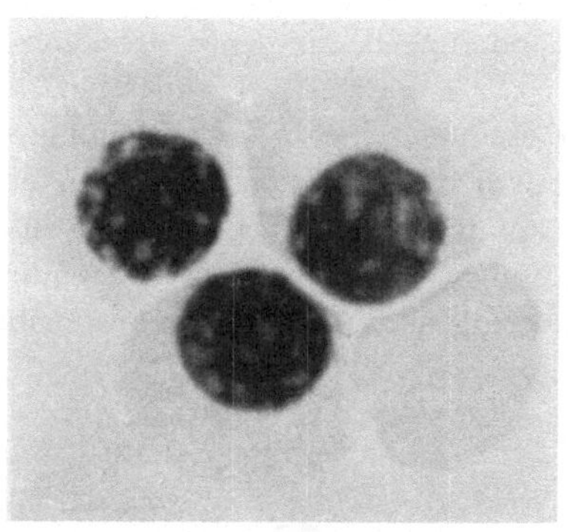

Abb. 3. Normoblasten als Zufallsbefund,
Pappenheim-Färbung (PF).

verlaufender Bakterien- und Virus-
meningitiden — vorkommenden fibro-
cytären Zellen bzw. Fibroblasten. Als
Zellen des inneren Liquorraumes kommen Ependym-, Plexuszellen und gelegentlich ohne bislang erwiesene Bedeutung die endothelialen und Bindegewebszellen der äußeren Auskleidung
des Liquorraumes vor, die mit der Punktionsnadel aspiriert werden können.
Ein seltenes Ereignis ist die Aspiration
hämato-myelogener Zellen (Normo-
und Erythroblasten) beim Anstechen
eines osteoporotischen, kalksalzarmen
Wirbelkörpers (SPRIGGS — Abb. 3).

Von den *hämatogenen* Zellen sind es größtenteils neutrophile, selten
eosinophile, sehr selten basophile *Granulocyten,* kleine und große Lymphocyten und Monocyten, die vor allem in der akuten Entzündungsphase die
Pleocytose beherrschen. An den neutrophilen Granulocyten sind im Sediment-
kammerpräparat die verschiedensten Reaktionen festzustellen, z. B. die
Kugelzellbildung (JUNKER), an der wir drei Phasen studieren konnten, die
Phagocytose (Abb. 4 a) und die monocytäre Kernreaktion (Abb. 4 b), die
auch einem jugendlichen Granulocyten ähnelt. Im Vitalpräparat lassen sich
diese Reaktionen gut beobachten. Die Veränderungen, die größtenteils auf
einer gerichteten Kernreaktion beruhen und für das Studium pathophysiologischer Bedingungen im Liquorraum von großem Interesse sind, wurden
früher kaum beobachtet. So konnten wir an einer meningealen Reaktion nach
Luftencephalographie bei einem 52jährigen Patienten mit einer Prostata-
Carcinommetastasierung die Hypersegmentierung der Blutgranulocyten mit
den Liquorgranulocyten, da eine heftige granulocytäre Pleocytose auftrat,
fortlaufend vergleichen und dabei feststellen (Abb. 5), daß die Hypersegmen-

tierung im Liquor gegenüber der des Blutes keine bedeutenden Sekundär-
veränderungen aufwies. Auch die Zählung der Segmente ergab an den Liquorgranulocyten keine Zunahme. Aus diesem Beispiel kann man schließen, daß
die noch hier und da vertretene Meinung von der Toxizität des Liquors nicht

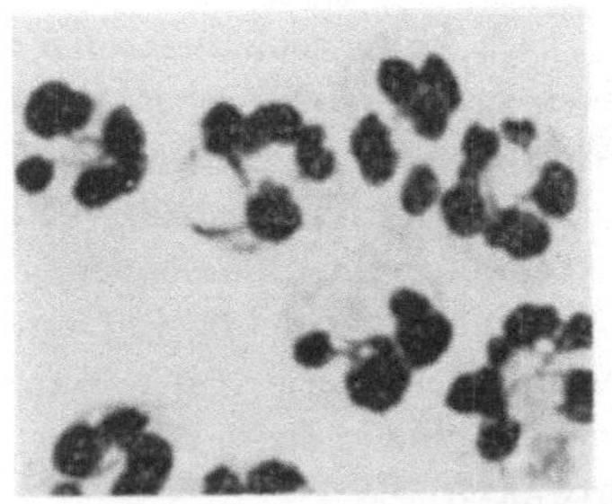 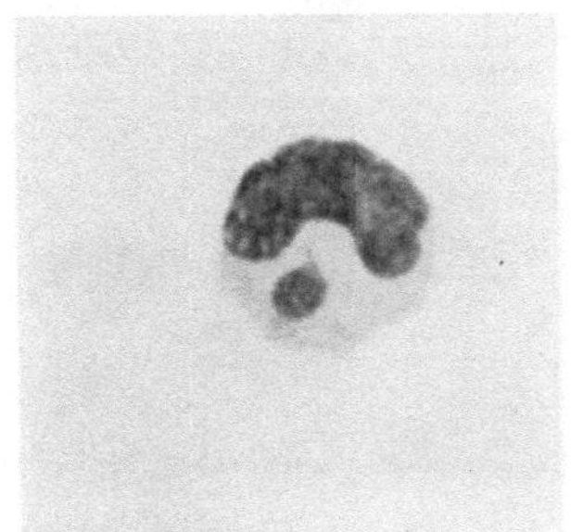

Abb. 4. Neutrophile Granulocyten (PF).
a bei Meningitis mit Erythrophagocytose im Mittelpunkt der Abb., *b* monocytäre Reaktion
eines jugendlichen Granulocyten bei postinfektiöser Polyradiculoneuritis.

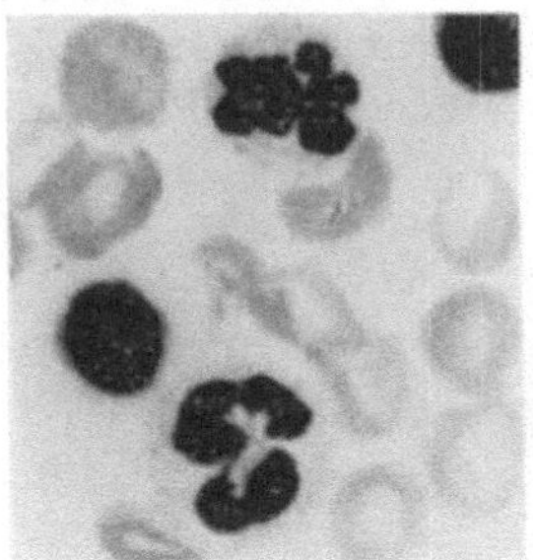 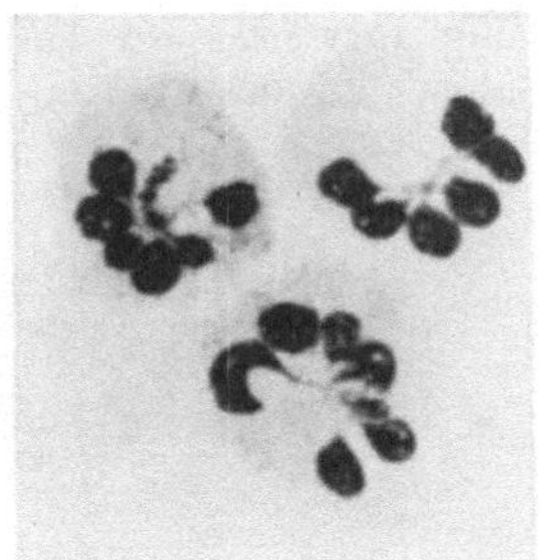

Abb. 5. Hypersegmentierung (PF).
a im Blut, *b* im Liquor.

zu beweisen ist, es sei denn, sie ist auf den jeweiligen pathologischen Prozeß
im Liquorraum zurückzuführen. Ähnliche Verhältnisse konnten wir auch bei
anderen Vergleichen und Gegenüberstellungen finden. Studien an den übrigen
hämatogenen Liquorzellen waren bislang weniger bedeutend.

Besonderes Interesse verdienen schließlich die verschiedenen Reaktionen
der histiocytären, moderner ausgedrückt, der Zellformen *reticulohistiocytärer*
Genese. Das normale Liquorzellbild besteht aus lymphocytären Zellen
(70—100%) und monocytären Zellen (0—30%). Somit scheint die monocytäre
Zelle den reticulären multipotenten Stammzellen am nächsten zu stehen. Aus
den Stammzellen (LENNERT) reifen in den Keimzellen des pialen Gefäß-
bindegewebes (SIEGMUND) die Liquorzellen heran, während sie durch eine
Stromabrücke mit dem Mutterboden in Verbindung bleiben (Jena 1955 bis
1960). Bei überstürzter Reifung unter pathologischen Bedingungen können

die Plasmabrücken zum Keimstroma persistieren (Abb. 6). Mit zunehmender
Reifung verliert die Stammzelle ihre reticuläre Beschaffenheit und nimmt

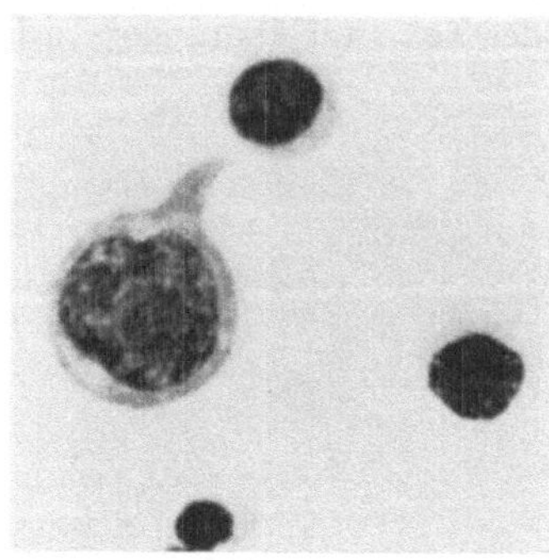

schließlich Form und Beschaffenheit der
lymphocytären Zelle an. Ein Reizzustand schafft eine Beschleunigung der
Reifung, der z. B. bei der Reizpleo-
cytose nach Luftencephalographie zu beobachten ist. Dabei entstehen *Übergangs-*
und *Reizformen*, die in den Liquor vermehrt abschilfern, weshalb auch die
Pleocytose entsteht, insbesondere bei ve-
getativ Labilen, wo gleichzeitig durch eine
Permeabilitätssteigerung der Kapillaren
Plasmaalbumine in den Liquor übertreten
(Bannwarth).

Abb. 6. Große lymphoid-reticuläre
Zelle (PF) mit Plasmabrücke (Sonderform).

Unter *Übergangsformen* (Abb. 7) verstehen wir Zellen, die eine geringe Ver-
änderung des Kern- und Plasmavolumens bei gleichzeitig geringer Form-
veränderung aufweisen, so daß sie auch in den färberischen Eigenschaften
z. B. zwischen Lympho- und Monocyt oder Monocyt und Plasmazelle stehen.

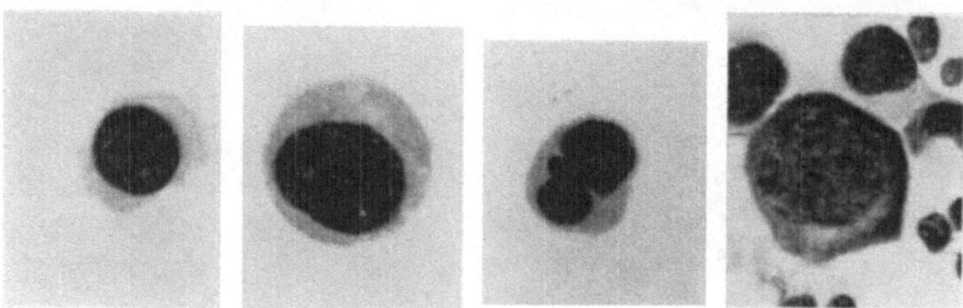

Abb. 7. Lymphocytäre Liquorzellen (PF).
a Basisform. *b* Übergangsform. *c* Reizform. *d* Sonderform („Lymphoidzelle" bei tuber-
kulöser Meningitis).

Reizformen (Abb. 2) ersehen wir aus einer Verstärkung der eben genannten Eigenschaften, wie das auch in der halbschematischen Abbildung 2 dargestellt ist in Form von Änderungen des Kern- und Plasmavolumens mit
perinucleärer Vacuolenbildung, auffallendem Mitochondrienzuwachs, ver-
mehrter Granulierung. Stets ist hier auch die sogenannte „normale" Kern-
form, wie z. B. bei „gelapptkernigen Lymphocyten" (Abb. 7 c), verändert.
Die genannten Veränderungen sind Ausdruck einer funktionellen Bean-
spruchung der Zelle im Sinne Bargmanns, wobei die hier zugrunde liegenden
Stoffwechselveränderungen z. B. bei der Synthese hoch- und niedermoleku-
larer Ribonucleinsäuren recht detailliert sind. Die Reaktionsfähigkeit der
reticulohistiocytären Stammformen ist ganz erheblich. Das Potential reicht
von der kleinen gelapptkernigen lymphocytären Reizform über die monocytären und plasmocytären Reizformen, die großen lymphoiden Zellen oder

„Endothelformen" der älteren Nomenklatur, die zuletzt von MOLLARETT für die Endothel-Leukocytenmeningitis benutzt wurde (Abb. 8), bis zu den mehrkernigen Riesenzellen der sogenannten retothelialen Riesenzellmeningitis (Abb. 9).

Ein anschauliches Beispiel dieser Multipotenz finden wir bei den Meningitiden im Kindesalter (SCHÖNENBERG) nicht nur im Hinblick auf den Reichtum der verschiedensten Übergangs- und Reizformen, sondern auch in der Dynamik des Geschehens. Innerhalb 24 Stunden kann sich das Bild ändern, insbesondere beim Hinzutreten einer lymphatischen oder leukämischen Begleitreaktion (Abb. 10). Aus derartigen Zellbildern möchte man folgern, die Reaktion habe sich auch auf die Zellbildungsstätten des pialen Gefäßmesenchyms ausgedehnt, wobei man im Sinne LENNERTS beide Differenzierungsrichtungen, die lymphatische und reticuläre, gleichsam beieinander findet. Kein Zweifel, daß die Liquorcytologie des Kindesalters noch manchen interessanten Befund birgt, der der Bearbeitung harrt.

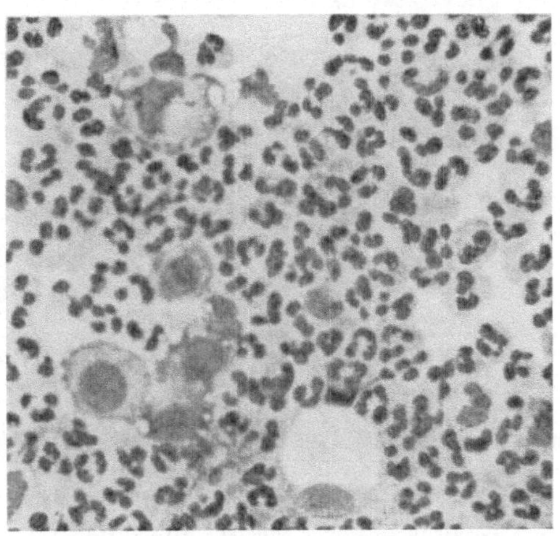

Abb. 8. Zellbild einer Virusmeningitis (PF).

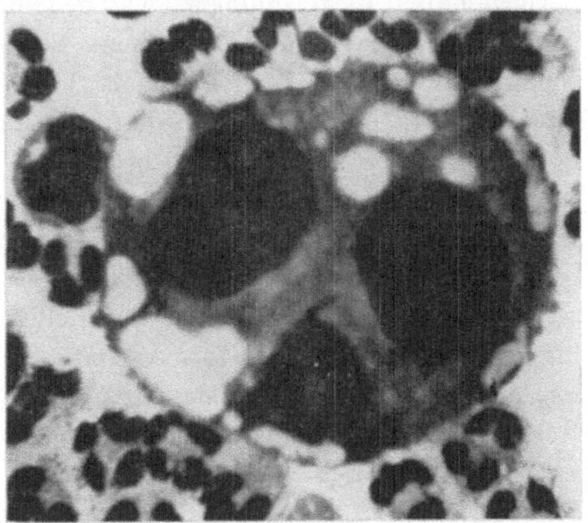

Abb. 9. Riesenzelle bei retothelialer Riesenzellmeningitis (PF).

Hierbei sei erinnert, daß namentlich im Kleinkindalter das Liquorzellbild mit dem Blutbild zu vergleichen und auf die Differenz, z. B. die lympho/lymphocytäre, mono/monocytäre Differenz, zu prüfen ist. Bei der Riesenzellreaktion im Gefolge abartig verlaufender, zumeist chronischer Meningitiden, erreicht die Multipotenz der Proliferation besondere Ausmaße, so daß man geneigt sein kann, eine maligne Entartung anzunehmen (Abb. 9). Wie wir seinerzeit mitteilten, ergaben hier sämtliche Riesenzellen eine Unichromie im Gegensatz zu den Zellen eines metastasierenden (meningitischen) Medulloblastoms oder

Glioblastoms. Auch die metachromatische Reaktion ist geringer. Sehr impo-
nierend sind die Mitochondrienreaktionen, die Reaktionen im Kernchromatin,
und die vielfältige Vakuolisierung. Eine Kultivation war uns in unseren bis-

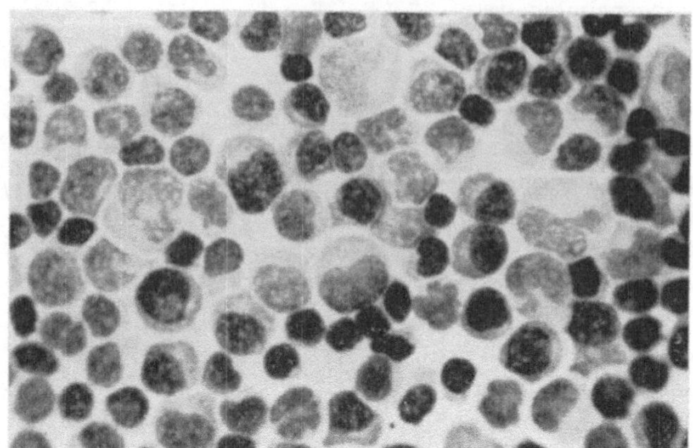

Abb. 10. Meningitis ohne sicheren Erregernachweis mit leukämischer Begleitreaktion bei vier-
jährigem Kind (PF).

herigen Fällen nicht gelungen, was bedeutet, daß die biologische Wertigkeit
(ZÜLCH) gering ist im Vergleich zu der eines im Liquor metastasierenden
Medulloblastoms oder Glioblastoms.

Bei der tuberkulösen Meningitis ist eine Proliferation besonderer *lym-
phoider* Zellelemente zu beobachten (Abb. 7 d). Nach den bisherigen Erfahrungen kommen die „Lymphoidzellen" in zwei Variationen vor, einmal als
sehr große Lymphocyten mit ergastoreichem Cytoplasma, so daß sie den
lymphoiden Plasmoblasten der Hämatologie (JORKE) ähneln, zum anderen
als großkernige Lymphocyten mit hellem Cytoplasma. Ähnliche reticulo-
histiocytäre Proliferationsformen kommen bei verschiedenen subakut verlaufenden Entzündungen der Meningen vor. Ebenso wichtig ist die Kenntnis der
Reaktionsfähigkeit *monocytärer* Zellen, die gleichermaßen vielfältig sein
kann. Eine Vermehrung der sogenannten Basisformen kommt bei geringen
Reizzuständen, z. B. nach jeder Liquorpunktion, vor. Relativ häufig finden
sich Übergangs- und Reizformen bei Durchblutungsstörungen, so daß man
geneigt sein könnte, die Hypoxämie als Ursache für den Proliferationsreiz im
Pia-RHS anzunehmen analog etwa der Ursache der β-Globulinvermehrung
im Pherogramm (DELANK). In potentieller Hinsicht ist die Reaktionsfähigkeit
der monocytären Zellformen, über die wir mehrfach berichtet hatten, größer
als die der lymphocytären, zumal die Phagocytose zu dieser Zellform gehört
und die *Phagocytose-Mobilität* eine erhebliche Breite aufweist. Die Phagocytose-Mobilität und die Liquorresorption sind schließlich die wesentlichsten
funktionellen Faktoren für die Abheilung der entzündlichen Prozesse im
Liquorraum.

In gleichem Maße bei Meningitiden und besonders luischer Genese auffallend sind die *plasmocytären* Zellen, worauf bereits NONNE hingewiesen hatte. Dem Studium ihrer Übergangs- und Reizformen wird in neuester Zeit zunehmende Aufmerksamkeit geschenkt (SCHMIDT, R. M., BISCHOFF, PÉTER). Daß Plasmazellen an der Globulinbildung teilnehmen, ist seit langem bekannt. Auch die Bildung des Gammaglobulins kann durch plasmocytäre Zellen erfolgen. Allerdings geht die Bildung und Abschilferung dieser Zellen nicht immer mit einem auch in den übrigen Bereichen gleichzeitig faßbaren immunbiologischen Geschehen konform, wie z.B. in Abb. 11 einer Virusmeningitis, wo das Gesamteiweiß eine für ein Virusgeschehen ungewöhnliche Erhöhung bei gleichzeitiger Vermehrung der Gammaglobulinbande in der Papierelektrophorese des Liquors und Blutserums bot. Diese heftige Allgemeinreaktion — so darf man sie doch wohl bezeichnen — war innerhalb von 14 Tagen abgeklungen und nach insgesamt 3 ½ Wochen der gesamte

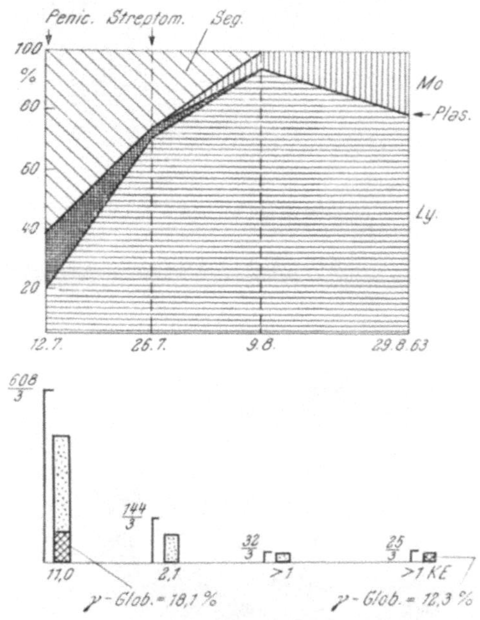

Abb. 11. Meningogramm bei Virusmeningitis.

Liquor/Blutbefund vollkommen normalisiert. Derart gutartig und rasch verlaufende Meningitiden, zumeist durch Grippe-Viren, Adeno-Viren, ECHO- und COXSACKI-Viren verursacht, sehen wir des öfteren. Die subakut verlaufenden, langwierigen, mitunter letal endenden Virusmeningitiden sind relativ selten (SCHEID, W. und Mitarbeiter). Eine zunehmende Bedeutung scheint auch der von uns 1956 gefundene Zusammenhang zwischen plasmocytärer Reaktion und Gammaglobulinvermehrung bei Multipler Sklerose zu gewinnen. Dabei kommen die plasmocytären Reizformen bei den akuteren Verlaufsformen, die Übergangsformen vorwiegend in den subakuten und auch chronischen Verlaufsformen vor. In den akut akzentuierten Schüben, zumeist im Initial-Schub, fanden wir die plasmocytären Reaktionen von neutrophilen Granulocyten begleitet. In Piahäutchenpräparaten konnten wir die plasmocytäre Reaktion verfolgen. Allerdings fanden wir nur in rund 50% eine Beteiligung der Meningen im Gegensatz zu BORST, der in allen Fällen von Multipler Sklerose eine starke Beteiligung der Meningen an dem Krankheitsprozeß behauptet. Auch BISCHOFFs Werte scheinen etwas hoch. Eine

Differenzierung lymphatischer von reticulären Plasmazellen nach der Aus-
strichcytologie (LENNERT) ist im Liquor recht schwierig, obwohl man einen

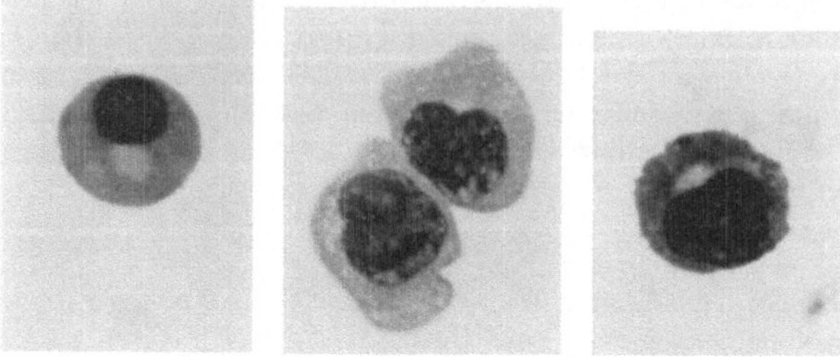

Abb. 12. Plasmocytäre Liquorzellen (PF). *a* Basisform. *b* Übergangsform. *c* Reizform.

Kompromiß schließen und die plasmocytären Zellen und Übergangsformen zu
den reticulären, die Reizformen zu den lymphatischen zählen könnte (Abb. 12).

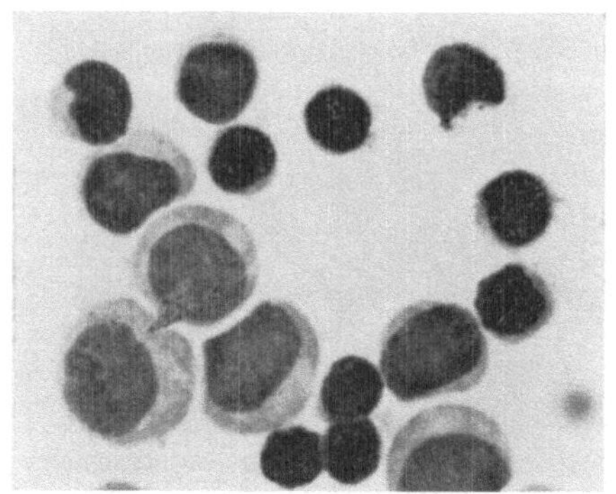

Abb. 13. Zellbild bei Lues cerebrospinalis (PF).

Zieht man nun einen liquor-cytologischen Vergleich zwischen luischen Erkrankungen und Multipler Sklerose, so kann man sagen, daß die kleinzellige lymphoide Zellreaktion ein gewisses Merkmal der Lues (Abb. 13), die großzellige reticulo-plasmocytäre Proliferation ein gewisses Kennzeichen der Multiplen Sklerose sei, obwohl es weder für die eine noch die andere Erkrankung ein spezifisches Zellbild bzw. eine signifikante Zellreaktion gibt.

Eine besondere Bedeutung und Aussagekraft haben die histiocytären
Zellen mit spezieller Funktion in unserem Schema, die sogenannten Sonderformen, die sich mit einer Ausnahme von den reticulo-histiocytären Stammformen herleiten (Abb. 14). Am auffälligsten sind die *Makrophagen*, die in
mannigfaltigen Formen ihre Funktion entfalten. Es kommen Zell-, Bak-
terien-, Fremdkörper-, Farbstoff- und Lipoidphagocytosen vor. Der Makro-
phagenbefund ist für die Diagnostik einer Blutung, insbesondere im Subarachnoidalraum, charakteristisch. Erst vor kurzem konnten wir drei Monate
nach einer Subarachnoidalblutung (Sab) noch vereinzelte Hämatoidin-
Makrophagen, die WIECZOREK erstmalig 1959 intrazellulär feststellen konnte,
nachweisen. Hierher gehört auch die Erwähnung der sogenannten maskierten
Makrophagen, in denen die Stoffe, wie z. B. das Hämosiderin, feinmolekular
verteilt sind, so daß es erst durch die Berlinerblau-Reaktion sichtbar wird.

Zur Lipophagocytose sei noch ergänzt, daß sie Hinweise auf eine substantielle Schädigung zu geben vermag, z. B. bei chronisch recidivierender Meningitis (Schaltenbrand) oder Meningoencephalitis, z. B. auch bei tuberculöser Meningitis. Gleichbedeutend ist dieser Zellbefund bei Hirntraumen mit dem Hinweis auf eine Contusion.

Für die Praxis haben wir vier *hämorrhagische* Liquorsyndrome begründen können:

1. Das hämorrhagische Syndrom der spontanen Sab mit dem markanten Erythrophagen-, Hämo-

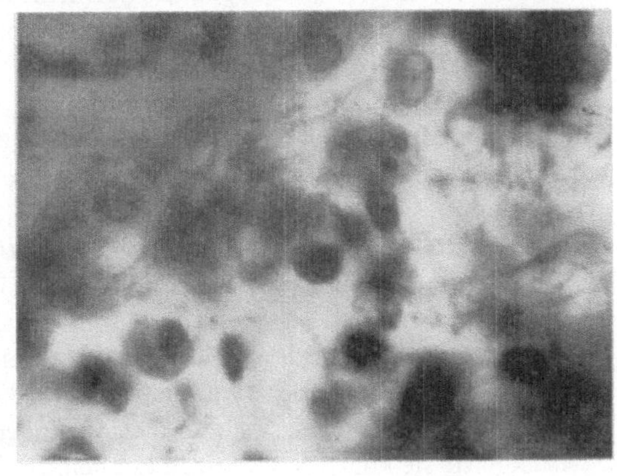

Abb. 14. Piahäutchenpräparat einer Subarachnoidalblutung, Kresylviolett-Färbung (KF).

siderin- oder Hämatoidin-Befund, vereinzelten neutrophilen Granulocyten und monocytären Zellen als Ausdruck der Fremdkörperwirkung im Liquorraum, erhöhtem Liquordruck, blutig-hämolytischen, fleischwasserfarbenen oder xanthochromen Verfärbungen, mäßiger Gesamteiweißvermehrung und dem charakteristischen Mischpherogramm (Bauer).

2. Das hämorrhagische Syndrom bei oder mit Hirnparenchymschäden und dem kurz zuvor erwähnten Lipophagenbefund. Ergänzend sei hier noch ein interessanter Befund erwähnt, 40—60 μ große Zellen, die eine mangelhafte Anfärbung mittels der Pappenheim-Methode zeigen, dagegen durch Kresylviolett (Nißl-Methode) gut gefärbt werden und eine gleichmäßige feine Körnelung des endoplasmatischen Reticulum zeigen (Abb. 15). Die histologischen Vergleiche in zwei Fällen ergaben eine Identität mit den „gemästeten" Gliazellen Spielmeyers. Nach Lösung aus dem Zellverband verloren

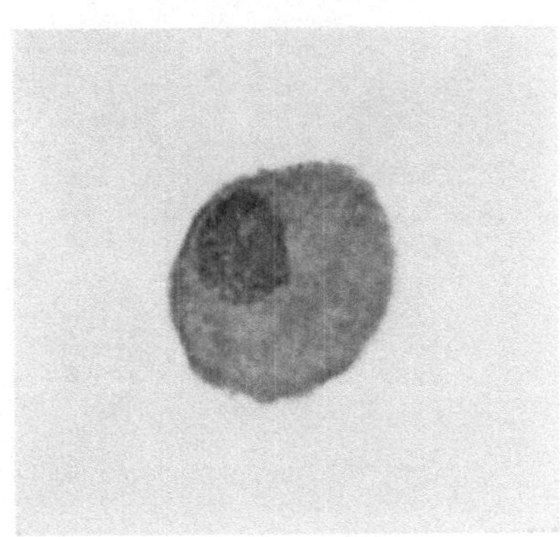

Abb. 15. Gliazelle *(Spielmeyer)* aus dem Blutungszellbild einer ausgedehnten Hemisphärenblutung (KF).

die Zellen ihre Fortsätze. Diese Zellen konnten wir in vier Fällen intracerebraler Blutung in zwei Fällen mit erheblichem Parenchymuntergang beobachten.

3. Das entzündliche Sab-Syndrom, das neben dem ersten durch das Überwiegen neutrophiler Granulocyten neben ausgelaugten Erythrocyten und nur ganz vereinzelten Makrophagen auffällt. Wir fanden es bei hämorrhagischer Encephalitis und bei Virusgrippe mit meningitischen Zeichen als Zeichen der capillären Endothelschädigung.

4. Das Sab-Syndrom mit tumorverdächtigem Zellbefund sahen wir bislang lediglich bei Multiformen Glioblastomen. Die Buntheit des Zellbildes wird von keinem anderen übertroffen, so daß auch der weniger Geübte es beurteilen kann.

Wie bereits eingangs erwähnt, zählt der *tumorverdächtige* Zellbefund immer noch zu den klinisch bedeutungsvollsten. Obwohl gerade diese Beurteilung zu den schwierigsten gehört, sind die Zeichen der Zellentartung in den Sedimentkammerbildern relativ leicht zu erkennen. Trotzdem kommen auch hier Fehlurteile vor. 1960 hatten wir die Ergebnisse vergleichender Untersuchungen an stark degenerativ veränderten Reizformen mitgeteilt. BAMMER hatte sie kürzlich bestätigen können.

In den großen ein- und mehrkernigen, unter pathologischen Bedingungen proliferierten Zellen kommt es infolge häufig zu beobachtender Stoffwechselstörungen zur Bildung großer Vakuolen. Nach der Abschilferung in den nährstoffarmen Liquor nimmt die Vakuolenbildung zu, so daß diese Zellen dann eine unregelmäßige Wabenstruktur haben und als tumorverdächtige Zellen verkannt werden können (s. auch BAMMER).

Demgegenüber sind allerdings auch die sekundären Veränderungen an den Tumorzellen zu berücksichtigen, zumal die Stoffwechselsteigerung der losgelösten Tumorzellen im Liquor rasch gestört wird und verschiedenartige, zum Teil sogar ungewöhnliche Veränderungen entstehen. Sie sind bei den weniger vitalen Zellen um so stärker ausgeprägt, als sie von vornherein etwa eine Neigung zur mucoiden, cystischen Degeneration (BORST) besitzen. In Form der

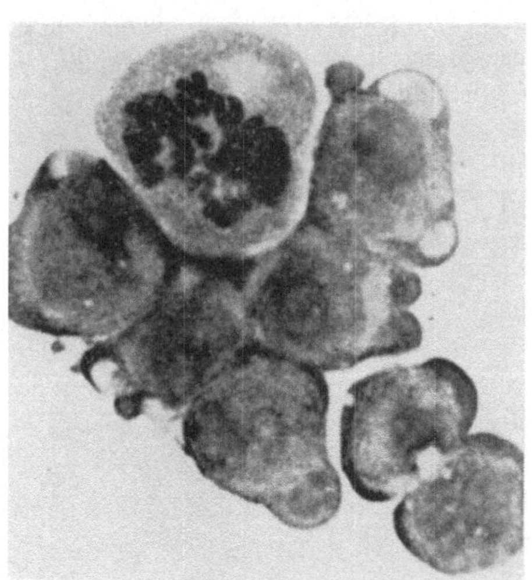

Abb. 16. Tumorverdächtige Zellen bei Medulloblastom mit Liquormetastasierung (KF).

Siegelring- oder Wabenzelle gehen diese Elemente im Liquor zugrunde. Die vitalen Zellen mit einer entsprechend höheren biologischen Wertigkeit bieten dagegen vielfältigere Veränderungen. Im besonderen betreffen diese den Kern, wo erhebliche Chromatinverdichtungen, Nucleolarreaktionen, zumeist in Form von Hypertrophien (z. B. in Abb. 16) vorkommen. Cystische Entartungen im endoplasmatischen Reticulum sind allerdings ebenso häufig. Diese vielfältigen Veränderungen sind Ausdruck der Vitalitätsreaktion einer besonderen Stoffwechselanstrengung im nährstoffarmen Milieu des Liquors.

Interessant ist nun, daß diese Liquorreaktion der Zellen in der Kultur zunächst beibehalten wird. Das Wachstum bringt dann allerdings eine Änderung. In allen Details bestehen Unterschiede zur Histologie und auch zur Kultivation aus Partikeln (KERSTING). Der Zellverband in den Liquorkulturen entwickelte sich aus einer Zelle (Abb. 16). Die Potenz der Stromareaktion im Wachstum ist demzufolge höher als in einem Partikel.

Die *Liquorzellkultivation* bedeutet einen Fortschritt in diagnostischer und therapeutischer Hinsicht. Letzteres wegen der Kontrollmöglichkeit des cytostatischen Effektes der angewandten Mittel, auch wenn das in vitro-Ergebnis gegenüber dem klinischen eine beschränkte Aussagekraft besitzt.

Als Ergebnis unserer Studien haben wir zwei Tumorliquorsyndrome aufgestellt. Das *erste Tumorliquorsyndrom* betrifft einen Tumorzellbefund, wie er in Abb. 16 dargestellt ist. Polymorphe, polychrome entartete Zellen, die sich bei einfacher Übersicht in das Gefüge histiocytärer oder hämatogener Zellen nicht einordnen lassen. Das Zellbild besteht zu einem großen Teil aus diesen Zellen — im Durchschnitt zu 30%. Doch kommt es vor, daß das gesamte Zellbild aus Tumorzellen besteht. Die kräftige Färbbarkeit, die Kernreaktionen, die Verdichtungen und Vakuolisierungen im Plasma zeugen von einem hohen Vitalitätsgrad, der durch die Mitosen und Zellteilungsfiguren unterstrichen wird. Erfahrungsgemäß weist ein solcher Befund auf eine Carcinommeningitis (blastomatöse Meningitis — RINDFLEISCH, PETTE, SCHELLER, SCHALTENBRAND, KALM u. a.) oder eine *Liquormetastasierung*, d. h. die Geschwulst ist imstande, an beliebiger Stelle des Liquorraumes, insbesondere an den Wurzeln des Rückenmarks im Spinalkanal, Metastasen zu bilden. Die histiocytäre, entzündliche Begleitreaktion kann verschieden sein, aber auch fehlen. In der Regel sind es Glioblastome, Medulloblastome, Melanoblastome und Carcinommetastasierungen, deren Liquorzellkultivation zumeist gelingt. Klinisch können verschiedene Symptome bestehen. Nach unseren eigenen Erfahrungen herrschen in solchen Fällen polyneuritische Symptome (KALM) vor. Verlaufskontrollen zeigten, daß die Tumorpleocytose vorübergehend durch eine Abnahme des Wachstums der Geschwulst verschwinden kann, ohne daß sich dabei die klinische Symptomatik ändert. Von insgesamt 33 verifizierten Tumorpleocytosen entfielen 12 auf die erste Tumorzellkategorie, 21 auf die zweite Kategorie.

Das *zweite Tumorliquorsyndrom* betrifft nach dieser Klassifizierung alle Tumorzellbefunde ohne Liquormetastasierung, wo die Vitalität und Malignität nicht jene Grade der Metastasierungsfähigkeit erreicht. Analog ist der Liquorzellbefund. Ein großer Teil der tumorverdächtigen Zellen weist degenerative Merkmale auf, mangelhafte Anfärbbarkeit, Abblassung des Kernchromatins im Gegensatz zu den Kernreaktionen der ersten Kategorie. Mitosen und Zellteilungsfiguren sind spärlich. Die durchschnittlichen Differenzierungswerte sind geringer, sie liegen bei 5% entarteter Zellen im Zellbild. Pathologisch-histologisch handelt es sich hier um in den äußeren bzw. inneren Liquorraum eingedrungene Geschwülste von anhaltender oder vorübergehend geringerer Malignität. Die Zellen an der Oberfläche des Tumors, von der sie abschilfern, zeigten, wie unsere vergleichenden Untersuchungen ergaben, eine geringere Vitalität als die der ersten Kategorie. Unabhängig davon ist die Art und Intensität der histiocytären Begleitreaktion, die gelegentlich auch in Form einer Fremdkörpermeningitis akut auftritt, mit erheblicher Pleocytose wie sie lange bekannt ist (Pette, Schaltenbrand, Tange u. a.).

Es ist anzunehmen, daß mit zunehmender Verbreitung der modernen zellschonenden Sedimentationsverfahren auch bei anderen besonderen Erkrankungen Zellentartungen vorkommen, die es noch aufzufinden gilt, wie z. B. die erst kürzlich von Olischer gefundenen „Krüppelzellen" (Abb. 17) oder Monstrezellen der massiven granulocytären Fehlbildung beim Gargoylismus im Liquor und gleichzeitig auch im Blutbild.

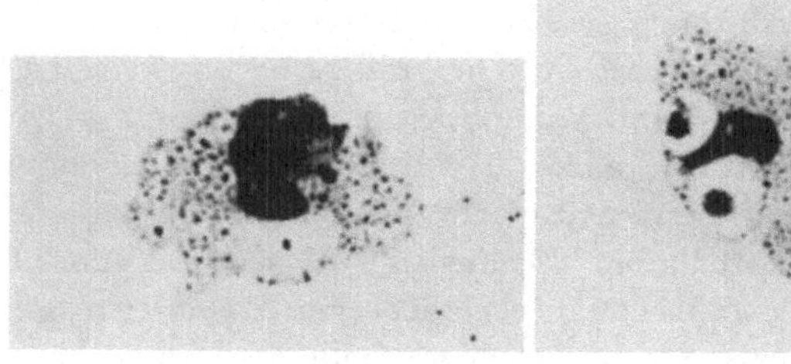

Abb. 17. Monstrezellen aus dem Liquor bei Gargoylismus (PF).

Für die in letzter Zeit auch in der Liquorcytologie angewandten *cytochemischen* Darstellungen gilt das einwandfreie Erhaltensein der Zellen als Vorbedingung. Sie wird von den Sedimentkammerpräparaten erfüllt.

Die Darstellung eines gesteigerten Nucleinsäurestoffwechsels gelingt durch die *Gallocyanin-Chromalaunfärbung* in den Zellen bösartiger Geschwülste für die Differenzierung z. B. von histiocytären Reizformen und Retothelsarkomzellen. Für den Glykogennachweis eignet sich die *Glykogenfärbung* nach Best zusammen mit der *PAS-Alzianblaufärbung* nach Gedigk zur Darstellung neutraler und saurer Mucopolysaccharide in den abartigen Proliferationsformen chronisch-entzündlicher, granulierender Prozesse und liquormetastasierender Geschwülste. Für die Differenzierung metastasierender Carcinome sind die beiden Nachweise unentbehrlich. Auch die Darstellung der sauren und alkalischen *Phosphatase*, die in der Histologie und Hämatologie große Bedeutung hat (Lambers), ist an den Liquorzellen durchführbar.

Über den Nachweis *lipoider* Stoffe ist bereits mehrfach berichtet worden. Die Sudan-Schwarz-Färbung nach Romeis zeigt bislang die besten Ergebnisse. Die Bedeutung des Lipoidnachweises wurde erwähnt.

Auch der *Hämosiderin*-Nachweis wurde bereits besprochen. Gewöhnlich kommt das Hämosiderin in der Pappenheim-Färbung ausreichend zur Darstellung. Lediglich in den erwähnten maskierten Makrophagen ist die Berlinerblau-Reaktion erforderlich. Das Hämatoidin ist in Form gelber, kristalliner Schollen im Cytoplasma der Makrophagen vorhanden (Wieczorek).

Ebenso ist das *Melanin* sowohl in den melaninhaltigen Blastomzellen (Erbslöh) als auch den histiocytären Melanophagen ohne Färbung sehr deutlich erkennbar.

Mit Hilfe der *Zytophotometrie* lassen sich schließlich statistische Daten errechnen, aus denen sich Schlüsse auf die funktionellen Unterschiede ziehen lassen zwischen den Reiz- und Übergangsformen bzw. den besonders differenzierten Zellformen.

Elektronenmikroskopische Untersuchungen an Lympho-, Monocyten und plasmocytären Liquorzellen haben kürzlich Seidel-Kolodziej und Wender durchgeführt.

Zusammengefaßt läßt sich feststellen, daß die Liquorcytologie durch die modernen zellschonenden Verfahren neue Impulse für die Forschung und Diagnostik erfahren hat. Zahlreiche neue Ergebnisse konnten erzielt werden und weitere werden sich noch erzielen lassen.

Literatur

Austin, J. H.: The metachromatic form of diffuse cerebral sclerosis. Sixth International Congress of Neurology, S. 64. Brüssel 1957. Excerpta Medica Foundat. Amsterdam 1957.

Bammer, H.: Zur Tumordiagnostik im Liquor cerebrospinalis. Dtsch. Z. Nervenheilk. **185**, 89 (1963). — Bannwarth, H.: Chronische lymphocytäre Meningitis, entzündliche Polyneuritis und Rheumatismus. Arch. f. Psychiatr. **113**, 284 (1941). — Bargmann, W.: Die funktionelle Morphologie der Hormonbildungsstätten. Klin. Wschr. **33**, 322 (1955). — Bauer, H.: Über die Bedeutung der Papierelektrophorese des Liquor cerebrospinalis für die klinische Forschung. Dtsch. Z. Nervenheilk. **710**, 381 (1953). — Bischoff, A.: Erfahrungen mit der Tumorzelldiagnostik im Liquor cerebrospinalis. Acta neurochir. (Wien) **9**, 510 (1961). — Bots, G. T.: Results of a Sedimentation Technique for Cytology of Cerebrospinal Fluid. Acta cytol. **8**, 234 (1964). — Burton, J. F.: Tumor cells in Cerebrospinal Fluid. Med. Radiog. & Photog. **37**, 22 (1961).

Mc Cormack, L. J., J. B. Hazard, W. J. Gardner and Klotz, J. G.: Cerebrospinal fluid changes in secondary carcinoma of meninges. Am. J. Clin. Path. **23**, 470 (1953).

Delank, H. W.: Der Liquor cerebrospinalis bei den sogenannten Hirnatrophien. Fortschr. Neurol. Psychiatr. **25**, 355 (1957). — Dropmann, K.: Beitrag zur Liquorzelldiagnostik. Dtsch. Z. Nervenheilk. **178**, 131 (1958).

Eneström, S.: Patologiska Institutionen Göteborg. Persönl. Mitteil. 18. IX. 1962. — Erbslöh, F.: In G. Bodechtel: Differentialdiagnose neurologischer Krankheitsbilder. Thieme, Stuttgart 1958.

FISCHER, O.: Klinische und anatomische Beiträge nach den Ursachen und der Bedeutung der cerebrospinalen Pleocytose. Jahrb. f. Psychiat. **27**, 313 (1906).

JORKE, D.: Die Lymphoidzellen des Blutes. Academie Berlin, 1963. — JUNKER, F.: Die Zellen der Cerebrospinalflüssigkeit im Phasenkontrastmikroskop. Dtsch. Z. Nervenheilk. **166**, 237 (1951).

KALM, H.: Phasenkontrastbeobachtungen an Hirngeschwülsten. Dtsch. Z. Nervenheilk. **179**, 267 (1959). — KERSTING, G.: Die Gewebszüchtung menschlicher Hirngeschwülste. Springer, Berlin 1961.

LENNERT, K.: Lymphknoten. In: Handbuch der speziellen pathologischen Anatomie **I/3 A**. Springer, Berlin 1961.

MOLLARETT, M. P.: Die gutartige recidivierende Endothel-Leukocyten-Meningitis. Rev. neurol. **76**, 57 (1944). — MAYLOR, B.: The Cytologic Diagnostis of cerebrospinal fluid. Acta cytol. **8**, 141 (1964).

NONNE, M.: Syphilis und Nervensystem. Springer, Berlin 1915.

PÉTER, A.: Plasmocytäre Zellformen im Liquor. Symposion über die Cerebrospinalflüssigkeit in Rostock vom 7. bis 9. IX. 1964. — PETTE, H.: Über diffuse Karzinose der weichen Hirn- und Rückenmarkshäute. Dtsch. Z. Nervenheilk. **74**, 226 (1922).

REIS, J. B. DOS: Der Wert des Vorhandenseins neutrophiler Granulocyten ohne Vermehrung der Zellen des Liquor cerebrospinalis. Arqu. Neuro-Psiquatr. **2**, 225 (1947). — RINDFLEISCH, W.: Über diffuse Sarcomatose der weichen Hirn- und Rückenmarkshäute mit charakteristischen Veränderungen der Cerebrospinalflüssigkeit. Dtsch. Z. Nervenheilk. **26**, 135 (1904).

SAYK, J.: Liquorsyndrome. Schweiz. Arch. f. Neurol. u. Psychiat. **93**, 75 (1964). — Ders.: Cytologie der Cerebrospinalflüssigkeit. Fischer, Jena 1960. — Ders.: Klinischer Beitrag zur Liquoreosinophilie und Frage der allergischen Reaktion im Liquorraum. Dtsch. Z. Nervenheilk. **177**, 62 (1957). — Ders.: Cytose du liquide céphalorachidien dans la sclérose en plaques. Recherches par le procéde de la chambre de sédimentation. Sixth international Congress of Neurology. S. 64, Brüssel 1957. Excerpta Medica Foundat. Amsterdam 1957. — Ders.: Fortschritte der Liquorcytologie bei der Diagnostik bösartiger Hirngeschwülste. 2. Mitteilung. Psychiat., Neurol. u. Med. Psychol. **15**, 1 (1963). — SAYK, J. und V. WIECZOREK: Über besondere Verlaufsformen der Meningitis. Zur Frage der retothelialen Riesenzellmeningitis. Arch. Psychiatr. **200**, 197 (1960). — SCHALTENBRAND, G. und H. WOLFF: Die Produktion und Zirkulation des Liquors und ihre Störungen. Handbuch d. Neurochirurgie. B I/II 91. Springer, Berlin 1959. — SCHEID, W.: Der zufällige Fehler bei der üblichen Zählung der Liquorzellen. Dtsch. Z. Nervenheilk. **148**, 254 (1939). — SCHELLER, H.: Neuere Ergebnisse der Liquorforschung. Nervenarzt **10**, 132 (1937). — SCHMIDT, R. M.: Die Liquorcytologie in der neurologisch-psychiatrischen Diagnostik. Wien. Klin. Wschr. 1961, 224. — SCHÖNENBERG, H.: Das Liquorzellbild bei den entzündlichen Erkrankungen der Meningen im Kindesalter. Ann. Paediatr. **181**, 65 (1953). — SEIDEL-KOLODZIEJ, A.: Badani cytologiczne plyna mozgowodezcinowego methoda Sayka. Polsk. Tygodn. Lek. XVI 1961. — SIMON, G. und H. SCHRÖER: Ein neues Verfahren zur vollständigen Erfassung der im Liquor cerebrospinalis vorhandenen Zellen (Zellfangverfahren). Arch. Psychiat. **204**, 74 (1963). — SPIELMEYER, W.: Histopathologie des Nervensystems. Springer, Berlin 1922. — SPRIGGS, A. I.: Malignant cells in cerebrospinal fluid. J. Clin. Path. **7**, 122 (1954). — SZECSI, S.: Neue Beiträge zur Cytologie des Liquor cerebrospinalis über Art und Herkunft der Zellen. Z. f. ges. Neurol. u. Psychiat. **6**, 537 (1911).

WENDER, M., A. SEIDEL-KOLODZIEJ und SNIATALA, M.: Erste Ergebnisse der ultrastrukturellen Liquorcytologie. Symposion über die Cerebrospinalflüssigkeit vom

7. bis 9. IX. 1964. — Wieczorek, V.: Die Bedeutung des Sedimentkammerverfahrens für die Liquorzelldiagnostik. Z. med. Labortechnik **2**, 115 (1961).

Zülch, K. J.: Die Hirngeschwülste in biologischer und morphologischer Darstellung. Leipzig, Barth, 1958.

Diskussion

Kolář: 1. Von den mikrokinetischen Beobachtungen der Gehirngewebekulturen beim Hühnerembryo (Abteilung der experimentellen Cytologie der Slowakischen Akademie der Wissenschaften, Bratislava) ausgehend, können wir bei der auffallenden Beweglichkeit der Makrophagen voraussetzen, daß die Makrophagen aus dem Gehirngewebe in den Liquorraum übertreten können. Das scheint für die eventuelle Übergabe der dortigen Determinanten an die proteinsynthetischen Strukturen des ZNS bedeutsam.

2. Bei der Liquorcytologie muß man die allgemein geltenden Gesetzmäßigkeiten der exfoliativen Cytologie erwarten, die z. B. bei der Makrophagenaktion nach dem Reiz des Peritonealraumes vorkommen.

3. Die Lymphocytenkultur der Blutlymphocyten scheint nach dem Hämagglutininreiz Übergangsformen zu den sogenannten „blast-like"-Zellen zu zeigen, die von manchen Reizformen der Liquormononukleären im Zellkammersedimentpräparat kaum zu unterscheiden sind.

4. Es möchte mich interessieren, welches Kulturmedium Sie für die Gewebekulturen der Liquorzellen angewendet haben.

5. Von den quantitativen Aspekten der Liquorcytologie vertreten wir die Meinung, daß wir unter pathologischen Bedingungen pathologisch niedrige Zellzahlen finden können, die als pathologische Oligocytose bezeichnet wird. Trotz der oberen niedrigen Zahl zeigen die Liquorzellen pathologische Bilder.

Sayk: Daß die Makrophagen in den Liquorraum übertreten, hatten bereits Plaut und Rehm vor 30 Jahren bewiesen. Mit Hilfe eines Sedimentkammereinschlußpräparates gelang es schließlich (1954), die Liquorzellphagocytose bei einer Subarachnoidalblutung in vitro zu beobachten. Damit sind für die Liquorzellproliferationen allgemein cytologische Regeln gültig im Gegensatz zu früheren Vermutungen, der Liquor besitze cytotoxische Eigenschaften.

Im Gegensatz zur Tumorzellkultivation sind uns lymphocytäre Liquorzellkultivationen bislang nicht gelungen. Als Kulturmedien verwendeten wir die gewöhnlichen Nährlösungen der pharmazeutischen Industrie, vor allem Jenapharm, Jena.

Die längste Kultivationsdauer einer Bronchialcarcinommetastasierung betrug 93 Tage. Wir verwenden zur Kultur Medien verschiedener Zusammensetzung. Es empfiehlt sich, drei Kulturproben zu je 5 ml Liquor anzusetzen. Dann kann man genügend experimentieren. Eine der Kulturen läßt man so lange als möglich unberührt, um dann einen sicheren Vergleich mit therapeutischen und experimentellen Kontrollreaktionen zu haben.

Eine pathologische Oligocytose läßt sich nach allen unseren bisherigen Studien nicht beweisen, nicht nur aus Gründen des sogenannten Zählfehlerprozentwertes, sondern auch aus vielen Verlaufskontrollen mit subnormalen Werten. Nehmen wir die Zählanalysen Scheids zu Hilfe, so dürfte die bisherige numerische Zellverminderung bei einem Fehlerwert von 95% für die geringen Zellzahlen keine Bedeutung haben. Schließlich ist die Zellzahl 0/3 illusorisch, wenn man im gleichen Liquor ein entzündlich verändertes Zellbild findet. Wir haben darüber bereits berichtet. Der Wert niedriger oder fehlender Zellzahlen ist demnach minimal und der Begriff „pathologische Oligocytose" veraltet.

KRÜCKE: Ihre klaren Zellbilder sprechen für die sehr gute Methodik. Mich würde deshalb sehr interessieren, ob vielleicht zufällig schon Ergebnisse mit der zu ganz anderen Zwecken als der Liquoruntersuchung entwickelten Elektrophoreseapparatur (HANNIG) vorliegen. Bei dieser Methode wandern die Zellen mit den Eiweißkörpern und können fraktioniert werden. Es ist die Frage, ob die Qualität der histologischen Bilder dieser Zellen der mit der Sedimentkammer-Methode gewonnenen entspricht.

Eines der gezeigten Bilder betraf eine Tumorzelle mit Glykogen im Plasma. Hierzu möchte ich fragen, ob der Primärtumor untersucht und ebenfalls glykogenpositive Zellen enthält. Schließlich interessiert mich sehr, ob aus den Liquorsedimentbefunden auf eine Hämatopoese im Bereich des Liquorraumes oder auf eine Leukopoese zu schließen ist.

SAYK: Über die sogenannte Zellelektrophorese habe ich persönlich keine Erfahrungen. Wenn auch die Zellbilder unter der gleichzeitigen Eiweißanreicherung zu wünschen übriglassen, so ergeben sich wertvolle Aufschlüsse über das Verhalten der Zellen im elektrischen Feld.

Die Glykogendarstellung in den Tumorliquorzellen eines metastasierenden Adenocarcinoms entsprach der der Metastasen. Im Primärtumor waren die glykogenpositiven Granula geringer, meist nur in den großen z. T. cystisch degenerativ veränderten Zellen zu finden. Wir haben aber Befunde von Glykogen und Mucoproteiden (PAS) in den Tumorliquorzellen ohne den gleichen Nachweis in den Metastasen und im Primärtumor. Wir meinen daraus zu schließen, daß die Stoffwechselsteigerungen und Entgleisungen in den liquorabgeschilferten Carcinomzellen ausgeprägter sind als im solitären Zellverband der Metastase oder des Primärtumors. Das gezeigte Liquorzellbild einer Meningitis im Kindesalter ergab ein gewisses Äquivalent zu der gestörten Leukopoese, nicht Hämatopoese.

HOLUB: Welche Ansicht vertritt der Herr Vortragende zur Frage periencephaler Prozeß und Liquorcytologie?

SAYK: Die periencephale Proliferation ist sehr oft aus dem Liquorzellbild zu erkennen, selbst bei normaler oder subnormaler Zellzahl. Letzterer Begriff dürfte allerdings veraltet und unzweckmäßig sein. Dos REIS hatte als erster auf derartige Befunde hingewiesen. In diesem Falle bietet die Differenzierung verschiedenartige Reiz- und Übergangsformen, und zwar zumeist monocytärer, seltener plasmocytärer bzw. lymphocytärer Art. Wir hatten über derartige Befunde bei symptomatischen Psychosen 1957 in Zürich berichtet.

JELLINGER: Möchte zwei Fragen an den Vortragenden stellen:
1. Welche artdiagnostischen Möglichkeiten bei Hirntumoren bietet das Liquorcytogramm (Hinweis auf zitierten Fall eines Spongioblastoms); wieweit sind liquorcytologische Befunde für die Artdiagnose von Hirngeschwülsten schlüssig?
2. Welche Rückschlüsse ergeben sich aus dem Liquorzytogramm bei den Speicherkrankheiten des ZNS?

SAYK: Zu 1: Die Möglichkeiten sind beschränkt. Bei hinreichender Erfahrung gelingt eine Unterscheidung zwischen multiformem Glioblastom, Medulloblastom, Ependymom, Plexuspapillom und dieser oder jener Carcinommetastasierung, wie es aus den Demonstrationen zu entnehmen war. Die cytochemischen Färbungen geben dabei wertvolle Differenzierungshilfen, insbesondere bei der sogenannten „Liquormetastasierung" der Adenocarcinome, also der Carcinommeningitis.

Zu 2: Bislang war es uns lediglich in einem Fall möglich, die metachromatischen Globuli im Liquor einer metachromatischen Leukodystrophie durch die Toluidinblaufärbung nachzuweisen. J. H. AUSTIN hatte 1953 als erster auf diese Möglichkeit hingewiesen.

Aus der Neurologischen Universitäts-Klinik Budapest
(Vorstand Prof. Dr. B. Horányi)

Angaben zu den liquorcytologischen Reaktionsformen des RES des Nervensystems

Von

Á. Péter

Mit 15 Textabbildungen

Auch im Nervensystem unterscheiden wir zwei Formen der Abwehrreaktion des RES: die phagocytäre und die humorale Tätigkeit. Die humorale Tätigkeit kommt im Meningogramm als plasmo- oder lympho-plasmocytäre Differenzierungsstufe; die phagocytäre Tätigkeit als mono-retikuläre Reaktionsform zum Ausdruck. Nach Moeschlin, Thiery, Stobbe u. a. verlegen wir die immunologisch-aktive Phase der Plasmazellen in das Anfangsstadium ihrer Entwicklung zur Zeit der Differenzierung der lymphoiden Retikulumzelle zum Plasmoblast. Ihrer Auffassung nach erwerben die Plasmazellen die Antigeninformation mit Pseudopodien und bringen die Antikörper mit Sekretionstätigkeit in Form eiweißhaltiger Tropfen zustande. Schönenberg, Wedemeyer, Sayk, Bischoff wiesen schon darauf hin, daß die in Immunisationsvorgängen eine wichtige Rolle spielenden Entwicklungsstufen der Plasmazellen auch im Liquor vorhanden sind.

Wir demonstrierten im September 1964 in Rostock plasmazelluläre Retikulumzellen (Abb. 1), welche die Differenzierung der Plasmazellen aus indifferenten Retikulumzellen wahrscheinlich machen. Wir fanden auch Hinweise dafür, daß die Entwicklung der Plasmazellen während der Lymphogenese von lymphoiden Retikulumzellen (Abb. 2) durch lymphoblastähnliche Phasen (Abb. 3) verläuft.

Die gleichzeitig mit unreifen Plasmazellen vorgefundenen jungen lymphozellulären Zellen (Abb. 4) unterstützen nicht nur den genetischen Zusammenhang, sondern auch die gemeinsame Rolle dieser zwei Zellreihen in der Abwehrfunktion des NS, worauf schon Sayk hinwies.

Die oben erwähnten unreifen Zellformen beobachteten wir bei einem Kranken mit chronisch verlaufender Meningoencephalitis bzw. mit zerebraler Zystizerkose. Bei beiden fiel im Meningogramm neben plasmazellularem Reizzustand das Vorhandensein unreifer Zellformen, trotz einer im Grad

sich wechselnden leukocytären Invasion (10—15%), das Fehlen der Phagocytose und eine begleitende Eosinophilie (mit 8—10%) auf.

Wir können die Möglichkeit, daß der Polymorphismus der Plasmazellen
verschiedene Entwicklungsstufen darstellt, nicht ausschließen. Wir beobachten

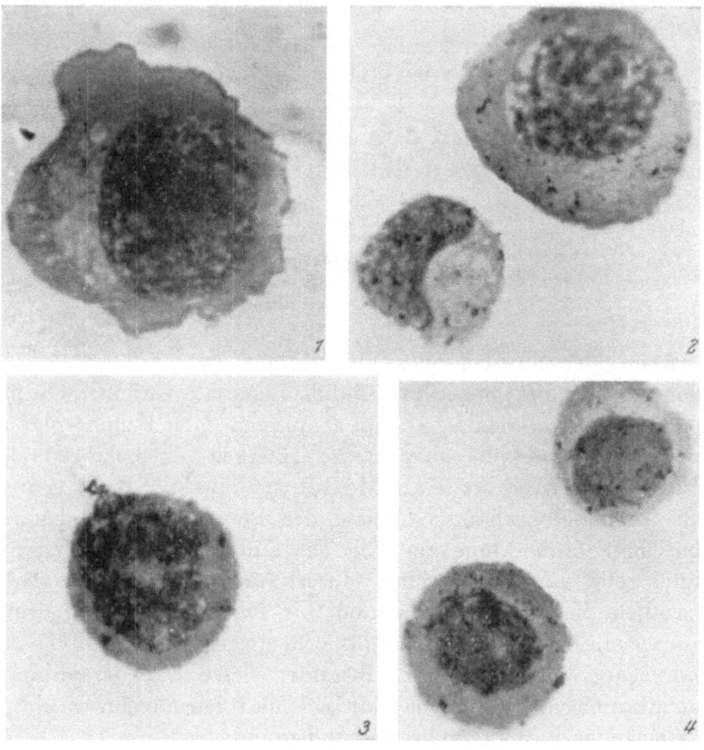

Abb. 1—4.

z. B. bei zerebraler Zystizerkose aktive, unreife (Abb. 5), bei Pyocyaneus-
Meningitis reifere (Abb. 6) und bei Panencephalitis wahrscheinlich inaktive,
veraltete Plasmazellformen (Abb. 7).

Bei dem Patienten mit zerebraler Zystizerkose fanden wir entsprechend
der 55% Plasmazellenzahl im Liquor als Ausdruck des erhöhten Antikörper-
gehalts 44% γ-Globulin. Vielleicht weisen die Vakuolen (Abb. 8, 9) und
Tropfen, die wir bei diesem Patienten intrazellular beobachten konnten, auf
die Sekretionstätigkeit der Plasmazellen im Liquor hin. Wir haben den Eindruck, daß unsere Bildserie (Abb. 10—13) das Nacheinander dieses Funk-
tionszustandes darstellt.

Wir beobachteten in unserem Material, wie es schon aus literarischen Daten
bekannt ist, die Entwicklung der Makrophagen aus Monocyten und aus

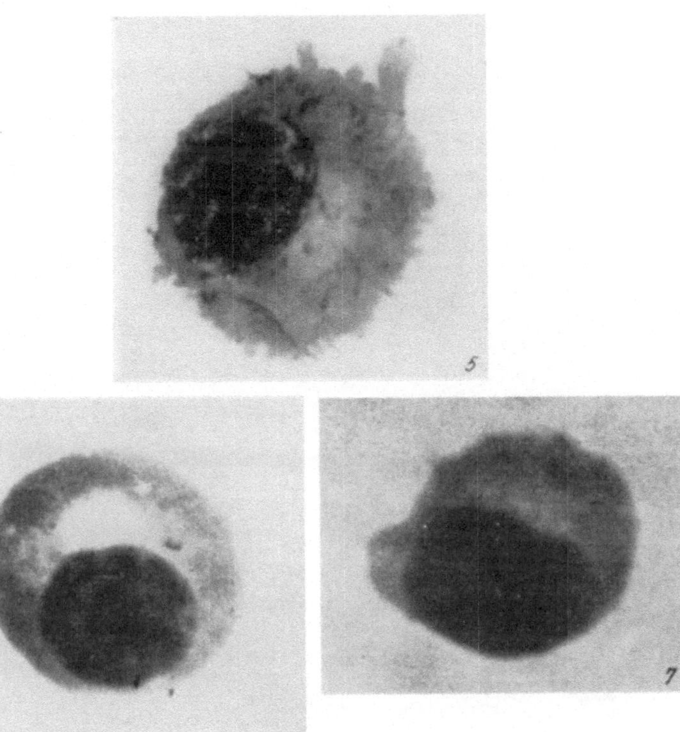

Abb. 5—7

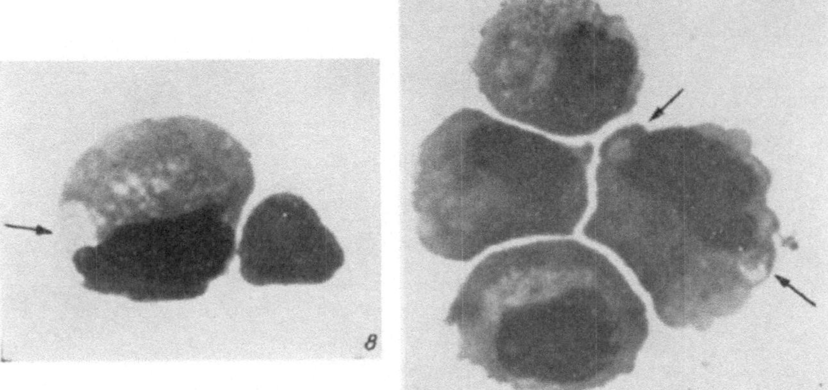

Abb. 8—9.

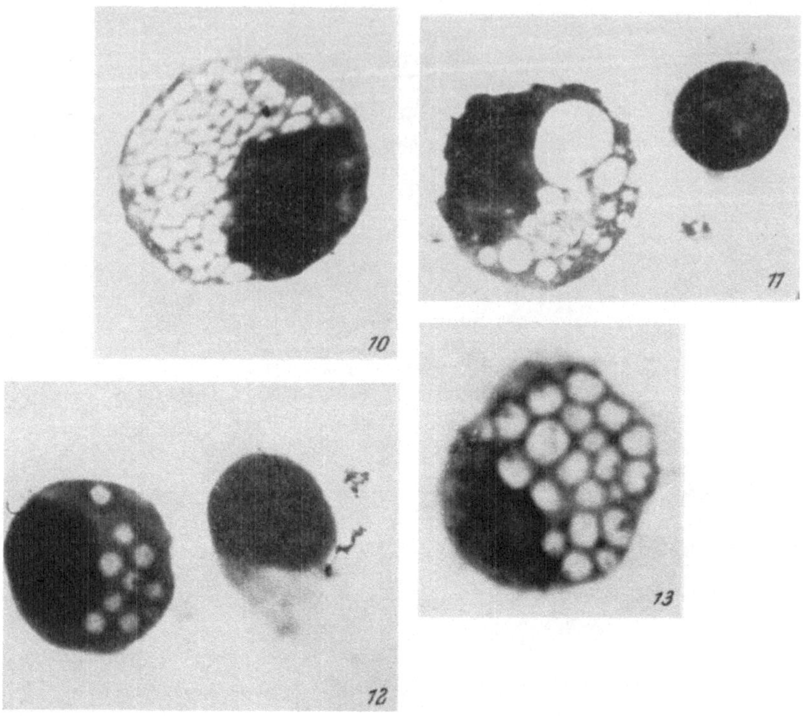

Abb. 10—13.

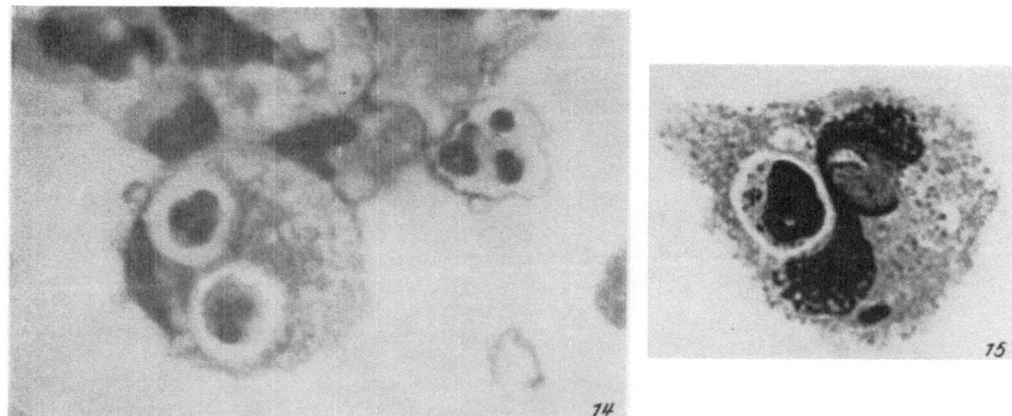

Abb. 14—15.

Retikulumzellen. Wir haben auch bei bakteriellen Infektionen, wo die phagocytäre Tätigkeit in der Form von Leuko- (Abb. 14) oder Lymphophagie
(Abb. 15) sich abspielt, Phagocytose in größeren Mengen gefunden, aber wir
konnten nie bei intensiver Phagocytose mehr als 2—3% plasmocytäre Zellformen finden. So haben wir bei unseren Patienten die zwei Formen der Ab-
wehrtätigkeit des RES des NS nie gleichzeitig beobachtet. Es waren aber
eosinophile Reaktionen neben plasmocytären Reizzuständen zu bemerken
und bei einigen Kranken fanden wir auch in der Vorphase der Phagocytose
eosinophile Zellen. Diese Eosinophilie verminderte sich oder verschwand zur
Zeit der intensiven Entwicklung der Phagocytose. Auf die Rolle der eosinophilen Zellen deutet auch, daß wir im Sternumpunktat von zehn an Panencephalitis leidenden Patienten eine leichte Eosinophilie fanden. Im Liquor
derselben Patienten waren neben erhöhtem γ-Globulin nur hie und da einige
plasmocytäre Zellformen vorhanden.

Diese Probleme werden von uns in Zusammenarbeit mit dem Institut
Bunge zur Zeit erforscht. Es ist möglich, daß die Antwort auf die Frage hin-
sichtlich der Rolle der eosinophilen Zellen im Liquor ungelöste Fragen der
Liquorcytologie aufklären wird.

Literatur

BANNWARTH, A.: Die Zellen der Zerebrospinalflüssigkeit. Arch. f. Psych. u.
Neur. **100**, 533—573, 1933. — BERNHARD, W., N. GRANBOULAN: Ultrastructure of
immunologically competent cells. Ciba Symposium. Cellular aspect of immunity.
92—121, 1960. — BISCHOFF, A.: Das Vorkommen von Plasmazellen im Liquor
cerebrospinalis bei der Multiplen Sklerose, Dtsch. Zschr. f. Nervenheilk. **185**,
606—617, 1964. — BJORNEBOE, M. and H. GORMSEN: Experimental studies on the role
of plasma cells as antibody producers. Acta path. microbiol. scand. **20**, 649—692,
1943. — BORCHERS, H.: Die Antikörperbildung. Med. Klin. **48**, 57—58, 1953. —
FANCONI, G.: Die abakteriellen Meningitiden. Erg. inn. Med. Kinderheilk. **57**,
399—545, 1939. — FLEISCHHACKER, H.: Über die Plasmazellen und das reticulo-
endotheliale System des Knochenmarkes. Beitrag zur Herkunft der Plasmaeiweiß-
körper. Dtsch. Arch. klin. Med. **186**, 506—523, 1940. — HEILMEYER, A.: Atlas der
allgemeinen Hämatologie und Cytologie. Springer Berlin, Göttingen, Heidelberg
1955. — KEUNING, F. J. and L. B. VAN SLIKKE: The role of immature plasma cells
lymphoplasts and lymphocytes in the formation of antibodies, as established in
tissue culture experiments. J. Lab. Clin. Med. **36**, 167—182, 1950. — MOESCHLIN, S.,
J. R. PELAEZ and F. HUGENTOBLER: Experimental investigations of the relationship
between plasma cells and antibody formation. Acta haemat. **6**, 321—334, 1951. —
OLISCHER, R. M.: Verschiedene Zellreaktionen. Liquorsymposium. Rostock 1964. —
PÉTER, Á.: Liquor-cytodiagnosztikai tapasztalataink. Im Druck. — Ders.: Plasmo-
zytäre Zellformen im Liquor. Liquorsymposium Rostock 1964. Im Druck. — SAYK, J.:
Liquorsymptome bei entzündlichen Erkrankungen. Psych. u. Neurol. Gesellschaft in
Dresden, DDR, 1959 (cit. Zbl. ges. Neurol. Psychiat. Wenzel. 159:15, 1961).—Ders.:
Cytologie der Cerebrospinalflüssigkeit. Fischer, Jena 1960. — SAYK, J. u. R. M. SCHMIDT:
Zur Liquordiagnostik bei der Multiplen Sklerose. Ärztl. Wschr. **11**, 788—793, 1956.
— SCHMIDT, R, M.: Über die Makrophagocytose im Liquorcerebrospinalis. Ärztl.

Forsch. **18**, 143—145, 1964. — Ders.: Über die Veränderungen des peripheren Blutbildes und des Sternalmarkes bei der Multiplen Sklerose. Med. Mschr. **10**, 661—665, 1955. — Ders.: Über Veränderungen des reticulo-endothelialen Systems bei der Multiplen Sklerose. Ärztl. Wschr. **9**, 707—710, 1954. — Siering, H. u. R. M. Schmidt: Die Monomakrophagocytose als eine Reaktionsmöglichkeit des reticuloendothelialen Systems. Ärztl. Wschr. **9**, 625—628, 1954. — Stobbe, H.: Hämatologischer Atlas. Akademie Verlag. Berlin 1959. — Thiery, J. P.: Microcinematographic contribution to the study of plasma cells. Ciba Symposium. Cellular aspect of immunity, 59—91, 1960. — Vajda, Gy., Szücsy, O.: Leukocyta-phagocytosis a liquorban. O. H. **10**, 1632—33, 1959. — Voss, G.: Über die Liquorcytologie des frühesten Stadiums der Multiplen Sklerose. Nervenarzt. **12**, 470—471, 1939. — Wedemeyer, H. E.: Über die Zellen im Liquor cerebrospinalis bei der meningitis-tuberculosa. Klin. Wschr. **14**, 858—861, 1935. — Wieczorek, V.: Liquorveränderungen bei den Subarachnoidalblutungen, mit besonderer Berücksichtigung des Liquorzellbildes. Dtsch. Z. Nervenheilk. **186**, 87—100, 1964. — Zwicker, M.: Plasmazellreaktion bei Serumkrankheit. Klin. Wschr. **32**, 365—369, 1954.

Aus dem Institut für Neurochirurgie Budapest

Pathologische Bedeutung der Anwesenheit von Tumorzellen im Liquor

Von

A. Barabás

Es ist allgemein bekannt, daß Tumorzellen im Liquor nur dann vorkommen, wenn exfoliative Tumoren die Oberfläche — d. h. den Liquorraum — erreichen.

Es ist hingegen unbekannt, warum in der Mehrzahl der Fälle, wenn die Tumoren dieser Voraussetzung entsprechen, trotzdem *keine* Tumorzellen im Liquor erscheinen.

Noch verwickelter wird die Frage durch die Obduktionsbefunde, da bei Tumoren mit gleicher Spezifität und gleicher Lokalisation die Tumorzellen im einen Fall im Liquor erschienen waren, im anderen nicht.

Wir waren bestrebt, dem Pathomechanismus dieser Diskrepanz mit den folgenden Untersuchungen näherzukommen.

Während des zehnjährigen Bestehens des Institutes für Neurochirurgie in Budapest sind bei 1021 verifizierten Hirntumoren präoperative Liquoruntersuchungen durchgeführt worden. Es waren davon 322 intracraniale extracerebrale Tumoren, 514 Gliome und 185 Metastasen. Die genaue Verteilung sowie die Anzahl der beobachteten Pleocytosen und Tumorzellen zeigt die Tabelle auf Seite 110.

Es fällt sofort auf, daß wir in wenigen Fällen der intracranialen extracerebralen Gruppe zwar eine Pleocytose, *nie* aber Tumorzellen beobachten konnten.

Die Häufigkeit der Pleocytosen und — innerhalb derselben — die der Tumorzellbeobachtung nimmt mit der Malignität, der Neigung zur raschen Infiltrierung und der Häufigkeit des Erreichens der Oberfläche parallel zu.

In der Gruppe der Karzinom-Metastasen ist die Pleocytose ebenso häufig wie bei den Glioblastomen, doch konnten wir wesentlich häufiger Tumorzellen im Liquor beobachten.

	Zahl der Fälle	Pleocytose	Nachweisbare Tumorzellen	
			Zahl der Fälle	% der Pleocytose-Fälle
Extracerebrale, intracraniale Tumoren 322				
Meningeome	191	7		
Acusticus-Neurinome	70	2		
Tumoren der Hypophyse	61	2		
Gliome 514				
Glioblastome	208	55	13	23,6
Medulloblastome	18	5	3	60
Astrozytome	201	18	2	11
Sonstige Gliome	87	10		
Metastasen 185				
Karzinom-Metastasen u. a.	185	52	28	53,8
Zusammen	1021			

In den 151 Fällen von Pleocytose bereiteten nur jene Zellen des qualitativen Gesamtbildes ein Problem, die — auf Grund der Erfahrungen, die wir in zehn Jahren durch persönlich ausgeführte Untersuchungen von über 30.000 Liquores mit reaktiven Zelltypen bei den verschiedensten Krankheiten sammelten — weder für reaktive Zelltypen gehalten werden konnten noch den typischen, anerkannten Kriterien der Tumorzellen entsprechen.

Diese Zellen, die sich nicht einreihen ließen, doch wiederholt vorkamen, veranlaßten uns zur Annahme, daß sie doch vom Tumor stammen könnten und ihre Atypie der allgemein bekannten zellschädigenden Wirkung des Liquormilieus zuzuschreiben sei.

Um die Richtigkeit dieser Annahme zu kontrollieren, haben wir eine Tumorzellsuspension verfertigt: Wir entnahmen kleine Gewebestücke aus der Tiefe von frisch resezierten Tumoren, befreiten sie von Blut und Gefäßen, und legten sie frisch angeschnitten in Liquor. Von den neuen Schnittflächen wurden auch cytologische Präparate verfertigt.

Das Sediment der Tumorzellsuspension kam nach verschiedenen Zeitabständen zur Untersuchung. Zur Abschätzung der Schädigung durch das Zentrifugieren wurden gewebecytologische Präparate auch aus den liquordurchtränkten Gewebestücken hergestellt und mit dem frischen Präparat verglichen.

Die Ergebnisse waren, wie folgt:

Die im Liquormilieu supendierten Zellen degenerieren abhängig von der Zeit. Der degenerative Vorgang kann zweierlei Richtungen einnehmen. Bei der Mehrzahl der Zellen wird die Struktur aufgelockert, die Zell- und Kernmembran zerfetzt, später sind nur Zellschatten sichtbar, und auch diese verschwinden.

Weniger zahlreich sind die Zellen, die pyknotisch degenerieren. Ihr Zellkern schrumpft, die Struktur kondensiert, stellenweise bilden sich Aggregate der Kernsubstanz. Das Cytoplasma belegt den Kern oder trennt sich ab und nur Reste bleiben übrig. Dieser Typ ist der Einwirkung des Liquormilieus gegenüber mehr widerstandsfähig als der vorige: während jene in wenigen Stunden verschwinden, ist der letztere Typ selbst nach Tagen aufzufinden.

Dieselben beiden Typen der Degeneration können im Ventrikel-Liquor beobachtet werden, wenn die Ventrikelpunktion kurz nach dem Einbruch z. B. eines Balken-Glioblastoms ins Ventrikelsystem erfolgt. Das wenige Stunden später durch Lumbalpunktion gewonnene Liquorsediment enthält hauptsächlich pyknotische Zellen, deren Anisocytose das einzige tumorverdächtige Zeichen ist. In diesem Zellbild kommen nicht einmal mehr Zellschatten vor.

Die Identifizierung dieser Zellen wird durch den Umstand noch mehr erschwert, daß die Zellen aus verschiedenen Tumoren durch die Liquorwirkung sozusagen uniform werden können.

Das cytologische Bild des liquordurchtränkten Tumorgewebes ist, im Vergleich zum frischen Präparat, sehr ärmlich. Das Gewebe ist recht zellarm, und die Zellen sind in demselben Sinn und Ausmaß degeneriert wie die im Liquor suspendierten, isolierten Zellen.

Dieses cytologische Bild weist darauf hin, daß vom Tumor im Zeitpunkt des Einbruches in den Liquorraum je nach der Ausbreitung der befallenen Oberfläche eine bestimmte Zahl von Zellen in den Liquorraum gelangt und diese dort früher oder später zugrunde gehen. Die mit dem Liquor in unmittelbarem Kontakt stehende Oberfläche des Tumors ist aber ständigen schädigenden Einwirkungen ausgesetzt, so, daß später nur noch wenige degenerierte Zellen in den Liquorraum abgegeben werden.

Anscheinend sind die Tumorzellen mit erhaltener Struktur im Liquor vom Tumoreinbruch nur bis zum Untergang dieser Zellen vorhanden. Die Beobachtung von Tumorzellen erfolgt deshalb so selten, weil sie von der Zeit abhängig ist, die zwischen der Lumbalpunktion und dem Tumoreinbruch in den Liquorraum vergeht. (Die Lumbalpunktate, die den kasuistischen Mitteilungen zugrunde liegen, werden innerhalb dieser Zeitspanne gewonnen.)

Wir möchten betonen, daß keine Fehldiagnose vorliegt, wenn ein Tumorzellbefund im Liquor wiederholter Lumbalpunktionen nicht wieder festgestellt werden kann. Es gab in unserem Institut mehrere Patienten, bei denen die Tumorzellen aus dem Liquor verschwanden, neben gleichzeitiger klinischer Besserung, und die Diagnose später doch verifiziert wurde.

Nach unseren Beobachtungen gibt es nur eine einzige Zellart, die im Liquormilieu leicht erkannt werden kann, ihre Struktur lange behält und durch ihr Erscheinen die Diagnose sichert. Sie stammt aus jener Gruppe von Karzinomen, die Polysaccharide speichern. Wir nehmen an, daß die Schiff-positiven Substanzen in den Zellen eine protektive Wirkung gegenüber dem schädigenden Effekt des Liquors besitzen. Diesbezügliche Untersuchungen sind in unserem Institut, unter Teilnahme unseres Pathologen, Frau Dr. Slowik, im Gange.

Zusammenfassend können wir die folgenden Feststellungen machen:

1. Bei extracerebralen intracranialen Tumoren wurden im Liquor nie Tumorzellen aufgefunden.

2. Die Beobachtung von Tumorzellen im Liquor setzt das Vorhandensein eines Malignoms voraus.

3. Das Vorhandensein eines Malignoms kann bei einmal nachgewiesenen Tumorzellen auf Grund wiederholt negativer Kontrollen selbst dann nicht ausgeschlossen werden, wenn aktuell kein raumbeengender Prozeß nachzuweisen ist.

4. Neben dem Erreichen des Liquorraumes und der exfoliativen Beschaffenheit des Malignoms ist die Voraussetzung für das Auffinden von Tumorzellen, daß die Lumbalpunktion in der Zeit des Tumoreinbruches in den Liquor durchgeführt wird.

5. Der Zeitpunkt des Erscheinens von Tumorzellen im Liquor stimmt wahrscheinlich mit dem Bildungstermin der intracerebralen Metastase, als eines aktiven Vorganges, überein — wie wir dies bereits 1958 auf dem VII. Internationalen Krebskongreß in London in Zusammenhang mit den Karzinomzellen gedeutet hatten.

Zum Schluß möchten wir darauf hinweisen, daß wir nur einen Teil jener Untersuchungen vortragen konnten, durch welche wir dem Pathomechanismus der Liquormetastasenbildung näherkommen möchten. Eine wichtige Teilfrage ist: zu entscheiden, in welchem Sinne die zellschädigende Wirkung des Liquormilieus die Liquormetastasenbildung primärer und metastasischer Tumoren beeinflußt.

Aus der I. Neurologischen Abteilung der Nervenheilanstalt der Stadt Wien
Rosenhügel
(Vorstand: Prof. Dr. H. Reisner)

Zur Differentialdiagnose des blutigen Liquors

Von

A. Rupprecht

Immer wieder kommt es vor, daß ein blutiger Liquor als diagnostisch unbrauchbar verworfen wird; diese Auffassung wird selbst in der einschlägigen Literatur noch teilweise vertreten. So ist in einem 1960 erschienenen Lehrbuch für Laboratoriumsuntersuchungen zu lesen, daß Liquorproben, die z. B. infolge Blutgefäßverletzung beim Einstich Blut enthalten, zur Anstellung von Eiweißreaktionen im allgemeinen ungeeignet wären, jedenfalls wären die Eiweißwerte an Liquorproben, auch wenn sie nur geringste Mengen Blut enthalten, nur mit Vorsicht zu verwerten.

Dieser Auffassung muß ganz entschieden widersprochen werden, ein blutiger Liquor kann und muß diagnostisch verwertet werden; es kostet lediglich etwas mehr Mühe und erfordert etwas mehr Zeit.

Ein blutiger Liquor muß vor allem möglichst rasch verarbeitet werden und es müssen dann vor allem die Erythrozyten genau ausgezählt werden, alles andere ist dann nur mehr eine Routineangelegenheit, sofern im Labor Korrekturtabellen und Korrekturkurven vorhanden sind. Es gelingt dann fast immer, aus dem vorliegenden blutigen Liquor den vor der Blutbeimengung vorherbestandenen unblutigen Liquor zu errechnen.

Am einfachsten ist die Errechnung der Zellzahl im Liquor. Im Blut besteht ein Verhältnis zwischen den roten und den weißen Elementen wie 1 : 500 bis etwa 1 : 1000. Dies gilt für den Normalfall mit etwa 4,000.000 Erythrozyten und 6000 Leukozyten; bei stärkeren Anämien oder Leukozytosen liegt ein anderes Verhältnis vor, das aber leicht nach Bestimmung des Blutbildes errechnet werden kann.

Es ist dann also einfach die der Blutbeimengung zugehörende Leukozytenzahl von der im Liquor gefundenen Zahl abzuziehen, also bei einer Blutbeimengung von 5400/3 Erythrozyten kommen etwa 6/3 Leukozyten aus dem Blute.

Wesentlich schwieriger ist die Errechnung des Eiweißgehaltes. Nach den Erfahrungen an umfangreichem Material während der letzten acht Jahre hat sich die Pandysche Reaktion am empfindlichsten erwiesen, die Weichbrodt-Reaktion ist am wenigsten empfindlich, und die Nonne-Apelt-Reaktion nimmt eine Mittelstellung ein. Aber auch die Pandy-Reaktion kann bis zu einer Blutbeimengung von 5000/3 Erythrozyten ohne Korrektur verwendet werden, die Abweichungen sind noch so gering, daß eine Korrektur für die tägliche Praxis nicht notwendig ist. Bei stärkerer Blutbeimischung wird die Verfälschung aber so groß, daß die Werte auf das ursprüngliche Maß reduziert werden müssen, so wird bei

etwa   50.000/3 Erythrozyten . . . Pandy +
etwa   70.000/3 Erythrozyten . . . Pandy + +
etwa 100.000/3 Erythrozyten . . . Pandy + + +

Wenn also die Pandy-Reaktion + + + positiv gefunden wurde und es besteht eine Blutbeimischung von 50.000/3 Erythrozyten, dann ist ein + durch die Blutbeimischung bedingt und der eigentliche Eiweißwert des Liquors auf zwei + zu reduzieren.

Wichtiger sind natürlich die quantitativen Eiweißbestimmungsmethoden. Der Eiweißgehalt des überstehenden Liquorzentrifugats wird in bereits genau erforschter Weise durch die Blutbeimengung verändert, so daß es praktisch immer gelingt, den ursprünglichen Eiweißgehalt zu errechnen. Man benötigt dazu nur eine Reduktionstabelle, aus dieser ist dann ersichtlich, daß z. B. das Gesamteiweiß bei einer Blutbeimischung von 100.000/3 Erythrozyten von 1,0 auf 3,0 Teilstriche (nach Kafka) ansteigt; bei 200.000/3 Erythrozyten beträgt das Eiweiß bereits 5,5 Teilstriche. (Die Einteilung am Kafka-Röhrchen ist willkürlich vorgenommen worden, aber so geeicht, daß der Niederschlag bis zum ersten Teilstrich dem Eiweißgehalt im normalen Liquor entspricht, also etwa 24 mg%.)

Zur Erläuterung wieder kurz ein Beispiel: Findet sich im blutigen Liquor ein Eiweißwert von 5,2 Teilstrichen, so muß für das beigemischte Blut — wenn 5400/3 Erythrozyten ausgezählt wurden — 1,3 Teilstriche in Abzug genommen werden, so daß sich der echte Eiweißwert von 5,2 auf 3,9 reduziert.

Weiterhin gehören die Kolloidkurven richtiggestellt. Bis zu 20.000/3 Erythrozyten ist bei der Normomastixkurve eine Korrektur wieder nicht erforderlich; erst bei stärkerer Blutbeimengung werden die Abweichungen beträchtlich. Um so mehr Erythrozyten im Liquor, um so größer wird die Trübung bzw. Ausflockung in der Normomastixkurve. Bei etwa 50.000/3 Erythrozyten tritt bereits eine deutliche Linkszacke an typischer Stelle auf, die bereits eine leichte Ausflockung anzeigt. Bei noch mehr Erythrozyten vertieft sich die Zacke im linken Drittel der Kurve immer mehr und verlagert sich etwas mehr nach der Mitte zu, wobei sie nicht weiter an Tiefe zunimmt. Man kann also aus diesem Wissen heraus bereits sagen, daß eine maximale

Kolloidveränderung im ersten Röhrchen (mit der stärksten Konzentration) immer pathologisch sein muß, ferner, daß eine PP-Treppe auch im blutigen Liquor einwandfrei als solche zu erkennen sein wird. Bei den verschiedenen entzündlichen Erkrankungen des Zentralnervensystems aber kommt es zu einer Addition der Zacke, die durch den entzündlichen Liquor bedingt ist mit den durch die Blutbeimischung bedingten Veränderungen. Hier helfen die Korrekturkurven, die angeben, welcher Teil der Zacke in Abzug gebracht werden muß.

Und zum Schluß noch einige Worte über die Benzidinreaktion. Diese gestattet mit weitgehender Sicherheit die Unterscheidung zwischen einem alten und einem frischen Blutzutritt zum Liquor, als Grenzwert sind hier etwa 5—6 Stunden anzunehmen. Wird die Benzidinreaktion im überstehenden Liquorzentrifugat positiv, dann zeigt dies eine Blutung an, die älter als 5—6 Stunden ist. So lange dauert es, bis nach der Erythrochromie das Hämoglobin aus den geschädigten Randzonen der Erythrozyten austreten kann und bis der enzymatische Abbau zu Choleglobin, Biliverdin und Bilirubin vonstatten gehen kann. Dank der ganz hervorragenden Empfindlichkeit der Benzidinreaktion gelingt es, bereits ganz geringfügige hämolytische Veränderungen nachzuweisen (die Probe ist noch bei einer Verdünnung von 1 : 250.000 positiv).

Es kann also bei positiver Benzidinreaktion mit Sicherheit angenommen werden, daß die Blutbeimengung vor mindestens 5—6 Stunden eingetreten ist, daß sie also nicht artefiziell durch die Punktion erfolgte, man weiß dann also, daß das Blut im Liquor zum vorliegenden Krankheitsbild dazugehört und daß es in die diagnostischen Erwägungen mit einbezogen werden muß. Man kann weiters durch Verwendung der hier nur ganz kurz skizzierten Methoden die ursprünglichen Werte im Liquor mit genügender Genauigkeit errechnen, man kann weiters dem Patienten eine neuerliche Lumbalpunktion ersparen, und nicht zuletzt gewinnt man für die einzuleitenden therapeutischen Maßnahmen einen nicht unbedeutenden Zeitgewinn — ist doch eine neuerliche Punktion nach einem blutig gewonnenen Liquor nicht vor 10 bis 12 Tagen sinnvoll.

Literatur

Bannwarth, A.: Die Zellen der Cerebrospinalflüssigkeit. Arch. Psychiatr. **100**, 533 (1933). — Fischer, F., A. Rupprecht und E. Scherzer: Der blutige Liquor und seine diagnost. Verwertbarkeit. Wien. klin. Wschr. **70**, 617 (1958). — Kafka, V. und W. Kirschbaum: Infektiöse, nicht luetische Meningitis. Dtsch. Z. Nervenheilk. **75**, 11 (1922). — Kafka, V.: Die Zerebrospinalflüssigkeit, Leipzig 1930. — Reisner, H.: Probleme des Gehirnschlages, Tägl. Praxis **1**, 539 (1960). — Rupprecht, A. und E. Scherzer: Die Proteinveränderungen im hämorrhagischen Liquor. Wien. klin. Wschr. **71**, 45 (1959). — Dies.: Zur Liquordiagnostik beim cerebralen Insult. Dtsch. Z. Nervenheilk. **185**, 215 (1963).

Aus der Bundesstaatlichen bakteriologisch-serologischen Untersuchungsanstalt Wien
(Direktor: Dr. F. PÖTSCH)

Virusnachweis im Liquor; Methodik und Bedeutung

Von

F. Pötsch

Die Isolierung eines Virus aus dem Liquor cerebrospinalis stellt unter
den Laboratoriumsmethoden, die vom lebenden Patienten zu gewinnendes
Material verwenden, das verläßlichste Indiz für das Bestehen kausaler Zusammenhänge zwischen einer Virusinfektion und einer gleichzeitig beste-
henden Erkrankung des Zentralnervensystems dar. Sie wird an Beweiswert
nur übertroffen vom fluoreszenz-serologischen Nachweis des Virus in den
Zellen des Zentralnervensystems. Sie wird daher sehr oft als diagnostisches
Werkzeug zur Klärung der Ätiologie einer entzündlichen Erkrankung des
Nervensystems herangezogen, leider nicht immer unter Einhaltung der Bedingungen, die für eine wenigstens durchschnittliche Erfolgschance unerläßlich
sind. Da es sich um eine recht aufwendige Methode handelt, sei gestattet, im
Folgenden kurz darzulegen, unter welchen Verhältnissen und in welchen
Fällen von dieser Methode ein dem Aufwand entsprechender Informations-
gewinn zu erwarten ist.

Viele Virusarten, die als Erreger entzündlicher Erkrankungen des Zentralnervensystems in Frage kommen, verursachen bei der weitaus überwiegenden Mehrzahl der Befallenen nur uncharakteristische oder überhaupt
keine manifesten klinischen Symptome. Solche Viren (z. B. Entero-, Adeno-
und Herpesviren) vermehren sich im allgemeinen in den Zellen verschiedener
Schleimhäute, wo sie auch ohne besondere Schwierigkeiten nachgewiesen werden können. Im Anschluß an eine solche Virusinfektion der Schleimhäute kann
es — wahrscheinlich wesentlich häufiger als bis vor kurzem angenommen —
zu einem Einbruch der Viren in das strömende Blut und damit zu einer
Viraemie kommen. Die klinische Manifestation einer solchen Viraemie ist
meist uncharakteristisch (Fieber, Kopfschmerzen, Müdigkeit usw.). Glücklicherweise relativ selten erfolgt im Rahmen einer solchen Viraemie nun auch
ein Einbruch der Viren in das Zentralnervensystem mit nachfolgendem
Befall der Parenchymzellen dieses Gewebes. Der klinische Ausdruck eines

solchen Viruseinbruches in das Zentralnervensystem zeigt ein ungemein weites Spektrum, beginnend von leichten meningitischen Reizerscheinungen bis zu schwersten, rasch zum Tode führenden Encephalitiden und Myelitiden. Das klinische Bild erlaubt dabei nur in relativ seltenen Fällen einen genügend sicheren Rückschluß auf die Art des verursachenden Virus. Der Nachweis eines potentiell neuropathogenen Virus auf den Schleimhäuten des Atmungs- oder Verdauungstraktes gleichzeitig mit dem Vorliegen einer entzündlichen Erkrankung des Zentralnervensystems kann keineswegs als hinlänglicher Beweis für einen Kausalzusammenhang gewertet werden, da ja, wie schon erwähnt, die weitaus überwiegende Mehrzahl solcher Infektionen klinisch inapparent oder mit nur leichten und uncharakteristischen Krankheitserscheinungen verläuft. In Zeiten des epidemischen oder endemischen Auftretens einer Viruskrankheit mit Befall des Zentralnervensystems wird der Nachweis des Epidemiestammes bei einem Erkrankten als ziemlich beweiskräftiges Indiz für einen Kausalzusammenhang zwischen Infektion und Krankheit gewertet werden dürfen, wenn auch das zuerst von Dalldorf und Mitarbeitern und in der Folge von zahlreichen anderen Untersuchern nachgewiesene gleichzeitige Auftreten von z. B. Polioviren und Coxsackieviren auch in diesen Fällen zur Vorsicht mahnen sollte. Sabin hat gezeigt, daß in Populationen, in denen eine Vielfalt von Enterovirustypen zirkuliert, jeweils nur ein bestimmter Typ oder maximal einige wenige Typen eine hohe Korrelation mit bestimmten Erkrankungsbildern zentralnervöser oder auch anderer Art zeigen. Besonders bei der Untersuchung von Endemien kann die Methode der vergleichenden Untersuchung von Gruppen erkrankter und gesunder Individuen Aufschluß über den Kausalzusammenhang eines oder einiger weniger Erreger mit bestimmten Krankheitsbildern liefern. Bei sporadischen Erkrankungen versagen jedoch alle die genannten Methoden. In diesen Fällen kann nun der Nachweis eines bestimmten Virus im Liquor cerebrospinalis einen ganz wesentlichen Beitrag zur Klärung der Aetiologie erbringen. Es ist dabei allerdings zu bedenken, daß, abgesehen von den technischen Schwierigkeiten und den bei Entnahme und Versand des Materials zu beachtenden Kautelen, der Virusnachweis im Liquor prinzipiell nur in einem bestimmten, nicht allzu hohen Prozentsatz zu erwarten ist (maximal bei etwa 33% der lege artis untersuchten Fälle). Auch bestehen zwischen den einzelnen Virusarten beträchtliche Unterschiede hinsichtlich der Wahrscheinlichkeit, mit der eine Virusisolierung aus dem Liquor zu erwarten ist. Man wird daher ganz im allgemeinen einem negativen Virusbefund im Liquor keinen besonderen diagnostischen, d. h. ausschließenden, Wert beimessen dürfen. Der positive Virusnachweis im Liquor besitzt demgegenüber sehr starken Aussagewert.

Es gibt nun auch neuropathogene Virusarten, die praktisch nur im Stadium der Viraemie bzw. der Organmanifestation aus dem Blut bzw. aus dem Liquor gezüchtet werden können. Hierher gehören vor allem die durch In-

sekten übertragenen Encephalitiserreger, die sogenannten Arboviren (arthro-
pod-borne viruses). Bei zentralnervösen Erkrankungen, die durch diese Virusarten hervorgerufen sind, wird zwar im allgemeinen eine befriedigend
sichere Diagnose mittels serologischer Methoden (Komplementbindung,
Neutralisationstest, Hämagglutinations-Hemmtest) möglich sein. In bestimmten Fällen wird jedoch der Virologe oder der Epidemiologe daran interessiert
sein, den Erreger selbst züchten zu können, um an ihm subtilere serologische,
biologische oder biochemische Untersuchungen ausführen zu können. In allen
diesen Fällen wird man am ehesten durch im richtigen Zeitpunkt und kunst-
gerecht vorgenommene Liquoruntersuchungen Aussicht haben, den Erreger
selbst gewinnen zu können.

Wird aus einem der erwähnten Gründe der Virusnachweis im Liquor
angestrebt, so ist zu bedenken, daß die Kultur auch an sich leicht zu propa-
gierender Viren, wie z. B. der Adeno- oder Enteroviren, aus dem Liquor
cerebrospinalis nur unter bestimmten Kautelen Aussicht auf Erfolg hat. Entscheidend ist vor allem der Zeitpunkt der Probenentnahme. In der weitaus
überwiegenden Mehrzahl der Fälle ist das betreffende Virus nur während
einiger weniger Tage im Liquor nachweisbar, und zwar meist nur während
der ersten zwei bis maximal vier Krankheitstage. Es ist auch daran zu
denken, daß der Höhepunkt der Virusvermehrung in den Zellen des Zentralnervensystems oft schon erreicht oder sogar überschritten ist, wenn die ersten
deutlichen neurologischen Symptome auftreten. Ein sehr beträchtlicher Teil
der frustranen Virusisolierungsversuche aus dem Liquor ist sicherlich auf den
ungeeigneten bzw. ungünstigen Zeitpunkt der Probenentnahme zurückzuführen. Gar nicht selten ist sogar zum Zeitpunkt der Krankenhausaufnahme
des Patienten der günstigste Moment für die Virusisolierung aus dem Liquor
schon vorbei. Neben der Wahl des richtigen Zeitpunktes für die Probenentnahme ist die Art der Gewinnung der Liquorprobe und ihrer Behandlung
bis zu ihrer Verarbeitung im Laboratorium von entscheidender Bedeutung
für die Erfolgsaussichten der Methode. Es ist zu bedenken, daß die gesuchten
Viren meistens nur in sehr geringer Konzentration im Liquor vorhanden sind
und daß der Liquor selbst, zumindest außerhalb des Organismus, ein recht
ungünstiges Medium für die Konservierung der verschiedenen Virusarten
darstellt. Da die Verimpfung auf verschiedene Zellkulturen einen wesentlichen Teil jedes Virusisolierungsversuches darstellt, ist auch die außerordent-
liche Empfindlichkeit dieser Kulturen gegenüber verschiedenen Stoffen, wie
Desinfektionsmittel, Teerprodukten usw., besonders zu beachten. Zur Entnahme und zum Auffangen des Liquors dürfen nur vollkommen reine,
trockene, sterile und von Desinfektionsmittelresten freie Geräte benützt
werden. Mit Watteverschlüssen sterilisierte Glasgefäße sind vollkommen ungeeignet, da auch schon bei geringfügiger Überhitzung Spuren von flüchtigen
Stoffen sich an der Glaswand niederschlagen können, die für die meisten
Arten von Zellkulturen deletär sind. Ebenso können Spuren von Desinfek-

tionsmitteln, die zur Hautdesinfektion an der Einstichstelle verwendet wurden, im Liquor zu irreversiblen Schädigungen der verwendeten Zellkulturen und damit zum Versagen der Isolierungsmethode führen. Besonders wichtig ist es auch, die Liquorprobe vom Moment der Entnahme bis zur Verarbeitung im Laboratorium möglichst kühl zu halten. Unbedingt erforderlich ist eine Kühlung auf 0 bis $+4^0$. Auch bei nur kurz dauerndem Transport (etwa $^1/_2$ Stunde) ist Kühlung auf Kühlschranktemperatur unerläßlich, sollen die Erfolgsaussichten nicht ganz wesentlich herabgemindert werden. Wo immer möglich, sollte der Liquor sofort nach der Entnahme tiefgefroren werden, und zwar zum mindesten auf Temperatur unter $— 20^0$, besser auf $— 70^0$. Letztere Temperaturen sind in rationeller Weise nur durch Verbringen des Materials in Trockeneis zu erreichen. Dabei ist zu bedenken, daß durch Lösung des verdampfenden Kohlendioxyds eine starke Depression des p_H bewirkt wird, die für die meisten Virusarten letal ist. Es muß daher Material, das in Trockeneis versandt werden soll, unbedingt luftdicht verschlossen sein (Zuschmelzen der Ampulle, wobei das Material selbst nicht wesentlich erwärmt werden darf). Sehr wichtig ist auch die Konstanz der Temperatur während des gesamten Transportes. Es ist wesentlich besser, das Material, wenn es nicht länger als einige Stunden unterwegs ist, konstant bei $+4^0$ zu halten, als es auf etwa $— 20^0$ einzufrieren und dann langsam auftauen zu lassen.

Aus dem Gesagten ergibt sich, daß die Aussicht, aus einer mit der Post versandten Liquorprobe noch ein Virus züchten zu können, minimal ist.

Auch bei Einhalten aller Kautelen sind gewisse Virusarten, wie z. B. das Poliovirus, so gut wie nie aus dem Liquor cerebrospinalis zu züchten. Aus eigener Erfahrung kann dazu ein sehr instruktives Beispiel geboten werden: von einem Patienten mit paralytischer Poliomyelitis wurden in der ersten Krankheitswoche mehrere Liquorproben, die lege artis gewonnen und transportiert worden waren, ohne Erfolg auf Polioviren untersucht. Der Patient kam etwa drei Wochen später ad exitum. Aus Stückchen Hirn- und Rückenmarksgewebe, die bei der Obduktion gewonnen worden waren, konnte ohne besondere Schwierigkeiten Poliovirus vom Typ I isoliert werden. Dieser Fall zeigt besonders anschaulich, daß das Poliovirus entweder selbst bei ausgedehntem Befall der Zellen des Zentralnervensystems, im Liquor nur in minimalen Mengen vorhanden ist, oder daß es in diesem Milieu nicht lange kultivierbar bleibt. Demgegenüber sind gewisse andere Enterovirusarten, wie bestimmte ECHO-Viren sowie gewisse Coxsackievirustypen relativ leicht aus dem Liquor zu isolieren. Es gibt aber auch bei diesen Virusarten zwischen den verschiedenen Serotypen und selbst innerhalb eines Serotyps zwischen aus verschiedenen Epidemien oder Endemien isolierten Stämmen beträchtliche Unterschiede.

Angesichts der kurz umrissenen Schwierigkeiten, die dem Erfolg eines Virusisolierungsversuches aus dem Liquor entgegenstehen, erscheint es selbstverständlich, daß ein solcher Versuch möglichst nur in enger Zusammenarbeit zwischen Kliniker und Virologen unternommen werden sollte, dies um so mehr, als die anzuwendenden Methoden sehr aufwendig sind, nicht nur in finanzieller Hinsicht, sondern vor allem auch betreffend die ohnehin knappe und meist nur im ungenügenden Umfange verfügbare Arbeitszeit und Arbeitskraft geschulten virologischen Personals. Eine sorgfältig erhobene individuelle und epidemiologische Anamnese kann in vielen Fällen dem Virologen schon helfen, gewisse Untersuchungsverfahren von vornherein auszuscheiden und damit den Aufwand auf ein erträglicheres Maß zu reduzieren. Es ist das Ziel dieser Ausführungen, zu einer Intensivierung der Zusammenarbeit zwischen Kliniker und Virologen und damit zu einem rationelleren und erfolgreicheren Einsatz der virologischen Methoden im Dienst der Klinik, der Epidemiologie und der Prophylaxe beizutragen.

Laboratoire de Neurochimie, Service de Neurologie, Institut Bunge,
Berchem - Anvers

Elektrophoretische und chromatographische Untersuchung des Liquor cerebrospinalis

Von

A. Lowenthal

Mit 6 Textabbildungen

Bei der Erstellung dieses Referates standen wir vor der Wahl, über die gesamte Biochemie des Liquor cerebrospinalis (LCSp) zu berichten oder uns auf eine kleine Zahl von Problemen zu beschränken. Es schien uns unmöglich, im vorliegenden Referat eine Gesamtübersicht der Biochemie des LCSp zu geben. Wir halten es für interessant, eine zusammenfassende Darstellung der im Laufe der letzten Jahre in unserem Laboratorium erhobenen Beobachtungen und Befunde zu geben, über die bereits in mehreren gesonderten Publikationen berichtet wurde. Wir werden daher zunächst über die Protein-Elektrophorese sowie über die Elektrophorese der Lactat-Dehydrogenase (LDH) berichten, ferner erste Resultate von chromatographischen Untersuchungen der Aminosäuren vorlegen und abschließend über dünnschichtchromatographische Untersuchungen der Lipide im LCSp berichten. Eine Reihe von wichtigen und interessanten Problemen der Biochemie des LCSp muß daher im Rahmen dieses Referates unberücksichtigt bleiben, wofür wir im voraus um Entschuldigung bitten.

I. Elektrophoretische Untersuchungen der Liquorproteine

Wir verwenden die Papierelektrophorese der Liquorproteine seit dem Jahre 1954. Es sei nur kurz daran erinnert, daß diese Methode die Merkmale des normalen Liquors sowie zweier Typen von pathologischen Abweichungen aufzudecken gestattet: a) die Vermehrung der γ-Globuline in Liquores mit normalem oder vermehrtem Gesamtproteingehalt; b) die Anwesenheit von bereits im Serum oder Harn nachgewiesenen Paraproteinen im LCSp. Zur genaueren Aufklärung der mittels der Papierelektrophorese erhobenen Anomalien, untersuchten wir mehr als 3000 Liquores mit der Agargel-Elektrophorese (Lowenthal). Diese Untersuchungen gestatten folgende zusammenfassende Feststellungen: 1. Es gibt zwei Typen von Vermehrung der γ-Globuline: ein Anstieg der Globuline in diffuser Form, welche ein den Verhältnissen des Serums ähnliches Bild gibt (Abb. 1). Eine solche Vermehrung kann beim Guillain-Barréeschen Syndrom, bei meningitischen Syndromen sowie bei Tumor-Syndromen nachgewiesen werden. Bei anderen Fällen stellt sich die γ-Globuline in fraktionierter Form dar: sie ist bei der multiplen Sklerose, bei subakuter sklerosierender Leukoencephalitis (SSLE) sowie bei der Neurosyphilis nachweisbar und besteht möglicherweise auch bei anderen seltenen neurologischen Syndromen (Abb. 2). Das Maß der relativen Geschwindigkeit sowie der relativen Konzentration gestattet eine Differenzierung der γ-Globulinvermehrung bei diesen drei Erkrankungen. Die relative Geschwindigkeit der bei der Neurosyphilis nachgewiesenen Liquorfraktionen scheint wesentlich größer als jene bei multipler Sklerose. Die langsamsten Fraktionen werden bei der SSLE gefunden. Es ist unzweifelhaft, daß die Agargel-Elektrophorese wesentlich genauere diagnostische Schlüsse als die Papierelektrophorese gestattet. Wir dürfen hier noch hinzufügen, daß die γ-Globulinfraktionen bei der SSLE mit Hilfe der gleichen Methode auch in den Serumproteinen nachgewiesen werden konnten (Abb. 3). Damit wurde unserer Meinung nach erstmals bei einer neurologischen Erkrankung des Menschen eine Serum-Proteinanomalie nachgewiesen. 2. Im Band der α-Globuline gestattet die Agargel-Elektrophorese den Nachweis einer Vermehrung der α-Globuline und insbesondere der raschen α-Globuline (Abb. 4). Diese Vermehrung scheint von Serumveränderungen unabhängig. Sie werden dort nachgewiesen, wo eine Parenchymläsion des ZNS besteht, sei es durch Anoxie, wie beispielsweise nach einem Gehirnschlag, sei es durch Vergiftungen oder sogar im Verlaufe eines Schubes der multiplen Sklerose. 3. Ein letzter Modifikationstyp wurde im Bereich der β-Globuline nachgewiesen. Es handelt sich um Veränderungen des β-τ-Globulinquotienten. Bei Hirntumoren steigt dieser Quotient durch Abnahme der τ-Globuline. Das Pherogrammbild in dieser Region nähert sich jenem des Serumpherogramms. Bei chronischen Entzündungsprozessen, wie bei der Lepra (Abb. 5), bei Trypanosomiasis, Neurosyphilis und SSLE ist der β-τ-Quotient durch Anstieg des τ-Globulingehaltes herabgesetzt. Die Bedeutung dieser Befunde ist noch nicht restlos abgeklärt. Es sei in diesem Zusammenhang auf die Arbeiten über die Veränderungen der Geschwindigkeit der β-Globuline durch Einwirkung der Neuraminidase hingewiesen (Laterre). 4. Es ist bekannt, daß die Agargel-Elektrophorese anderseits den Nachweis von Paraproteinen im LCSp bestätigt hat.

Aus der Erfahrung an einer größeren Anzahl von Pherogrammen, über die wir kürzlich zusammenfassend berichteten (Lowenthal), erhebt sich die Frage nach der Zukunft der Agargel-Elektrophorese des LCSp. Wir glauben, daß die Grenze der Leistungsfähigkeit dieser Methode bereits erreicht ist. Durch den Nachweis von Anomalien bei speziellen neurologischen Syn-

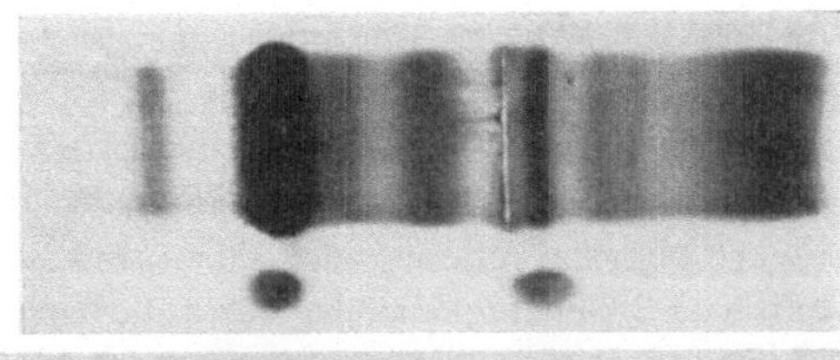

Abb. 1. Agargel-Elektrophero-
gramm der Liquorproteine mit
diffuser Vermehrung der γ-Glo-
buline.

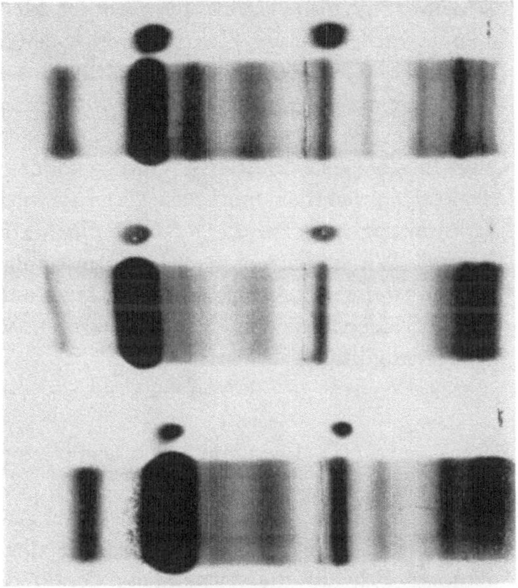

Abb. 2. Agargel-Elektrophero-
gramm der Liquorproteine mit
Vermehrung und Fraktionierung der γ-Globuline.

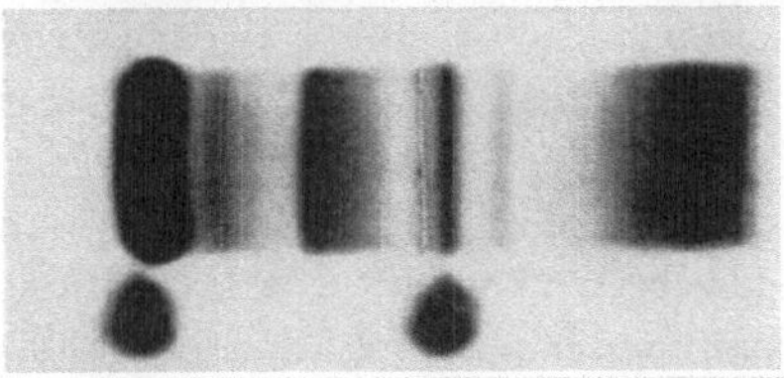

Abb. 3. Agargel-Elektrophero-
gramm der Serumproteine mit
Fraktionierung der γ-Globuline
bei subakuter sklerosierender
Leukoencephalitis.

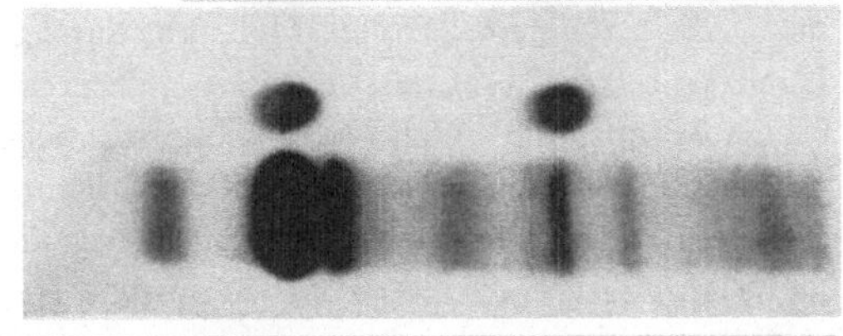

Abb. 4. Agargel-Elektrophero-
gramm der Liquorproteine mit
Zunahme der schnellen α-Glo-
buline.

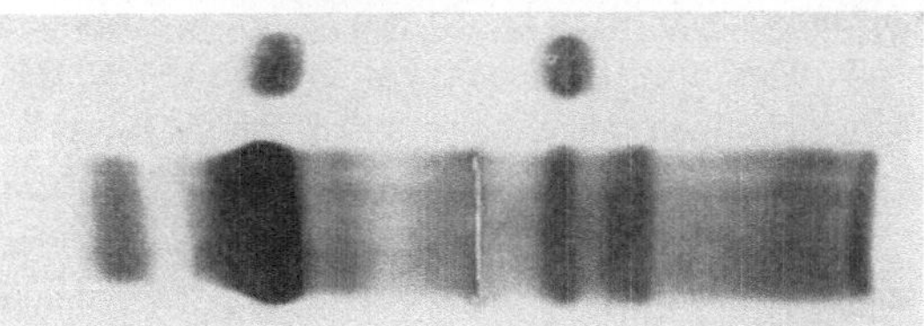

Abb. 5. Agargel-Elektrophero-
gramm der Liquorproteine mit
relativer Zunahme der τ-Glo-
bulinkonzentration.

dromen sowie durch Reproduktionen der gewonnenen Resultate und deren sorgfältige Nachprüfung könnte man vielleicht ihre Indikationsstellung noch erweitern. Um weitere Fortschritte zu erzielen, müssen jedoch andere Methoden angewandt werden, entweder durch Modifikation der Agargel-Elektrophorese-Technik oder durch Ausbau und Verfeinerung ihrer Sensibilität und Genauigkeit oder durch die Verwendung anderer Elektrophorese-Milieus (z. B. Akrylamid), ferner durch Heranziehung andersartiger Methoden, etwa der Immun-Elektrophorese oder der Sephadex-Säulen-Trennungsmethoden. Ich möchte in diesem Zusammenhang nur daran erinnern, daß mittels immun-elektrophoretischer Methoden sowie spezifischen Antisera die Heterogenität der γ-Globuline bei der multiplen Sklerose und bei der SSLE von DENCKER nachgewiesen werden konnte, und daß man mittels Sammelfraktionen bei der multiplen Sklerose und Neurosyphilis eine für diese Erkrankungen spezifische γ-2-Globulinfraktion aufzeigen konnte (TOURTELLOTTE). Wir finden uns damit wieder einmal vor einem Bereich, das seit 15 Jahren weitgehend durchforscht wurde und auf welchem die Fortschritte unserer Kenntnisse sehr erheblich waren. Wir sind jedoch noch lange von einem endgültigen Ziel entfernt.

II. Enzymelektrophorese der LDH

Die Ergebnisse der Enzymuntersuchungen des LCSp sind im allgemeinen recht enttäuschend. Das erklärt sich vor allem daraus, daß die Mehrzahl der Autoren sich auf die Anwendung der in der inneren Medizin zur Untersuchung des Serums verwendeten Methoden beschränkte und diese auf die Liquoruntersuchung übertrug. Spezifische neurologische Untersuchungsmethoden wurden bisher nur in sehr geringem Ausmaße angewandt. So könnte etwa die Untersuchung der Glycuronidase, die besonders reichlich im Gliagewebe vorkommt, neue Indikationen und eine Verbesserung der Diagnostik bestimmter neurologischer Erkrankungen ermöglichen. Sie wurde jedoch bisher nicht in einem großen Maßstab durchgeführt. Die Untersuchung der Isoenzyme der LDH, die wir seit mehreren Jahren durchführen, bestätigt diesen Standpunkt. Wenn auch die gewonnenen Ergebnisse nicht gerade enttäuschen, so bleibt doch zu berücksichtigen, daß dieses Enzym bei einer großen Anzahl von Erkrankungen Abweichungen zeigt, so daß sich daraus keine eindeutigen Schlüsse ziehen lassen. Aus den uns verfügbaren Untersuchungsergebnissen lassen sich folgende Schlüsse ziehen:

1. Das normale Isoenzymogramm der LDH des LCSp zeigt quantitative Abweichungen gegenüber jenen des Serums durch Überwiegen der ersten Fraktion, während im Serum die zweite Fraktion hervortritt.

2. Das pathologische Isoenzymogramm des LCSp kann in zwei verschiedenen Formen auftreten: a) Anstieg der langsamen, insbesondere der

5. Fraktion sowie auch der 4. Fraktion, unter anderem bei lymphocytären Meningitiden sowie bei Hirnmetastasen; b) Überwiegen der 2. Fraktion, d. h. weitgehende Annäherung an das Serumbild, was wir unter anderem bei Hydrocephalus beobachten konnten.

3. Überwiegen der 2., 3. und auch der 4. Fraktion bei Kindern und Neugeborenen zur Zeit der Geburt. Die Konzentration der einzelnen Fraktionen zeigt allmähliche Annäherung an die Normalwerte des Erwachsenen (Tab. 1), erreicht diese jedoch erst nach einigen Monaten der postnatalen Entwicklung. Im Serum ist die quantitative Verteilung der Isoenzyme der LDH gleichfalls nicht normal, insbesondere bei Frühgeburten. Sie normalisieren sich sowohl bei Früh- als auch bei Reifgeborenen nach Ablauf von 10—14 Tagen. Der LCSp zeigt somit in diesem Bereich eine deutliche Retardation gegenüber dem Serum. Wenn wir berücksichtigen, daß im ZNS die Reifung der LDH noch später vor sich geht, so verstehen wir, daß das Interesse an Vergleichsuntersuchungen der LDH im Liquor und im Serum zur Feststellung des Reifungszustandes des ZNS begründet ist.

Tabelle 1. *Mittelwerte nach wahrem Alter (fetales + postfetales Alter)*

	Zahl der Fälle	I	II	III	IV	V
7— 8 Monate	5	28,6	40,6	28,3	2,7	0,1
8— 9 Monate	3	29,9	31,7	30,3	7,1	0,8
9—10 Monate	3	28,5	33,1	30,3	6,9	0,5
10—11 Monate	1	31,4	34,1	21,4	11,5	1,6
11—15 Monate	1	34,3	33,0	29,6	3,1	0

III. Säulenchromatographie von Aminosäuren

Durch Anwendung einer automatischen Apparatur können wir heute auf 2—3 ml Liquor 20—30 verschiedene Aminosäuren unterscheiden (VAN SANDE). Die Auswertung der Ergebnisse ist noch mit verschiedenen technischen Schwierigkeiten behaftet, weil die normalen Mittelwerte im Schrifttum noch weitgehend schwanken. Aus unseren eigenen Untersuchungsergebnissen können wir folgende praktische Schlüsse ziehen: 1. Im normalen Liquor finden wir niemals γ-Amino-Buttersäure. 2. Aethanol-Amin findet sich regelmäßig im Liquor, besonders bei MS-Kranken. 3. Wir konnten Vergleichsuntersuchungen des Phenylalaningehaltes im Serum, Harn und Liquor in drei Fällen von Phenylbrenztraubensäure-Schwachsinn durchführen (Abb. 6). Daraus ergaben sich folgende drei Tatsachen: a) nach zwei- bis dreimonatiger Phenylalaninmangeldiät kam es zu einem leichten Anstieg des Phenylalaningehaltes in allen drei Fällen, um wieder rasch auf die früheren Werte abzufallen; b) die Abnahme der relativen Phenylalaninkonzentration im LCSp ist geringer als im Serum und im Harn. Die Liquorwerte zeigen eine raschere Stabilisierung; c) bei dem jüngsten der beobachteten Kinder kam es zu einer Normalisierung des Phenylalaninwertes. Bei den älteren Kindern, bei denen die Behandlung später einsetzte, erreichten die Phenylalaninwerte niemals die Norm und blieben im Liquor deutlich erhöht.

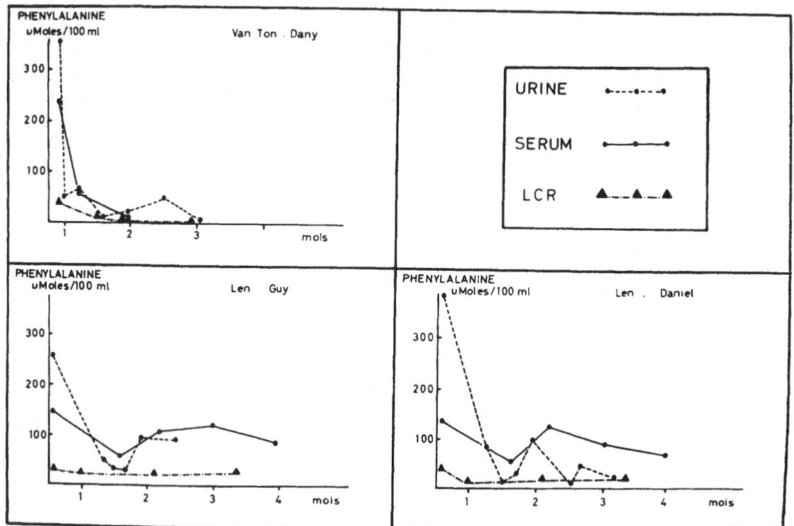

Abb. 6. Phenylalaningehalt von Serum, Harn und Liquor bei drei Fällen von Phenylketonurie.

IV. Dünnschichtchromatographie von Cholesterin und Cholesterinestern im LCSp

Die Problematik der Untersuchungen der Liquorlipide ist noch umstritten. Einige Arbeiten konnten Anomalien bei Lipidosen aufzeigen. Die Mehrzahl der bisher gewonnenen Untersuchungsergebnisse zeigt noch stark divergierende Befunde. Eine beachtliche Anzahl von Arbeiten ist den Untersuchungen des Cholesterins und seiner Ester gewidmet. Die Hypothese, daß bei Entmarkungsprozessen der Cholesterinestergehalt zunimmt und möglicherweise ein Indikator für die Schwere der Entmarkungsvorgänge darstellen könnte, wurde verteidigt. Die Dünnschichtchromatographie ermöglicht uns eine Untersuchung einer großen Anzahl von Liquores mit semiquantitativer Bestimmung. Wir können bisher sagen, daß sich Cholesterin und Cholesterinester in allen Liquores nachweisen lassen. Die quantitative Bestimmung gestattet eine

Feststellung der Relativkonzentrationen von Cholesterin und Cholesterinester. Sie ist im normalen Liquor, im Liquor von MS-Kranken und Patienten mit Neurosyphilis gleich (VAN SANDE). Es erscheint daher noch unmöglich, beim gegenwärtigen Stand der Untersuchungen diese Methode für praktische und klinische Untersuchungen anzuwenden.

Diese sehr subjektive Übersicht zeigt, daß sich die Mehrzahl der Probleme der Biochemie des LCSp in vollem Fluß befindet. Vor 15 Jahren erschien es noch undenkbar, daß man jemals die Liquorproteine elektrophoretisch untersuchen würde. Heute können wir mit weniger als 10 ml Liquor seinen Gesamtproteingehalt, seine Lactatdehydrogenaseaktivität bestimmen, ein Proteinpherogramm und ein Isoenzymogramm der LDH erhalten, mittels Säulenchromatographie die Aminosäure näher bestimmen und mittels der Dünnschichtchromatographie seinen Cholesterin- und Cholesterinestergehalt feststellen. Die Methoden, über deren Ergebnisse wir berichten, haben ihren praktischen Wert in der klinischen Medizin bewiesen. Es sei darauf hingewiesen, daß diese Methoden auch in großem Umfang angewendet werden können und vielleicht noch klarere Ergebnisse zeigen werden. Das war bisher, mit Ausnahme der Proteine und der LDH, nicht möglich gewesen. Es erscheint aber sicher, daß die neuen chromatographischen Methoden erhebliche Fortschritte unserer Kenntnisse der chemischen Zusammensetzung des Liquors cerebrospinalis ermöglichen werden. Inwieweit sich diese biochemischen Erkenntnisse nutzbringend auf die klinische Neurologie und vielleicht auch die Neurophysiologie anwenden lassen, ist noch unklar. Wir sind der Meinung, daß nur der ständige Vergleich der biochemischen Untersuchungsergebnisse mit den klinischen und pathologisch-anatomischen Krankheitsbildern einerseits sowie die Vergleiche der Untersuchungsergebnisse im Liquor mit jenen des Serums, Harns und Nervengewebes, d. h. also nur die Summe dieser Vergleichsuntersuchungen, unsere Erkenntnisse auf dem Gebiet neurologischer Erkrankungen erweitern und schließlich zu praktischen und vielleicht auch therapeutisch anwendbaren Schlüssen führen werden. Das ist das Ziel der Tätigkeit in unserem Laboratorium, von der wir hier einige Beispiele zu geben uns gestattet haben.

Zusammenfassung

Die agargel-elektrophoretischen Untersuchungen von 3000 Liquorpherogrammen führten zu der Feststellung, daß der Anstieg der γ-Globuline in Form einer diffusen und einer fraktionierten Zunahme erfolgen kann. Die bei dieser letzten Gruppe gefundenen Fraktionen unterscheiden sich untereinander durch ihre relative Geschwindigkeit und ermöglichen damit eine differentialdiagnostische Auswertung. Eine Vermehrung der raschen α-Globuline fand sich bei zahlreichen Fällen mit Läsion des nervösen Parenchyms; Veränderungen des β-τ-Globulinquotienten gestatten eine Unterscheidung von Tumorsyndromen mit Zunahme dieses Quotienten von chronischen Entzündungssyndromen mit Verminderung dieses Quotienten. Die Isoenzymogramme der Lactatdehydrogenase (LDH) sind differentialdiagnostisch verhältnismäßig wenig verwertbar, können aber wertvolle Hinweise auf den Reifungszustand des ZNS geben. Die säulenchromatographische Analyse der Aminosäuren im Liquor zeigt, daß die Veränderungen des Aminosäurengehaltes in Serum, Harn und Liquor nicht parallel laufen. Die Untersuchung des Cholesterin- und Cholesterinestergehaltes mittels der Dünnschichtchromatographie zeigte keine charakteristischen Unterschiede zwischen multipler Sklerose und Neurosyphilis. Cholesterinester sind in allen Liquores nachweisbar.

Diskussion

STEFFEN: Zu den schönen agarelektrophoretischen Untersuchungen mit Differenzierung der γ-Globuline möchte ich fragen, ob Sie auch immunochemische Spezifikationen des γ-Globulins vorgenommen haben? Es gibt bekanntlich 3 Typen — γ-1, γ-1-n und die von HEEREMANS gefundene Fraktion von γ-1-a oder β-2-a oder γ-1-n nach anderer Nomenklatur und Untersuchungen von KUNKEL, AUGUSTIN und STANWORTH haben gezeigt, daß die Fraktion β-2-a insbesondere Reagineigenschaft besitzt. Es wäre interessant zu wissen, ob die von Ihnen gefundenen Fraktionen diesen Fraktionen γ-1, γ-1-n und γ-2-a identisch sind bzw. ihnen zugehören und ob allenfalls die Fraktion β-2-a im Liquor festzustellen ist. Alle Reagine konnten bisher nur physikalisch-chemischen Eigenschaften zugeordnet werden. Wenn man diese Fraktion im Liquor fände, könnte man an einen reaginähnlichen Antikörper denken, der einmal dort auftreten muß. Es muß das γ-Globulin natürlich nicht das Reagin sein; es *könnte* es sein. Wäre es nicht vorhanden, so wäre ein reaginischer Antikörper auszuschließen.

BAUER: Gibt es im Agarpherogramm eine Bande, die den Reaginen entsprechen könnte? Es ist nicht bekannt, aber es bestehen Hinweise auf den Nachweis einer feinen Präzipitationslinie im Liquor (B_1C von MÜLLER-EHRARD), die dem G 3 entspricht. Daher besteht prinzipiell die Möglichkeit eines Nachweises.

LOWENTHAL: Die durch Agargel-Elektrophorese und Immunelektrophorese identifizierten Fraktionen lassen sich nur schwer vergleichen. Die Mobilität der letzteren kann nicht mit genügender Genauigkeit festgestellt werden. Es ist daher ohne verfügbares spezifisches Antiserum schwierig zu entscheiden, welches tatsächlich genau die γ-Globuline der SSLE sind.

KOLÁŘ: 1. Bei der Leukoencephalitis kann im anodischen Teil der 7-S-γ-Globuline eine Vermehrung der Fraktion bestehen. Es ist dabei die Frage, ob sich dieses Gebiet der Immunelektrophorese nicht mit den Werten der α-Globuline der Agarelektrophorese deckt.

2. Es erhebt sich die Frage, ob sich die Änderungen der Zahl der Fraktionen von γ-Globulinen im Liquor der Patienten mit Leukoencephalitis für prognostische Zwecke verwenden lassen könnten.

3. Im Verlauf der Leukoencephalitis kann man die Schwankungen der sauren Phosphatasen (Bestimmung nach KING-ARMSTRONG) und der Glykoproteine feststellen. Ich möchte fragen, ob Herr LOWENTHAL ähnliche Erfahrungen gemacht hat.

LOWENTHAL: Im Liquor bei SSLE ist der Gehalt an α-Globulinen gering und kann nicht mit den γ-Globulinen verglichen werden. Die Agargel-Elektrophorese gestattet die Identifikation von acht γ-Globulinen. Ihre Konzentration ist bei der SSLE deutlich erhöht. Das Auftreten dieser γ-Globuline gestattet allerdings bisher noch keine Erklärung bestimmter pathophysiologischer Phänomene oder genauerer prognostischer Aussagen. Die γ-Globuline bei der SSLE sind reich an Glykoproteinen, was bei den γ-Globulinen des normalen LCSp nicht der Fall ist.

HOFMANN: Fragt nach Bestimmung der .LDH-Isoenzyme bei Oligophrenia phenylpyruvica. LDH ist bei Ausscheidung pathologischer Produkte wesentlich. Die Ausscheidungswerte sind oft bis zu sechs Wochen nach der Geburt normal.

LOWENTHAL: Die Untersuchung der Isoenzyme der LDH im Serum und Liquor bei Phenylketonurie zeigen normale Ergebnisse.

BAUER: Zu den LDH-Isoenzymen möchte ich sagen, daß bei unseren Enzymelektrophoresen die Fraktionen 4/5 bei malignen Tumoren, Glioblastomen und Karcinommetastasen vermehrt waren. Kann Herr LOWENTHAL diese Befunde bestätigen?

LOWENTHAL: Bei malignen Tumoren (Glioblastome und Metastasen) ist die 5. Fraktion der LDH erhöht. Im LCSp findet man häufig ähnliche Zeichen.

Aus der Psychiatrisch-Neurologischen Universitätsklinik Wien
(Vorstand: Professor Dr. Hans Hoff)

Über Aminosäurebestimmungen in Serum und Liquor bei extrapyramidalen Krankheitsbildern

Von

F. Gerstenbrand

Mit 1 Textabbildung

Erst in den letzten Jahren ist es gelungen, bei einigen neurologischen Krankheitsbildern Stoffwechselstörungen bestimmter Art festzustellen. Als klassisches Beispiel für eine derartige Erkrankung gilt die Oligophrenia phenylpyruvica.

Besonderes Interesse kommt den Aminosäuren als Endprodukte eines Stoffwechseldefektes zu. Pathologische Aminosäureausscheidungen ließen sich bereits bei einigen neurologischen Erkrankungen feststellen.

Ein weiterer Grund für das Interesse am Aminosäurestoffwechsel sind die Untersuchungsergebnisse von Hornykiewicz und Mitarbeitern über den Katecholaminstoffwechsel beim Parkinsonsyndrom und die sich daraus ergebenden therapeutischen Konsequenzen.

Die Bedeutung der biogenen Amine für das extrapyramidale System ist heute erwiesen und die Katecholaminverabreichung bzw. die Blockierung des Stoffwechsels bereits in die Therapie extrapyramidaler Erkrankungen eingebaut.

Wie aus der Aufbaureihe des Dopamins, das die zentrale Funktionsposition im extrapyramidalen System einzunehmen scheint, hervorgeht, besteht eine enge Verflechtung des Dopamins zu den Stoffwechselkreisen der Aminosäuren, vor allem zum Tyrosin und Phenylalanin.

Nach dem heutigen Wissen kommen den Aminosäuren verschiedene Aufgaben zu. Ein großer Teil der Aminosäuren dürfte einem Pool angehören, der einerseits Aminosäuren für den Umsatz der Hirnproteine, andererseits für Energiegewinnung bereitstellt. Die Umsatzrate der Hirnproteine ist sehr hoch. Wie sich aus verschiedenen Versuchen ergab, sind Aminosäuren in den Energiestoffwechsel des Gehirns miteinbezogen und es spielt der oxydative Abbau der Aminosäuren eine große Rolle.

Die freien Aminosäuren des Zentralnervensystems haben verschiedene Funktionen, die nur zum Teil bekannt sind. So dienen Glutaminsäure, eventuell auch Asparagin, Glutamin, Arginin, Ornitin, Lysin unter anderem zur Ammoniakentgiftung. Vermutlich werden dabei die Hauptmengen des NH_3 von der Glutaminsäure als Glutamin gebunden und ins Plasma abgegeben. Ferner ist nach Tower bekannt, daß die γ-Aminobuttersäure und eventuell auch die Glutaminsäure katalytische Funktionen besitzen. Die größte Bedeutung der aromatischen Aminosäuren, wie des Tyrosins und Phenylalanins, scheint aber darin zu bestehen, daß diese Substanzen Ausgangsmaterial für die Katecholaminsynthese sind, wie dies unter anderem auch Nilova behauptet.

Unser Interesse für die Aminosäuren hat sich zunächst dem Parkinsonsyndrom zugewendet.

Der Nachweis von Stoffwechseldefekten im Zentralnervensystem ist äußerst schwierig. Wie sich aus den zahlreichen Untersuchungen von Blut und Harn ergibt, sind nur selten spezifische Veränderungen in diesen Medien feststellbar. Eine Entnahme von nativem Gehirnmaterial kann nur in Ausnahmsfällen erfolgen. Am ehesten scheint daher die Untersuchung des Liquors eine Möglichkeit zu bieten, Einblick in die Stoffwechselverhältnisse des Gehirns zu gewinnen.

Die Interpretation von Untersuchungsbefunden der Aminosäurekonzentration im Liquor ist nicht unproblematisch. Zunächst darf Liquor nicht mit dem übrigen Zentralnervensystem gleichgesetzt werden. Der Liquor selbst ist zum Teil das Produkt einer aktiven Sekretion und nur teilweise das „Abwasser des Gehirns".

Der Übertritt von Aminosäuren aus dem Plasma in den Liquor ist für einige dieser Substanzen leichter möglich, bei anderen, wie z. B. der Glutaminsäure, dem Lysin und Leucin, führt eine Erhöhung des Plasmaspiegels zu keinem Anstieg der Konzentration im Liquor. Aus der Tatsache jedoch, daß der Aminosäuregehalt des Liquors kleiner als der des Serums ist, läßt sich annehmen, daß ein Austausch der Aminosäuren zwischen Serum und Liquor sicherlich erschwert ist. Dies wird durch die Untersuchungen von Wiechert bestätigt, der für zahlreiche Aminosäuren eine Blut-Liquor-Schranke feststellen konnte.

Die Passage zwischen Hirn und Liquor ist demgegenüber weniger behindert. Nach Lajtha und Mitarbeitern ist für den Übertritt von Aminosäuren aus dem Gehirn in den Liquor kein Hindernis vorhanden. Nach Bauer und Mitarbeitern sowie Manery ist die Aminosäurekonzentration des Liquors stark von der des übrigen Zentralnervensystems abhängig.

Es läßt sich daraus folgern, daß ein beträchtlicher Anteil der Liquoraminosäuren in lebhafterem Austausch mit dem ZNS als mit den übrigen Organen steht.

Schließlich ist zu erwähnen, daß das Vorhandensein einer Blut-Hirn-Schranke für Aminosäuren experimentell bewiesen werden konnte. Lajtha und Mitarbeiter stellten fest, daß für den Übertritt von Aminosäuren aus dem Blut in das Gehirn und aus dem Gehirn in das Blut aktive Transport-mechanismen vorhanden sein müssen, die für jede Aminosäure oder zumindest für jede Aminosäure-Gruppe, unabhängig sind.

Aus dem Gesagten ergibt sich, daß ein Teil der Aminosäuren, die im Gehirn vorhanden sind, höchstwahrscheinlich dort selbst gebildet werden und gewisse Rückschlüsse von der Aminosäuren-Konzentration im Liquor auf den Stoffwechsel der Aminosäuren im Gehirn möglich sind.

Unsere Untersuchungen der Aminosäuren im Liquor wurden zunächst an einer Reihe von Parkinson-Patienten durchgeführt. Die Bestimmung erfolgt nach einer von E. Gründig erarbeiteten Methode, womit auch die Normal-durchschnittswerte im Liquor festgestellt wurden.

Die Gesamtmenge der Aminosäuren im Liquor und Serum ist bei Par-kinsonkranken gegenüber den Normalwerten unverändert. Die Zusammen-setzung des Aminosäuren-Spektrums weist jedoch im Liquor eine deutliche Abweichung auf. Es läßt sich aus Tab. 1 erkennen, daß der Glutaminsäure-spiegel weit unter der Grenze der Norm liegt, teilweise nicht nachweisbar

Tabelle 1. *Aminosäurewerte im Liquor bei normalen Kontrollfällen und beim Parkinson-Syndrom, Serum-Tyrosin-Werte*

Parkinson-Syndrom

Angaben in mg%	10 Kontrollfälle	10 Parkinsonfälle
Liquor Gesamtaminosäuren	7,0 —21,8	8,5 —24,2
Glutaminsäure	0,48— 1,32	0 — 0,35
Glykokoll	0,17— 0,67	0,30— 1,16
Serin	0,18— 0,46	0,23— 1,20
Threonin	0,10— 0,33	0,08— 1,0
Cystein	0,07— 0,40	0,22— 0,81
Methionin	0,01— 0,12	0,04— 0,33
Serum-Tyrosin	0,25— 2,3	0,26— 0,81

oder stark vermindert ist. Demgegenüber zeigt das Serum Normalwerte. Eine Reihe von Aminosäuren weisen eine erhöhte Konzentration im Liquor auf, so das Glykokoll, Serin, Threonin, Cystein und Methionin. Die Ergebnisse wurden statistisch mit Hilfe des T-Testes überprüft. Die Konzentration der genannten Aminosäuren im Serum ist demgegenüber normal, mit Ausnahme, daß die Serinwerte eher an der oberen Grenze liegen und der Tyrosingehalt im Serum erniedrigt ist.

Bei Chorea Huntington-Fällen ergab sich interessanterweise in großen Zügen eine ähnliche Situation (Tab. 2). Auch hier ist die Glutaminsäure stark

Tabelle 2. *Aminosäure-Werte im Liquor bei normalen Kontrollfällen und bei Chorea Huntington*

Chorea Huntington

Angaben in mg%	Normalwerte	Chorea Huntington	Durchschnitt	
			normal	Chor. Hunt.
Liquor-Gesamt-AS	7,0 —21,8	7,7 —22,3		
Glutaminsäure	0,48— 1,32	0 — 0,39	0,9	0,19
Glykokoll	0,17— 0,67	0,26— 1,39	0,32	0,81
Threonin	0,10— 0,33	0,25— 0,65	0,21	0,46

vermindert, bis unter die Grenze der Nachweisbarkeit. Threonin, Glykokoll sind auf das Doppelte bis Dreifache erhöht, Serin, Cystein und Methionin zeigen eine leichte Konzentrationserhöhung. Es ergibt sich somit ein dem Parkinsonsyndrom ähnliches Störungsmuster.

Von großem Interesse erscheinen uns die Ergebnisse der Aminosäure-Bestimmung bei medikamentösen Parkinsonbildern, worüber PROSENZ noch genauer berichten wird. Vorweggenommen soll werden, daß bei den durch Phenotiazinkörpern ausgelösten Parkinsonsymptomen sich im Liquor eine analoge Aminosäurekonzentrationsstörung, wie beim organischen Parkinsonsyndrom, feststellen läßt. Dieser Störspiegel ist nach Absetzen des jeweiligen Phenotiazinpräparates völlig reversibel.

Bei der Interpretation dieser Befunde ist folgendes zu sagen: Für die im Liquor aufgefundene Glutaminsäure scheint festzustehen, daß sie im Zentralnervensystem selbst gebildet wird (KAMIN und HANDLER).

Das Fehlen von Glutaminsäuren im Liquor wurde bei verschiedenen neurologischen Erkrankungen festgestellt, die mit einer Schädigung der Zellen des Zentralnervensystems einhergehen. Es kommt also diesem Befund keine sichere spezifische Bedeutung für das Parkinsonsyndrom zu.

Bei der Betrachtung der im Liquor von Parkinsonkranken erhöhten Aminosäuren fällt auf, daß diese im Stoffwechsel leicht ineinander übergehen können (Abb. 1).

Eine Vermehrung dieser Aminosäuren könnte daher eintreten, wenn

1. eine Blockierung der Weiterverarbeitung des Glykokolls entsteht und

2. durch eine vermehrte Umwandlung der C_3-Säuren im Serum.

Die letzte Hypothese würde darauf hindeuten, daß die Verminderung des Glutaminsäurespiegels mit einer Erhöhung der Konzentration der C_3-Aminosäuren im Zusammenhang steht und die Relation der Bildung dieser Stoffe gestört ist.

Für die Störung des Aminosäuren-Spektrums bei der Chorea Huntington müßte grundsätzlich das gleiche Konzept angenommen werden. Seine funktionelle Auswirkung aber erscheint uns heute noch nicht erklärbar.

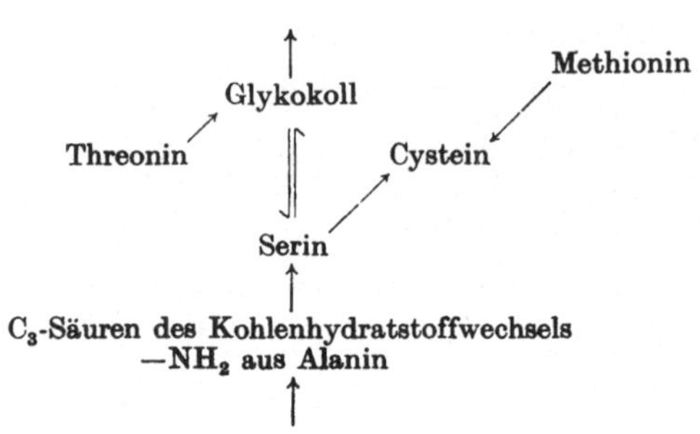

Abb. 1. Schematische Darstellung der Stoffwechselzusammenhänge. C₃-Aminosäuren, die im Liquor des Parkinsonkranken erhöht sind (aus *H. Bruck* et al., Acta Neuropath., 3, 638—644 [1964]).

Die Entstehung des medikamentösen Parkinsonsyndroms ist am ehesten durch die Blockade von Fermentsystemen zu erklären, als deren Folge eine Funktionsstörung im extrapyramidalen System eintritt. Wie weit dabei ein Eingriff in den Dopaminstoffwechsel erfolgt, ist noch nicht zu sagen, Analogieschlüsse zum organischen Parkinsonsyndrom und der dabei nachgewiesenen Störung des Katecholaminstoffwechsels sind aus den Aminosäure-Befunden nicht möglich.

Von großer Bedeutung erscheint jedoch die Tatsache, daß durch Verabreichung eines Medikamentes jederzeit ein Zustandsbild produziert werden kann, das auch stoffwechselmäßig einem echten degenerativen Syndrom des Zentralnervensystems gleicht.

Zusammenfassung

Nach einleitender Besprechung über die Gedankengänge, die zur Untersuchung des Aminosäurespiegels im Liquor und Serum beim Parkinsonsyndrom geführt haben und nach Diskussion über die Schwierigkeiten einer Interpretation von Befunden über den Aminosäurespiegel im Liquor wird festgestellt, daß beim Parkinsonsyndrom ein charakteristischer Störspiegel der Aminosäuren im Liquor vorliegt. Dieser ist durch das praktische Fehlen der Glutaminsäure und eine erhöhte Konzentration einiger C₃-Aminosäuren, wie Glykokoll, Serin usw., gekennzeichnet. Der Aminosäurespiegel im Serum ist demgegenüber bis auf geringe Veränderungen der Serin- und Tyrosin-Werte normal. Bei der Chorea Huntington war nach den bisherigen Untersuchungsergebnissen ein analoger Störspiegel der Aminosäuren im Liquor zu finden. Von besonderem Interesse ist aber die Feststellung, daß beim medikamentösen Parkinsonsyndrom die gleichen Aminosäurenveränderungen wie beim organischen Parkinsonsyndrom vorliegen. Eine Erklärung der Aminosäureveränderungen bei den extrapyramidalen Syndromen ist derzeit in befriedigender Form nicht möglich. Gedankengänge dazu werden skizziert. Die Tatsache, daß durch Medikamente, die wahrscheinlich eine Fermentblockade verursachen, jederzeit ein Zustandsbild ausgelöst werden kann, das klinisch und stoffwechselmäßig Analogien in einem degenerativen Krankheitsbild aufweist, wird hervorgehoben.

Literatur

BAUER, H. und B. BOESCHE: Klin. Wschr. **35**, 511 (1957). — BRUCK, H., F. GERSTENBRAND, E. GRÜNDIG und R. TEUFELMAYR: Acta Neuropath. (Berl.) **3**, 638 (1964). — KAMIN, H. und P. E. HANDLER: J. of Biol. Chem. **188**, 193 (1950). — LAJTHA, A.: Neurochemistry German. ed.: K. A. C. Elliot: J. H. Quastel und J. Pagel, 2. Aufl. Thomas Springfield, Illinois (1960). — LAJTHA, A. und J. TOTH: J. Neurochem. **9**, 199 (1962). — MANERY, J. F.: Biol. ment. health and disease, S. 124 ff, Hoeber, New York (1952). — NILOVA, H. S.: Dokl. Akad. Nauth SSSR **150**, 1161 (1963). — TOWER, D. B.: Symp. III. Int. Kongr. Biochem. Wien 1.—6. Sept. 1958, London, Bergamon Press 1959. — WIECHERT, P.: Acta biol. med. german. **10**, 305 (1963).

Aus der Psychiatrisch-Neurologischen Universitätsklinik Wien
(Vorstand: Professor Dr. Hans HOFF)

Über Veränderungen des Liquor-Aminosäurespektrums bei medikamentöser Belastung

Von

P. Prosenz

Mit 4 Textabbildungen

Soll über medikamentös herbeigeführte Änderungen der Aminosäurekonzentrationen im Liquor berichtet werden, so muß das sogenannte medikamentöse Parkinsonsyndrom, wie es bekanntlich unter der Einwirkung von Neuroleptika, insbesondere von Reserpin, auftreten kann, angeführt werden. Die Gleichsetzung dieses artefiziellen Krankheitsbildes mit dem organisch bedingten Parkinsonsyndrom war und ist noch vielfacher Kritik ausgesetzt.

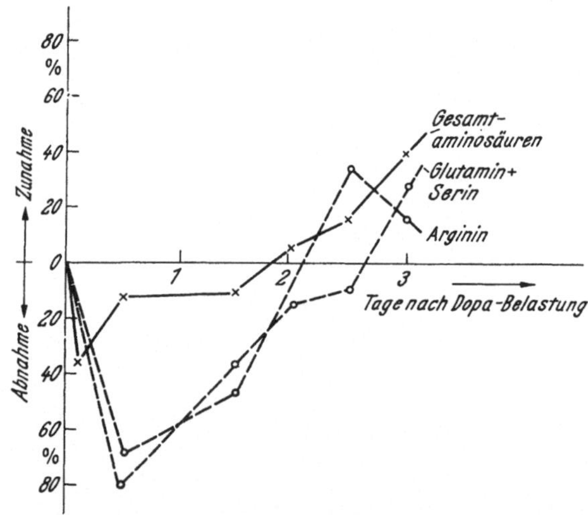

Abb. 1. Die perzentuelle Änderung der Aminosäurekonzentration im Liquor cerebrospinalis bei l-Dopa-Belastung. (Arithmetisches Mittel aus fünf analogen Versuchsreihen, kein Unterschied zwischen Parkinson-Patienten und Kontrollfällen.)

Unsere Liquoruntersuchungen zeigten, daß im Aminosäurespektrum die ganz gleichen Veränderungen wie beim organischen Parkinsonsyndrom vorhanden sind. Und zwar ist die Glutaminsäure nicht oder kaum nachweisbar, Glykokoll ist um 100 bis 200%, Serin um 50% und Threonin und Cystein um ungefähr 100% vermehrt. Kontrollen sechs Wochen nach Absetzen der Neuroleptika zeigten eine Normalisierung des Aminosäurespektrums.

Das Ergebnis dieser Untersuchungen bekräftigt also die Annahme eines gleichen Grundmechanismus beider Krankheitsbilder, wofür auch verschiedene andere Untersuchungen von Birkmayer und Hornykiewicz in letzter Zeit sprechen.

Weitere Untersuchungen waren den Änderungen der Liquoraminosäuren bei Verabreichung von l-Dopa an Parkinsonkranke gewidmet.

Nach Verabreichung von 100 mg l-Dopa i. v. sinkt der Gesamtgehalt der Aminosäuren im Liquor innerhalb der ersten 12 Stunden ab und beginnt dann anzusteigen, so daß die nach 48 Stunden gemessenen Werte höher liegen als vor der Belastung. Im Serum ist ein prinzipiell ähnlicher Effekt zu beobachten. Bei Aufgliederung in einzelne Aminosäuren zeigt sich, daß Glutamin, Serin und Arginin die Bewegungen am extremsten mitmachen und damit aus ihrem normalen Prozentualverhältnis weit herausfallen (Abb. 1).

Vergleiche mit gesunden Probanden ergaben jedoch, daß dieser Effekt nicht für das Parkinsonsyndrom spezifisch ist.

Eine einzige Aminosäure, nämlich das Tyrosin, zeigte einen typischen Kurvenverlauf nur bei Parkinsonkranken.

Der Tyrosinspiegel im Liquor, weniger deutlich auch im Serum, steigt sofort innerhalb der ersten 12 Stunden auf etwa 115% des Ausgangswertes an, sinkt dann langsam wieder ab und erreicht nach 72 Stunden wieder den Ausgangswert. Diese gegenüber den anderen Aminosäuren paradoxe Kurve war nur bei bisher 9 Patienten mit Parkinsonsyndrom nachweisbar (Abb. 2).

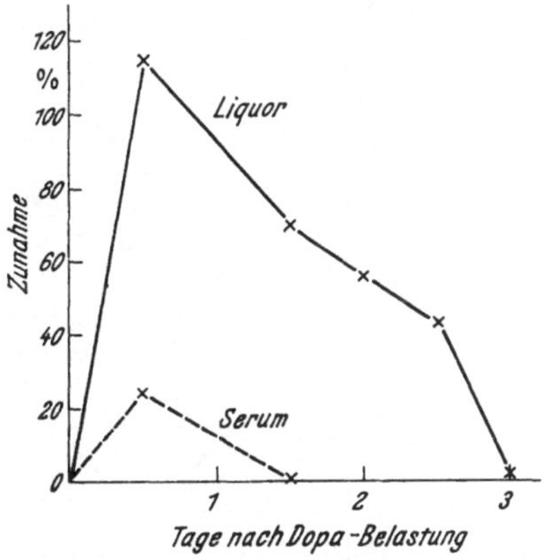

Abb. 2. Die perzentuelle Änderung des Tyrosinspiegels in Liquor und Serum Parkinsonkranker bei l-Dopa-Belastung. (Arithmetisches Mittel aus drei analogen Versuchsreihen, zwei Kontrollfälle zeigten keine signifikante Änderung des Tyrosinspiegels.)

Dopa-Belastung scheint eine unspezifische Aktivierung des gesamten Aminosäurestoffwechsels zu verursachen, wobei der der Applikation zunächst folgende Abfall des Gesamtaminosäurespiegels als Beschleunigung des Umsatzes und der nachfolgende Anstieg als reaktive Steigerung der Synthese aufgefaßt werden könnte. Der paradoxe sofortige Anstieg von Tyrosin könnte dadurch verursacht sein, daß infolge eines beim Parkinsonsyndrom vorhandenen Enzymblockes Tyrosin nicht beschleunigt seine weiteren Stoffwechselstufen durchlaufen kann und infolge des schon anfangs hohen Tyrosin-spiegels kein Anlaß für eine reaktiv gesteigerte Synthese vorhanden ist, weshalb Tyrosin der reaktiven Erhöhung des Gesamtaminosäurespiegels nicht mehr folgt.

Sehr interessant waren Untersuchungen bei Verabreichung von Alpha-Methyl-Dopa an Parkinsonkranke. Alpha-Methyl-Dopa ist im Stoffwechsel inaktiv, besetzt jedoch infolge seiner dem l-Dopa ähnlichen Struktur kompetitiv einen Teil der Dopadecarboxylase bzw. lagert sich kompetitiv in die Dopaminspeicher ein.

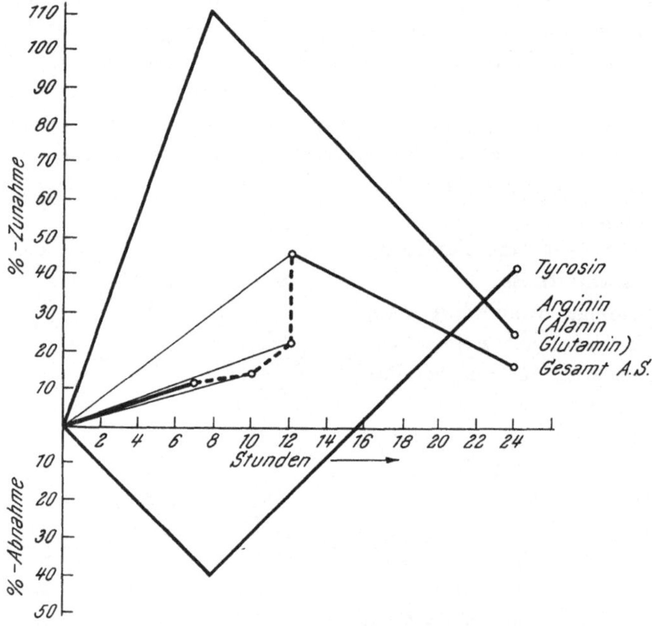

Abb. 3. Konzentrationsänderungen der Gesamtaminosäuren sowie einzelner Aminosäuren im Liquor cerebrospin. bei 4 Patienten mit Parkinsonsyndrom, Abnahme 7, 8, 10, 12 und 24 Stunden nach Verabreichung von 50 mg Alpha-Methyl-Dopa i. v.

Kommt es nach l-Dopa-Belastung zu einem primären Abfall der Aminosäuren, steigt die Konzentration der Aminosäuren nach 50 mg Alpha-Methyl-Dopa i. v. an, erreicht nach ca. 12 Stunden ihr Maximum und fällt dann wieder ab. Am extremsten machen wieder Arginin, Glutamin sowie Alanin diese Bewegung mit. Tyrosin jedoch, das nach l-Dopa bei Parkinsonkranken den sofortigen typischen Anstieg zeigt, weist hier einen primären Abfall mit Maximum nach 12 Stunden und nachfolgendem Anstieg auf (Abb. 3).

Es zeigt sich also ein paradoxes Verhalten sowohl der Gesamtaminosäuren als auch des Tyrosins unter Belastung mit l-Dopa bzw. des Alpha-Methyl-Dopa. Erklärungsversuche dafür würden hier zu weit führen.

Weiters haben wir einem Patienten mit Chorea Huntington 50 mg Alpha-Methyl-Dopa verabreicht und punktiert. Auch hier zeigte sich nach einem nicht signifikanten anfänglichen Abfall eine Erhöhung der Gesamtaminosäuren in ungefähr gleichem Ausmaß. Eine nähere Aufschlüsselung besitzt allerdings bei nur einem Fall keine Aussagekraft (Abb. 4).

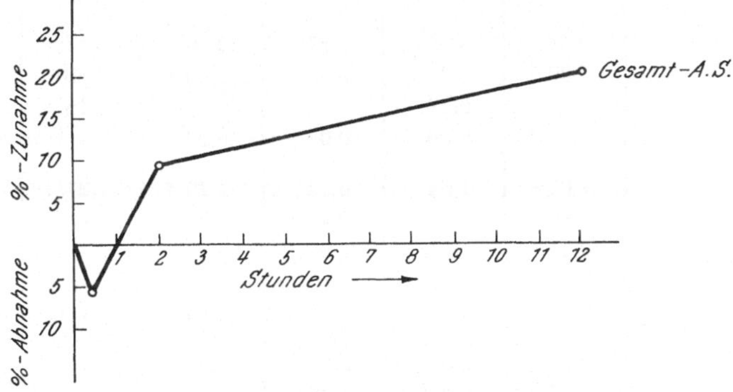

Abb. 4. Änderung der Gesamtaminosäurekonzentration im Liquor cerebrospin. bei 1 Pat. (K. C.), Abnahme $^{1}/_{2}$, 4 und 12 Stunden nach Verabreichung von 50 mg Alpha-Methyl-Dopa i. v. (Diagnose: Chorea Huntington.)

In ein völlig anderes Gebiet fallen weitere Untersuchungen, die in Form von Verlaufskontrollen über mehrere Monate Liquoraminosäureänderungen bei zwei Patienten mit Polyneuritis Guillain-Barrée und einem Patienten mit Leukoencephalitis van Bogaert erfaßten.

Beim Fall A. H. waren die in Tab. 1 eingezeichneten Aminosäuren ca. 14 Tage nach Beginn der Erkrankung deutlich erhöht. Ca. 6 Wochen später zeigt sich eine Normalisierungstendenz, die nach weiteren 8 Tagen voranschreitet.

Beim Fall Z. J. zeigen sich prinzipiell die gleichen Verhältnisse, wobei als Restzustand die Erhöhung von Serin und Alanin korrespondiert.

Bemerkenswert erscheint ein Vergleich des Aminosäurespektrums mit dem jeweiligen Gesamteiweißgehalt des Liquors. Während beim Fall A. H. der Anfangswert 173 mg % Liquoreiweiß betrug und Anfang Dezember immer noch 103 mg %, waren dies beim Fall Z. J. anfangs nur 34 mg % und Mitte Dezember ein normalisierter Wert von 33 mg %. Bezüglich der Aminosäureveränderungen zeigen jedoch beide Fälle bei so verschiedenen Gesamteiweißwerten eine völlige Übereinstimmung. Dies kann als Hinweis dafür aufgefaßt werden, daß für Aminosäuren besondere und autonome Schrankenverhältnisse bestehen.

Tabelle 1. *Die Änderung der Aminosäurekonzentration im Liquor cerebrospinalis bei zwei Patienten (A. H. und Z. J.) mit Polyneuritis Guillain-Barrée*

Ges. AS	Fall A. H.			Fall Z. J.		
	19. XI. 17,0 mg %	27. XI. 9,1 mg %	4. XII. 7,9 mg %	19. XI. 24,8 mg %	27. XI. 10,5 mg %	4. XII. 7,2 mg %
Asp	0,17	0,06	0,25 ↑	0,46 ↑	0,13	0,07
Glu	0,68	0,43	0,66	0,32	0,62	0,26
Glu-NH$_2$	9,60 ↑	2,17	2,04	12,00 ↑	2,62	2,60
Ser	0,44	0,25	0,74 ↑	2,00 ↑	0,41	0,85 ↑
Thr	0,80 ↑	0,37	0,40	1,80 ↑	0,58 ↑	0,38
Cys	0,35	0,22	—	—	0,15	0,04 ↓
Met	0,25 ↑	0,09	0,07	0,22	—	—
Gly	1,03 ↑	1,04 ↑	0,52	1,20 ↑	1,31 ↑	0,39
Ala	0,90 ↑	0,57 ↑	0,45 ↑	1,50 ↑	1,00 ↑	0,49 ↑
Val	0,21	—	0,06	0,43 ↑	—	—
Leu	0,41 ↑	0,10	0.09	0,23	—	0,08
Ileu	0,33	—	0,05	0,10	—	—
Phen	0,17	0,02	0,06	0,05	—	0,04
Tyr	0,43 ↑	0,07	0,06	0,72 ↑	0,25	0,04 ↓
Arg	—	3,10 ↑	2,21	—	2,65	1,58
Lys	0,44	—	—	—	—	—
His	0,19	—	—	—	—	0,02

Bei dem Patienten mit Leukoencephalitis van Bogaert zeigte das Aminosäurespektrum im April noch annähernd normale Werte, im Oktober bestand eine Erhöhung der Gesamtaminosäuren auf fast das Doppelte, wobei die Vermehrung fast alle Aminosäuren betraf. Unmittelbar danach setzte eine Behandlung mit sehr hohen Cortisondosen, und zwar mit 200 mg Prednison, durch 4 Wochen ein. Die Kontrolle Ende November zeigte eine deutliche Reduktion der Gesamtaminosäurekonzentration, die sich auf einen Großteil der einzelnen Aminosäuren erstreckte (Tab. 2).

Als Ursache für diesen ausgeprägten Abfall kommt weniger der marantische Zustand des Patienten in Betracht, da dieser auch schon im Oktober bestand. Es liegt nahe, daß die dazwischen liegende exorbitant hohe Cortisonverabreichung einen Einfluß auf diese Verschiebung gehabt haben könnte. Weitere Untersuchungen in dieser Richtung sind jedoch absolut notwendig.

Wenn auch diese Beobachtungen nur einzelne Mosaiksteine darstellen, so mögen sie doch Anlaß für weitere gezielte und systematische Forschungen sein.

Tabelle 2. *Die Änderung der Aminosäurekonzentration im Liquor cerebrospinalis beim Patienten K. L. mit subakuter sklerosierender Leukoencephalitis van Bogaert, Therapie mit Cortison*

Ges. AS	24. IV. 10,35 mg %	18. X. 20,6 mg %	27. XI. 6,4 mg %
Asp	0,11	0,72 ↑	0,08
Glu	1,58	2,40	1,00
Glu-NH$_2$	5,12	3,14	1,60 ↓
Ser	0,15	0,30	0,36
Thr	0,40 ↑	0,94 ↑	0,20
Cys	0,31	—	0,24
Met	—	—	0,02 ↓
Gly	0,50	0,30	0,42
Ala	0,91 ↑	1,40 ↑	0,14
Val	0,10	0,72 ↑	0,04 ↓
Leu	0,55 ↑	0,48 ↑	0,08 ↓
Ileu	0,45	0,12	0,04 ↓
Phen	0,45 ↑	0,31 ↑	0,04 ↓
Tyr	0,20	0,80 ↑	0,06 ↓
Arg	1,84	4,80 ↑	1,46
Lys	0,52	1,00 ↑	0,66 ↑
His	—	—	0,18

Literatur

BIRKMAYER, W. und O. HORNYKIEWICZ: Wien. klin. Wschr. **45**, 787 (1961).

Diskussion

BAUER: Vermuten Sie, daß die passageren Erhöhungen der Aminosäuren bei Leukoencephalitis mit dem Stadium stärkster extrapyramidaler motorischer Unruhe zeitlich zusammenhängen? Einen Hinweis dafür könnte unsere Beobachtung geben, daß in diesem Stadium die Gamma-Globuline im Liquor besonders hoch sind.

PROSENZ: Ich danke für den Hinweis auf einen möglichen Zusammenhang zwischen dem klinischen Zustandsbild und der festgestellten Aminosäurestoffwechselstörung bei der Leukencephalitis. Tatsächlich bestanden bei der zweiten Liquorabnahme am 18. X. noch die typischen Hyperkinesen in regelmäßigem Abstand von ca. 15 Sekunden. Ungefähr zwei Wochen später waren diese bereits eingefroren und der Patient befand sich völlig versteift in einer Embryonalhaltung zum Zeitpunkt der letzten Liquorentnahme. Ob freilich das Vorhandensein oder Fehlen dieser Hyperkinesen das gesamte Aminosäurespektrum zu beeinflussen vermag und auf welchem Wege dies möglich sei, kann ich nicht sagen.

Hofmann: Zur Wirkung der Neuroleptika auf den Kohlehydratstoffwechsel ergeben sich folgende Möglichkeiten: 1. auf die Flavoproteine, 2. durch Bestimmung des C_6/C_1- und C_6/C_2-Quotienten der spezifischen Aktivität von Lactat (aus C 14-Glucose) konnte folgendes festgestellt werden: a) es erfolgt eine Veränderung des Einstroms in den Shunt, und zwar gegensinnig in zwei verschiedenen Gruppen, vielleicht entsprechend Konstitutionstypen; b) es erfolgt eine Stimulierung der Prozesse, die über Transaldolase und Transketolase ablaufen. Dadurch erfolgt fast immer eine Erhöhung der C 3-Körper. Dies könnte über Serin eine Verbindung zu den Aminosäuren herstellen.

Die Frage, wie die Wirkung von Neuroleptika primär auf den Kohlehydratstoffwechsel oder den Eiweiß- und Aminosäurestoffwechsel ausgeübt wird, ist noch unentschieden.

Prosenz: Die Untersuchungen der Liquoraminosäuren beim medikamentösen Parkinson erstreckten sich auf Patienten unter der Behandlung mit Reserpinascorbinat und mit Majeptil. Wir konnten im Aminosäurespektrum keinen Unterschied feststellen und haben auch bei keinem dieser Patienten eine entgegengesetzte oder antagonistische Reaktion im Liquor beobachten können. Wir werden jedoch in den weiteren Untersuchungen die Reaktion auf die verschiedenen Neuroleptika prüfen und versuchen, diese zu den erwähnten Stoffwechselkonstitutionstypen in Beziehung zu setzen.

Aus dem Universitätsinstitut für medizinische Chemie, Wien
(Vorstand: Professor Dr. E. SEELICH)

Enzymbestimmungen im Liquor bei extrapyramidalen Krankheitsbildern

Von

E. Gründig

Mit 3 Textabbildungen

Wie in den vorhergehenden Beiträgen dargelegt wurde, weicht die AS-Zusammensetzung des Liquor bei Parkinsonismus und Chorea von der Norm ab und wird bei Verabreichung von l-DOPA* und α-Methyl-DOPA bestimmten Änderungen unterworfen. Ziel unserer weiteren Arbeiten war, näheren Aufschluß über das Ausmaß der Veränderungen des Stoffwechsels zu erhalten.

Die erste Abbildung zeigt Ihnen zur besseren Orientierung in großen Zügen, auf welche Weise die von uns untersuchten Metaboliten in Zusammenhang stehen. In der Mitte der Zitronensäurecyclus, rechts daneben der Harnstoffcyclus und unten der für das ZNS charakteristische Nebenweg des Zitronensäurecyclus über die GABA. Es hatte sich gezeigt, daß drei Gruppen von AS an der Abweichung des AS-Spektrums von der Norm beteiligt waren: Die „Seringruppe" Ser, Gly, Cys, Met und Ala, die über BTS ineinander übergehen können — ferner am Harnstoffcyclus beteiligte AS wie Asp, Arg und Glu, wobei Asp aus OES und Glu aus KGS synthetisiert werden. Es ist noch zu bemerken, daß Glu eine Schlüsselsubstanz des AS-Stoffwechsels ist, da sie einerseits als Acceptor für den beim Abbau aller AS auftretenden NH_3 dient und andererseits als Ammoniakdonator bei den Transaminierungs-

---

* Abkürzungen:	Cys = Cystein
	Met = Methionin
	Ala = Alanin
DOPA = Dioxyphenylalanin	Asp = Asparaginsäure
AS = Aminosäuren	Arg = Arginin
GABA = γ-Aminobuttersäure	BTS = Brenztraubensäure
Ser = Serin	OES = Oxalessigsäure
Gly = Glykokoll	KGS = Ketoglutarsäure
Glu = Glutaminsäure	KH = Kohlehydrate

reaktionen dient. Dabei geht sie selbst in KGS über. Der Tyrosingruppe schließlich — sie ist in diesem Schema nicht angeführt — wird eine Sonderstellung im Zusammenhang mit dem DOPA-Stoffwechsel einzuräumen sein.

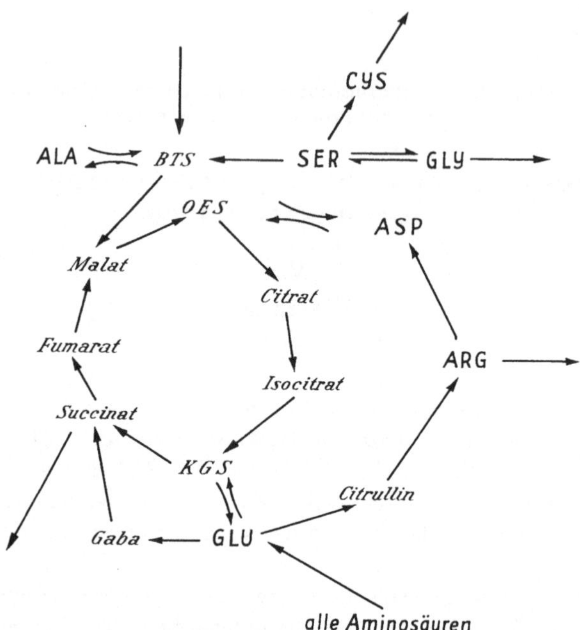

Abb. 1. Übersicht über die von uns untersuchten Metabolite (Blockbuchstaben: Konzentrationsbestimmung durchgeführt).

Zunächst wurde geprüft, ob die Aktivität der Transaminasen GPT und GOT in Liquor und Serum bei Parkinsonismus und Chorea den als normal bekannten Durchschnittswerten entspricht oder von der Norm abweicht. Die Möglichkeit eines solchen Effektes wäre ja grundsätzlich gegeben. Aktivitätserhöhungen durch Austritt von Fermenten aus den Zellen sind nicht nur bei akuten Gewebsschädigungen, sondern auch sowohl bei Beeinträchtigung des Zellstoffwechsels etwa durch Anaerobiose, Zellgifte oder Substratmangel als auch bei *Steigerung* spezifischer Zell-Leistungen wie Muskelarbeit, tetanische Muskelerregung, nach größeren Mahlzeiten usw. beschrieben worden.

Wie die Tabelle zeigt, sind die Werte für GOT und GPT im Serum Parkinsonkranker als normal anzusehen, ebenso bei durch Majeptil induziertem Pseudoparkinson. Bei Chorea fanden wir zum Teil erhöhte Aktivität. Im Liquor zeigt die GPT durchweg normale Werte, GOT ist bei Parkinson in drei von acht Fällen erhöht.

Bei DOPA-Belastung kommt es zu einer auffallenden Änderung der Transaminaseaktivitäten, wobei kein Unterschied zwischen Kontrollfällen

Tabelle 1. *Aktivität der Transaminasen im Liquor cerebrospinalis und Serum,*
angegeben in int. m E/ml

	Liquor		Serum	
	GOT	GPT	GOT	GPT
Normalwerte	2,4—11,6	0,1—2,8	5—19	2,5—17
M. Parkinson	**40,2**	1,5	9,3	10,0
	5,6	0,6	9,3	5,3
	5,6	0,9	15,0	6,5
	13,0	1,5	10,9	7,3
	9,1	0,3	**20,0**	10,9
	20,0	0,2	7,8	3,8
	4,5	0,5	14,0	12,0
	6,0	5,0		
Chorea Huntington	0,5	1,5	**51,0**	**24,5**
	6,8	0,9	5,5	4,1
	15,0	1,5	**20,0**	7,5
Pseudoparkinson	8,5	2,9	15,1	12,7
	5,6	0,9		

Erhöhte Werte sind halbfett.

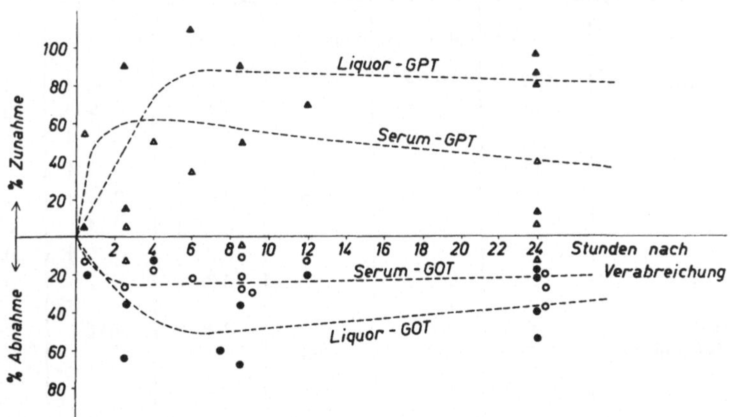

Abb. 2. Die Änderung der Aktivität der GOT O● und GPT ▲△ im Liquor cerebrospinalis
und Serum bei DOPA-Belastung.

und Parkinsonfällen zu beobachten ist. GPT steigt an, im Liquor stärker als
im Serum; GOT fällt ab, auch hier ist der Effekt im Liquor stärker. Im Diagramm ist die Zu- oder Abnahme der Enzymaktivität in den ersten 24 Stunden nach Verabreichung von DOPA dargestellt. Das Maximum des Effektes

ist im Liquor nach 6—8 Stunden erreicht, im Serum früher. Ich möchte hier bemerken, daß die Erfahrung uns gezeigt hat, daß aus dem ZNS in den Liquor sezernierte Stoffe nach etwa 7 Stunden im Lumballiquor am besten nachzuweisen sind.

Die Kurven sind nur angedeutet, um die Orientierung zu erleichtern und stellen nur einen möglichen Verlauf dar, die Meßwerte sind eingezeichnet. Die Pfeile sollen zeigen, daß der Effekt erst nach Ablauf einiger Tage abklingt.

Es war interessant festzustellen, daß im Fall eines Chorea-Patienten, dem ebenfalls DOPA verabreicht wurde, die Änderung der Enzymaktivitäten umgekehrt verlief; GOT stieg an und GPT fiel ab. Gaben von α-Methyl-DOPA hatten in vier bisher untersuchten Fällen von M. Parkinson und Chorea wenig Einfluß auf die Transaminaseaktivität.

Da die Ketosäuren BTS, OES und KGS Ausgangsmaterialien für die Synthese zahlreicher AS darstellen, wurde auch deren Konzentration in Liquor und Serum untersucht.

Tabelle 2. *Die Konzentration einiger Ketosäuren im Liquor cerebrospinalis und Serum in mg%*

	Liquor			Serum		
	BTS	KGS	OES	BTS	KGS	OES
Normalwerte	0,4—0,7	0,03—0,29	0,08—0,11	0,5—0,7	0,12—0,18	0,12—0,18
M. Parkinson	0,57	0,09	0,06	0,78 ↑	0,40 ↑	0,18
	0,61	0,07	0,09	0,82 ↑	0,36 ↑	0,24 ↑
	0,51	0,11	0,09	0,67	0,42 ↑	0,19
	0,19 ↓	0,04	0,08	0,59	0,50 ↑	0,52 ↑
	0,17 ↓	0,04	0,05	0,47	0,32 ↑	0,26 ↑
	0,17 ↓	0,06	0,09	0,33 ↓	0,11	0,13
	0,30 ↓			0,33 ↓	0,50 ↑	0,21 ↑
				0,35 ↓		0,29 ↑
Chorea Huntington	0,06 ↓	0,07	0,10	0,46	0,18	0,11
	0,16 ↓	0,08	0,09	0,20		
	0,18 ↓		0,06			

Die Pfeile deuten an, ob die Werte höher ↑ oder tiefer ↓ liegen als die Normalwerte.

Während im Serum Parkinsonkranker die Konzentration der BTS stark streut — die Pfeile deuten an, ob die Werte höher oder tiefer liegen als die normalen Durchschnittswerte — fällt auf, daß KGS und OES deutlich vermehrt auftreten, ein Effekt, der im Liquor nicht zu beobachten ist; hier liegen die Werte eher an der unteren Grenze der Norm. Ferner zeigte sich, daß auch der Gehalt des Liquors an BTS sehr klein ist. Es entspricht somit einer erhöhten Ketosäurekonzentration im Serum eine relativ verminderte im Liquor.

Bei Chorea fanden wir bisher normale Ketosäurespiegel, nur war der BTS-Gehalt des Liquors deutlich erniedrigt.

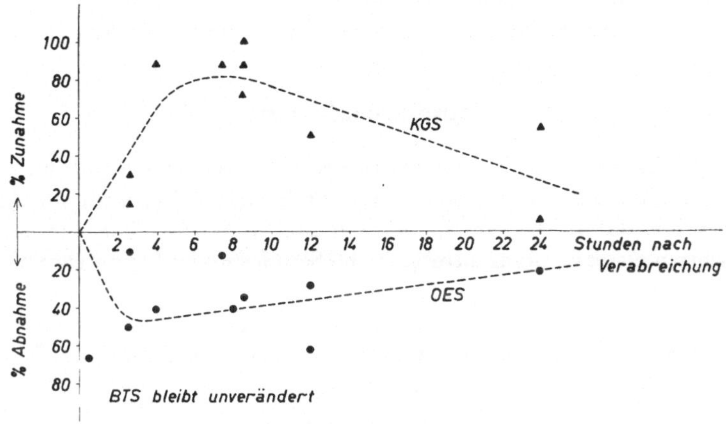

Abb. 3. Die Änderung der Konzentration der KGS ▲ und OES ● im Liquor cerebrospinalis bei DOPA-Belastung.

Das Diagramm zeigt die Änderung der Konzentration der KGS und OES im Liquor cerebrospinalis bei DOPA-Belastung. DOPA, aber auch Methyl-DOPA führt bei Gesunden *und* Kranken zu einem Anstieg der KGS und einem Abfall der OES, der allerdings schon nach 24 Stunden abklingt. BTS bleibt unverändert; im Serum kommt es anscheinend zu einem leichten Absinken des Gesamt-Ketosäurespiegels, die Streuung der Werte ist aber zu hoch, um eine sichere Aussage zu gestatten.

Beim augenblicklichen Stand unserer Untersuchungen ist es nicht möglich, eine schlüssige Erklärung für diese Befunde zu geben. Wahrscheinlich besteht ein Zusammenhang zwischen der Abnahme der biogenen Amine Dopamin und Serotonin in bestimmten Zonen des ZNS, die eine Veränderung der Regulationssysteme verursachen dürfte. Den Angriffspunkt kennen wir noch nicht.

Die Beurteilung des Einflusses von DOPA bzw. α-Methyl-DOPA-Gaben auf den Stoffwechsel ist ebenfalls sehr schwierig. Zweifellos überschneiden sich unspezifische Effekte, die auf eine Aktivierung des KH-Stoffwechsels zurückzuführen sind, mit solchen, die *nur* durch DOPA bzw. Methyl-DOPA erzielt werden. An unspezifischen Wirkungen möchte ich die Erhöhung des KGS-Gehaltes im Liquor bei DOPA und α-Methyl-DOPA-Gaben herausgreifen, die von einer parallelen Zunahme des Blutzuckerspiegels begleitet ist. Derselbe Effekt tritt beispielsweise bei Verabreichung von Glu auf. Weitaus charakteristischer für die DOPA-Wirkung ist das klinische Bild sowie der im vorausgegangenen Referat erwähnte Anstieg des Tyrosinspiegels in Liquor und Serum. Sollte sich der Befund verifizieren lassen, daß bei Chorea — wir haben diesbezüglich ja erst einen Fall untersucht — DOPA-Gaben die Aktivität der GOT steigern und der GPT hemmen, während bei M. Parkinson Stimulierung der GPT und Hemmung der GOT erzielt wird, ist auch hier an eine spezifische Wirkung der genannten Aminosäure zu denken.

Zusammenfassung

Bei M. Parkinson findet man bei normalem Gesamt-AS-Gehalt im Liquor eine verminderte Konzentration an Glu und erhöhte Werte für die AS der Seringruppe. GPT ist normal, GOT in drei von acht Fällen erhöht. Bei vermehrten Ketosäurekonzentrationen im Serum sind im Liquor eher niedrige Werte zu verzeichnen.

Bei Chorea Huntington finden wir im Liquor eine ähnliche AS-Verteilung bei normalen Transaminaseaktivitäten und relativ niederen Ketosäurekonzentrationen.

Diskussion

Bauer: Der Befund, daß bei der Chorea die BTS im Serum nicht erhöht ist, erscheint bemerkenswert. Normalerweise führt schon eine leichte motorische Tätigkeit (z. B. einige Male Faust schließen) zu einem erheblichen Anstieg der BTS im Serum. Es handelt sich hier also entweder um eine sekundäre Diskrepanz oder um eine bemerkenswerte Stoffwechselstörung.

Gründig: Die Ergebnisse der Aminosäurebestimmung im Liquor hängen stark von der angewandten Methodik ab. Es besteht eine große Diskrepanz zwischen allen säulen- und papierchromatographischen Methoden. Eine große Diskrepanz besteht speziell bei der Glutaminbestimmung. Ein konstant auftretender Fehler beruht darauf, daß Glutamin und Glutaminsäure mit chromatographischen Methoden nicht getrennt werden können. Es kommt immer zur partiellen, unkontrollierbaren Hydrolyse des Glutamins. Man muß mit einer speziellen Methode Glutaminsäure, Gesamtmenge und dann die Differenz errechnen. Unter diesen Bedingungen kommt man bei beiden Methoden zu denselben Resultaten. Wir verwenden grundsätzlich papierchromatographische Bestimmungen nach einer Vortrennung an Ionenaustauschern, und zwar an Anionen- und Kationenaustauschern. Nach dieser Vortrennung erfolgt die papierchromatographische Bestimmung der Aminosäuren mittels verschiedener Steigmittel. Für eine Aminosäurebestimmung benötigen wir etwa 1,5 ml Liquor; für alle Bestimmungen etwa 7—8 ml Liquor. Wir bestimmen Keto- und Aminosäuren in einer Probe durch Vortrennung an Aluminiumoxydsäulen. Wir arbeiteten also eine kombinierte Methode aus, weil wir keine Säulenapparatur besitzen, die eine entsprechende Empfindlichkeit aufweist.

Aus der Psychiatrisch-Neurologischen Universitätsklinik Wien
(Vorstand: Professor Dr. Hans HOFF)

Aminosäurebestimmungen in Serum und Liquor bei degenerativen Krankheitsbildern

Von

H. Bruck

Mit 2 Textabbildungen

Bisher liegen nur wenige Untersuchungen über Aminosäurebestimmungen im Serum und Liquor bei degenerativen Erkrankungen vor. Berichte in der einschlägigen Literatur und auch unsere eigenen Untersuchungen haben die Annahme, daß es bei degenerativen Prozessen im Nervensystem zu Veränderungen des Aminosäurespiegels im Liquor und Serum kommt, bereits bestätigt.

KNAUF untersuchte einige Fälle praeseniler Demenz und konnte keine wesentlichen Abweichungen von den bekanntlich durch eine sehr große Schwankungsbreite gekennzeichneten Normalverteilungen der Aminosäuren im Liquor finden. SOLOMON fielen hingegen bei seinen vier untersuchten Fällen derselben Krankheit niedere Gesamtaminosäurewerte auf. Er konnte allerdings keine signifikante Änderung im Aminosäurespektrum nachweisen. KEMALI fand bei fünf nicht eindeutig definierten Fällen von Epilepsie einen signifikanten Anstieg der Glutaminsäure und Asparaginsäure im Liquor. LOGOTHETIS unterscheidet bei seinen Untersuchungen an 25 Fällen degenerativer Erkrankungen des zentralen und peripheren Nervensystems, wobei unter anderem 3 Fälle von Heredo-Ataxie, 6 Fälle myatrophischer Lateralsklerose und 8 Fälle praeseniler Hirnatrophie untersucht wurden, zwei Kategorien mit gegensinnigem Verhalten. Einerseits findet er degenerative Erkrankungen mit hohem, anderseits solche mit niedrigem Aminosäurespiegel. Hohe Spiegel werden von dem Autor als typisch für die Heredo-Ataxie gehalten. Es kommt bei dieser Krankheit außerdem zu einem speziellen Anstieg des Arginins und der Asparaginsäure. Bei praeseniler Hirnatrophie wurden niedrige Gesamtaminosäurewerte festgestellt. Unseres Wissens liegen bisher keine vergleichenden Untersuchungen der Veränderungen im Liquor und Serum vor.

Tabelle 1. *Die Änderung des Aminosäurespektrums des Liquor cerebrospinalis bei einigen Erkrankungen des Zentralnervensystems*

Erkrankung	Zahl der untersuchten Fälle	vermehrt auftretende Aminosäuren				vermindert auftretende Aminosäuren			
		AS	Streuungsber. (mg%)	Arithm. Mittelw.	Wahrscheinlichkeit	AS	Streuungsber. (mg%)	Arithm. Mittelw.	Wahrscheinlichkeit
M. Parkinson	16	Gly.	0,30—1,16	0,69	$P \approx 0,02$	Glu.	0 —0,35	0,17	$P = 0,001$
		Ser.	0,23—1,20	0,55	$P \approx 0,05$				
		Thr.	0,08—1,00	0,42	$P \approx 0,01$				
		Cys.	0,14—0,81	0,44	$P \approx 0,01$				
		Met.	0,04—0,33	0,14	$P \approx 0,05$				
Chorea Huntington	4	Gly.	0,26—1,39	0,81	$P \approx 0,01$	Glu.	0 —0,39	0,21	$P \approx 0,1$
		Thr.	0,25—0,65	0,46	$P \approx 0,01$				
Amyotroph. Lateralskler.	12					Ges.	2,1 —7,8	4,2	$P \approx 0,01$
						AS.	0,04—0,50	0,24	$P \approx 0,01$
						Glu.	0 —1,5	0,35	$P \approx 0,05$
						Ileu.	0,02—0,12	0,06	$P \approx 0,05$
Neurale Muskelatrophie	6	Ser.	0,39—2,0	1,0	$P \approx 0,05$				
		Cys.	0,10—0,55	0,29	$P \approx 0,1$				
		Glu.-NH$_2$	2,5 —0,4	6,6	$P \approx 0,01$				
M. Erb	8	Ser.	0,42—0,88	0,59	$P \approx 0,01$				
		Arg.	0,45—4,80	1,95	$P \approx 0,1$				
Kontrollen o. B.	10	Gly.	0,17—0,67	0,32		Ges. AS.	7,0 —21,8	11,0	
		Ser.	0,18—0,46	0,36		Glu.	0,48— 1,32	0,90	
		Thr.	0,10—0,33	0,21		Ala.	0,07— 1,0	0,48	
		Cys.	0,07—0,40	0,19		Ileu.	0,02— 0,40	0,19	
		Met.	0,01—0,12	0,07					
		Glu.-NH$_2$	0,67—4,50	2,34					
		Arg.	0,50—1,95	1,03					

Eigene Untersuchungen wurden, sofern man 8 Fälle Erbscher Muskeldystrophie mit einbezieht, an insgesamt 55 Patienten durchgeführt. Im einzelnen handelt es sich um 16 Parkinsonkranke, davon 7 mit der Diagnose einer Paralysis agitans, 4 Fälle von Chorea Huntington, 12 myatrophische Lateralsklerosen, 6 neurale Muskelatrophien, 3 Fälle cerebellarer Atrophien, 2 Friedreichsche Erkrankungen und je einen Fall von Heredo-Ataxie cerebelleuse bzw. olivo-ponto-cerebellarer Atrophie. Von degenerativen Muskelerkrankungen konnten bisher 8 Fälle Erbscher Dystrophie und 2 Fälle von Myotonia dystrophicans ausgewertet werden.

Wie aus Tab. 1 ersichtlich, wurden bisher nur jene Krankheitsgruppen bzw. die Ergebnisse der Auswertung berücksichtigt, bei denen eine genügend große Fallzahl vorlag. Die mitgeteilten Zahlen sind statistisch auf ihre Signifikanz überprüft und es wurden außerdem 10 Kontrollen an Normalliquores durchgeführt.

Wie wir schon früher zeigen konnten, lassen sich beim Parkinsonsyndrom, und zwar unabhängig von der Ätiologie, eine Vermehrung von Glycin, Serin, Threonin, Cystin, Methionin und eine hochgradige Verminderung

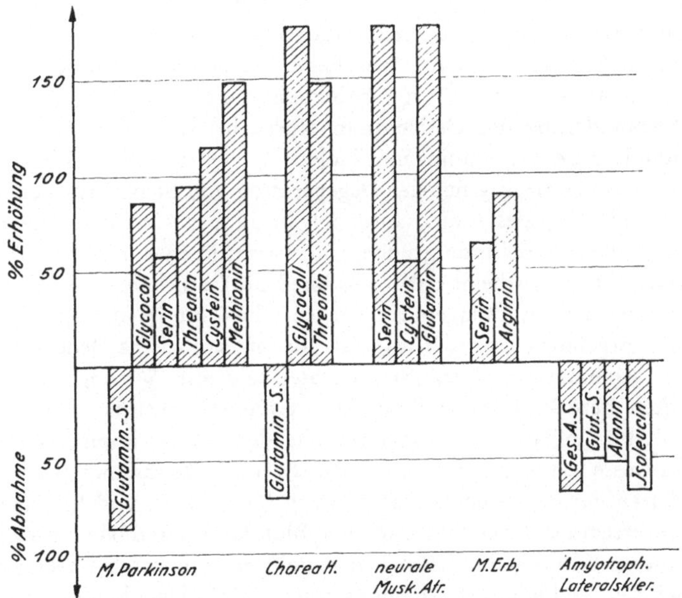

Abb. 1. Die prozentuelle Änderung der arithmetischen Mittelwerte typisch veränderter Aminosäuren bei einigen degenerativen Erkrankungen.

der Glutaminsäure nachweisen. Bei der Chorea Huntington fällt besonders der Anstieg von Glycin und Threonin auf, die Glutaminsäure ist ebenfalls vermindert. Die neurale Muskelatrophie scheint durch eine Vermehrung von

Serin, Cystin und Glutamin gekennzeichnet. Bei der Erbschen Erkrankung fanden wir einen Anstieg von Serin und Arginin. Besonders interessant war uns der Befund bei der myatrophischen Lateralsklerose mit einer Verminderung der Gesamtaminosäuren und einer spezifischen Verminderung von Alanin, der Glutaminsäure und des Isoleucins. Die bisherigen Befunde bei cerebellarer Atrophie machen wahrscheinlich, daß es bei diesen Syndromen zu einem Anstieg von Tyrosin, Phenyl-Alanin und Arginin kommt. Die Veränderungen sind in Abb. 1 in übersichtlicher Darstellung zu ersehen. Die Angaben wurden nicht in Form der Absolutwerte, sondern durch die prozentuelle Änderung der arithmetischen Mittelwerte aufgezeigt.

Der Versuch einer Erklärung der Veränderungen setzt, wie schon erwähnt, die Annahme voraus, daß degenerative Prozesse im ZNS mit einer Änderung des Aminosäurestoffwechsels verbunden sind. Beobachtungen besonders in der Gruppe der erblichen Stoffwechselleiden, wie etwa die Befunde beim Morbus Wilson — aufzufassen als Störung der Transportproteine —, oder die Ergebnisse biochemischer Untersuchungen bei der Phenylketonurie — eine typische Aminosäurestoffwechselstörung — haben bereits einen gewissen Einblick in den Pathomechanismus einiger degenerativer Erkrankungen vermittelt.

Gewisse Erklärungsmöglichkeiten ergeben sich auch bereits bei den extrapyramidalen Krankheitsbildern, wie dies von den Autoren unserer Arbeitsgruppe dargestellt wurde. Für die myatrophische Lateralsklerose könnte die starke Verminderung der Gesamtaminosäuren bei spezieller Verminderung der Glutaminsäure des Alanins und Isoleucins vielleicht einen Hinweis darstellen, daß es gleichzeitig mit der Degeneration von Strukturproteinen auch zu einer Verarmung des Aminosäurepools im Liquor kommt. Weitere Interpretationen unserer Befunde gründen im wesentlichen auf nicht beweisbare Vermutungen und es scheint daher abschließend fruchtbarer, auf die Problematik unserer Untersuchungen einzugehen. Zunächst ist für eine Interpretation der Ergebnisse erforderlich, daß die physiologische Bedeutung jeder einzelnen Aminosäure, deren Stoffwechsel und die Wirkung eventueller Metaboliten Berücksichtigung findet. Als zweite wesentliche Voraussetzung für eine Erklärung ist die Berücksichtigung der äußerst komplexen Schrankenverhältnisse. erforderlich. Alle Aussagen über Wechselbeziehungen von Aminosäuren, normalen und pathologischen Metaboliten und Enzymen oder auch körperfremder Stoffe in den Medien Blut, Liquor und Nervenparenchym müssen diesen Schrankenverhältnissen sowohl unter normalen als auch unter pathologischen Bedingungen Rechnung tragen. Daß dabei bereits eine exakte Bestimmungsmethode für die einzelnen Substanzen und auch, daß das Ausmaß einer quantitativen Änderung noch im Bereich der durch die Methode begründeten Nachweisbarkeit liegt, ebenfalls vorausgesetzt ist, sei vollständigkeitshalber erwähnt. Untersuchungen über die Schrankenverhältnisse wurden bereits von Udenfriend für das L-Tyrosin, von Kamin und

HANDLER für die Glutaminsäure und das Asparagin, von WIECHERT für das Alanin, Asparagin, die α- und γ-Aminobuttersäure angestellt. Wesentlich, und von den Autoren auch in guter Übereinstimmung festgestellt, ist bei diesen Untersuchungen, daß aktive Transportmechanismen für die Verteilungen verantwortlich zu machen sind. Auch die Befunde von GRÜNDIG weisen auf ein festes Verhältnis des Quotienten Serum zu Liquor für die einzelnen Aminosäuren unter Normalbedingungen bzw. eine Verschiebung desselben unter pathologischen Bedingungen hin. Wie aus der Abb. 2 ersichtlich, zeigt jede Aminosäure eine Tendenz entweder vermehrt im Liquor oder vermehrt im Serum aufzutreten. Von weiteren Faktoren, die das Aminosäuremuster zu beeinflussen imstande sind, ist der Aminosäureantagonismus zu nennen. Außerdem ist zu bedenken, daß auch unspezifische vegetative Allgemein-

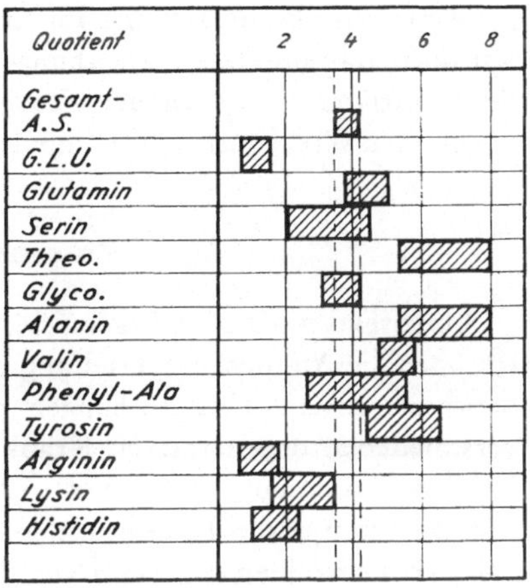

Abb. 2. Verteilungsquotient Serum/Liquor einiger Aminosäuren unter Normalbedingungen.

reaktionen und entsprechend den Befunden NILOVAS auch physiologische Reize Veränderungen in der quantitativen Verteilung von Aminosäuren und deren Metaboliten bewirken können.

Da Aminosäuren als Bausteine von Strukturproteinen und biologisch aktiven Proteinen bzw. Katalysatoren fungieren, ergibt sich, daß weitere Untersuchungen auch genetischen und enzymhistochemischen Gesichtspunkten Rechnung tragen müssen. Die Induktoren- bzw. Repressorenfunktion besonders der Metaboliten müßte mit Berücksichtigung finden.

Abschließend muß also festgestellt werden, daß es derzeit unmöglich ist, mehr als vage Vermutungen über den Pathomechanismus degenerativer Erkrankungen im Zentralnervensystem aufzustellen. Gleichzeitig zeichnet sich aber doch die Richtung ab, in welcher weitere Untersuchungen zu erfolgen haben. Es wird erforderlich sein, neben den Aminosäuremustern im Liquor und Serum zugeordnete Ketosäuren zu bestimmen. Als nächster Schritt muß eine Abklärung der Fermentaktivitäten versucht werden. Auch medikamentöse Belastungen oder Belastungen mit körpereigenen Stoffen werden voraussichtlich weitere Einblicke in das Stoffwechselgeschehen bei degenerativen Krankheiten ermöglichen. Ein sehr eindrucksvolles Beispiel ist die intravasale Haemolyse nach Verabreichung chininartiger Substanzen bei Negern. Hier wurden bekanntlich zunächst verminderte Glutathionwerte in den Erythrozyten festgestellt, und erst später konnte die Störung als Defekt der

Glukose-6-Phosphat-Dehydrogenase erkannt werden. Eine exakte Abklärung der molekulargenetischen Störung, wie sie etwa bei der β-Thalassaemie möglich war, steht für die genannte Erkrankung noch aus. Allgemein ist also von pharmakogenetischen Untersuchungen ebenfalls noch vieles zu erwarten.

Wenn wir also derzeit erst am Anfang eines langen Weges stehen, so hoffen wir doch, daß unsere Untersuchungen einen kleinen Beitrag zum Problem der degenerativen Erkrankungen des Nervensystems darstellen und vor allem in der eben skizzierten Weise Impulse für weitere Forschungen darstellen.

Zusammenfassung

Einleitend wird über Ergebnisse von Untersuchungen verschiedener Autoren über die Aminosäureverteilung im Liquor bei degenerativen Krankheiten berichtet. Eigene Untersuchungen wurden an insgesamt 55 Patienten mit verschiedenen degenerativen Krankheiten des Nervensystems durchgeführt. Größere Patientengruppen sind 16 Parkinsonkranke, 12 amyotrophische Lateralsklerosen und 6 Fälle neuraler Muskelatrophie. Es kann gezeigt werden, daß es bei einzelnen degenerativen Erkrankungen zu einem typischen Aminosäurespektrum im Liquor kommt, wobei die Ergebnisse statistisch überprüft wurden und Kontrolluntersuchungen an Normalliquores erfolgten. Abschließend wird eine Interpretation der erhobenen Befunde versucht und das Programm für weitere Untersuchungen kurz skizziert.

Literatur

Bruck, H., F. Gerstenbrand, E. Gründig und R. Teufelmayr: Acta Neuropath. (Berl.) 3, 638 (1964). — Kamin, H. und P. E. Handler: J. of Biol. Chem. 188, 193 (1951). — Kemali, D., E. J. Pastore und G. Porcellati: Acta neurol. (Napoli) 12, 419 (1957). — Knauff, H. G., W. Mialkowski und R. Zickgraf: Klin. Wschr. 36, 739 (1958). — Logothetis, J. und M. Bovis: World Neurology 2, 466 (1962). — Nilova, H. S.: Dokl. Akad. Nauk. SSSR 150, 1161 (1963). — Solomon, J. D., S. W. Hier und O. Bergerm: J. Biol. Chem. 171, 695 (1947). — Udenfriend, S.: Americ. J. of Clinical Nutr. 12, 257 (1963). — Wiechert, P.: Acta biol. med. German. 10, 305 (1963).

Aus dem Institut für Neurochirurgie Budapest

Über die klinische und pathologische Bedeutung der blutgerinnungsfördernden Eigenschaft des Liquors

Von

A. Barabás und **S. Bogsch**

Mit 3 Textabbildungen

Obwohl die Fähigkeit der Cerebrospinalflüssigkeit zur Beeinflussung der Blutgerinnung bereits von CARLINFANTI (1939) in der Lues-Diagnostik verwendet wurde, ist diese Eigenschaft des Liquors nur recht spärlich Gegenstand der Forschung gewesen. ALEXANDER, DE VRIES und GOLDSTEIN stellen einen gerinnungsfördernden Effekt fest und schreiben ihn einer Beschleunigung der Thrombinwirkung zu. GOHR, SCHOLL und DICKEL finden im Liquor neurologischer Patienten, je nach Art der Erkrankung, entweder eine Förderung oder eine Hemmung der Blutgerinnung. PERSSON schließt auf eine Substanz im Liquor, die eine Agglutination der Thrombocyten bedingt. Recht belangvoll erscheinen die Forschungen von KAFKA, der eindeutig die Beschleunigung der Gerinnung durch Liquorzusatz nachweisen konnte und ausgebreitete Versuche ausführte, um der Beschaffenheit der aktiven Substanz näherzukommen. Da die Ergebnisse der erwähnten Autoren nicht eindeutig sind, unternahm BOVI erneute Versuche zur Klärung, Deutung und klinischen Verwendung der Wirkung. Er kommt zum Schluß, daß die Variationen in Sinn und Größe der Gerinnungsbeein-

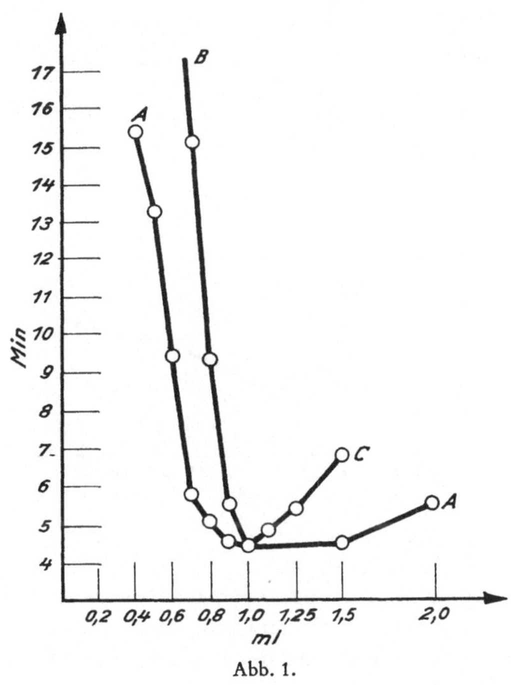

Abb. 1.

flussung bereits im gesunden Liquor viel zu groß sind, um ihnen irgendwelchen klinischen Belang beimessen zu können.

Die Fähigkeit der Cerebrospinalflüssigkeit zur Beeinflussung der Blutgerinnung ist seit 25 Jahren bekannt, doch bis heute kaum erforscht. Die Ansichten der nicht sehr zahlreichen Verfasser gehen dabei ziemlich auseinander; auf sie kann wegen Zeitmangels nicht eingegangen werden. Teils aus diesem Grunde, teils da unsere Aufmerksamkeit zunächst der Problematik der im Liquorraum vorkommenden Blutungen galt, haben wir ein prinzipiell neues Verfahren entwickelt.

Es werden 0,1 — 0,2 — usw. 1,0 — 1,5 — 2,0 ml Liquor in konischen Reagenzgläsern im Wasserbad zu 37⁰ C mit je 0,1 ml Oxalatblut versetzt (Zitratblut bzw. Plasma können ebenfalls verwendet werden), und sanft geschüttelt, der Eintritt der Gerinnung mit Stoppuhr gemessen.

Da das Blut nicht rekalziniert wird, mußte die Rolle des Calciumgehalts im Liquor (etwa 4—6 mg%) ausgeschlossen werden. Verschiedene Mengen einer $CaCl_2$-Lösung der gleichen Konzentration (15 mg $CaCl_2$ pro 100 ml) vermochten keine Gerinnung herbeizuführen.

In der nächsten Reihe wurden dieselben Liquormengen durch Zusatz physiologischer Kochsalzlösung auf je 1 ml ergänzt bzw. bei gleichbleibenden Liquormengen zu 1 ml der Flüssigkeitsraum ähnlich vergrößert.

Abb. 1 stellt die Ergebnisse dar. Kurve „A" zeigt, daß die Gerinnung, den ansteigenden Liquormengen gemäß, zunächst immer rascher eintritt, um nach einem „optimalen Abschnitt" sich stufenweise wieder zu verzögern. In den einzelnen Versuchen fanden wir nur noch geringfügige Abweichungen von den dargestellten Durchschnittswerten. Kurve „B" zeigt die deutliche Verzögerung der Gerinnung, wenn man dieselben Liquormengen mit 0,85% NaCl-Lösung auf 1 ml Gesamtmenge ergänzt. Es kann daraus geschlossen werden, daß die Verdünnung des Liquors seine Aktivität herabsetzt. Dieselbe Fest-

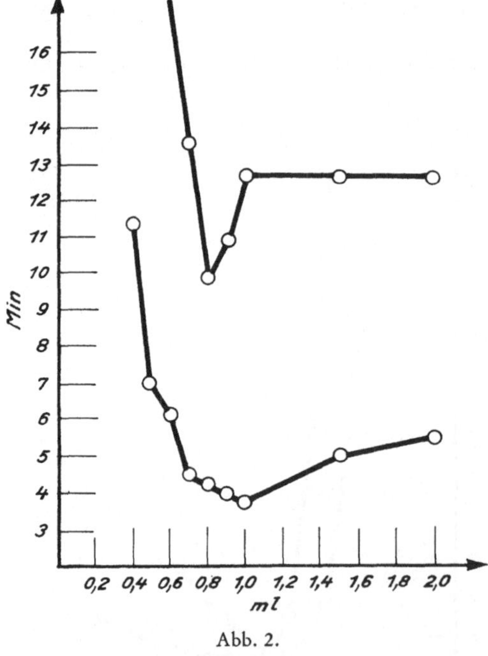

Abb. 2.

stellung dürfte aus Kurve „C" hervorgehen, welche die Verzögerung der Gerinnung durch den zunehmenden Flüssigkeitsraum bei gleichen Liquormengen zu 1 ml darstellt.

Der Ventrikel-Liquor zeigt ein ganz unterschiedliches Verhalten. Die Kurve läuft tiefer und ganz flach ab.

Die Aktivität der verschiedenen Mengen liegt in demselben Streubereich, nur die kleinen Mengen zu 0,1—0,2 ml zeigen eine etwas schwächere Wirkung. Nach Zusatz von Kochsalzlösung erreicht die Gerinnungszeit schon bei 0,5 ml das meßbare Bereich, um bei 0,9 ml mit dem unverdünnten Liquor gleich zu werden.

In seltenen Fällen scheint die gerinnungsfördernde Aktivität des Liquors so gut wie völlig zu fehlen. Merkwürdigerweise wird ein solcher Liquor nach Zusatz der oben erwähnten $CaCl_2$-Lösung dem Ventrikel-Liquor ähnlich.

Durch Erzeugung der Gerinnung wird die fördernde Aktivität teilweise erschöpft. Aus einem inkubierten 1 : 5 Blut-Liquor-Gemisch erhält man durch Zentrifugieren einen charakteristischen Ablauf zeigenden Liquor. Abb. 2 stellt die Gerinnungskurve desselben Liquors vor und nach der Erschöpfung dar. Charakteristisch ist die deutliche Einengung des „optimalen Abschnittes" und die starke Verlängerung sämtlicher Gerinnungszeiten.

Dieselbe Erschöpfung tritt ein, wenn wiederholte Blutungen im Liquorraum stattfinden. Abb. 3 zeigt die Kurve eines Patienten nach schwerem Schädeltrauma und darauffolgendem neurochirurgischem Eingriff.

Der optimale Abschnitt und die Erschöpfung der Aktivität scheinen von außerordentlichem klinischen Belang zu sein. Wir sind der Meinung, daß bei ganz langsam vor sich gehenden Blutungen kaum eine Blutgerinnung eintreten kann, weil das Blut-Liquor-Verhältnis „jenseits" (d. h. auf der „rechten" Seite) des optimalen Abschnittes liegt; der Lumbalsack wird reichlich Erythrocyten enthalten bei einer nur mäßigen Zunahme des Gesamteiweißes durch das Serum, das aus dem kleinen Coagulum während der Retraktion

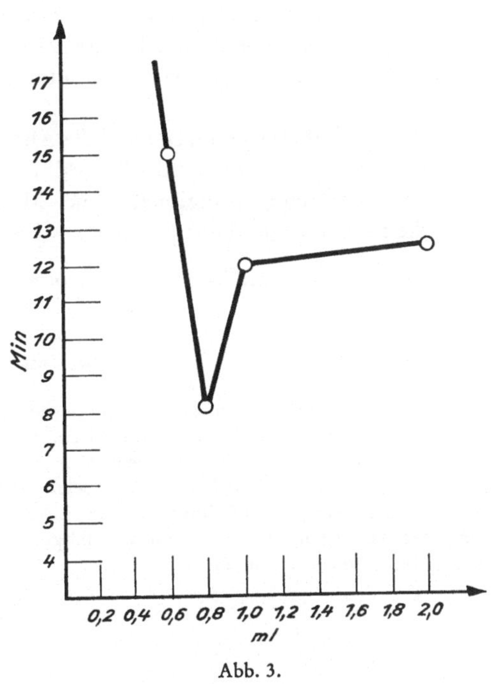

Abb. 3.

ausgepreßt wird. Größere Blutbeimengung bedingt ein dem optimalen Abschnitt entsprechendes Verhältnis; die meisten Erythrocyten verbleiben im großen Coagulum, die Eiweißvermehrung wird deutlich. Recht massenhafte oder wiederholte Blutungen erschöpfen die gerinnungsfördernde Aktivität des Liquors, was die allgemein bekannte Gefährlichkeit von rasch eintretenden zweiten Subarachnoidalblutungen auch gerinnungsphysiologisch zu erklären vermag; dasselbe läßt sich von postoperativen Blutungen sagen.

Zusammenfassung

1. Der Liquor besitzt eine deutliche blutgerinnungsfördernde Aktivität, deren diagnostische Verwendbarkeit noch weiterer Untersuchungen bedarf.

2. Durch diese Aktivität wird die Gerinnung auf eine Weise bewerkstelligt, wozu die Anwesenheit von Calcium merkwürdigerweise entbehrlich zu sein scheint. Der Ablauf der Kurven verweist auf enzymatische Mechanismen.

3. Im Ventrikel-Liquor sowie nach geringem (an sich wirkungslosem) Calciumzusatz ist die Aktivität besonders hoch.

4. Verschiedene Blut-Liquor-Mengenverhältnisse ergeben einen optimalen Abschnitt der Gerinnungskurve, was auch klinisch-pathologisch eine wichtige Rolle spielen kann.

5. Durch Blutbeimengungen wird die Aktivität sowohl in vivo wie auch in vitro erschöpft, was die natürliche Blutstillung hindert.

6. Die berichtete, prinzipiell neue Methode veranlaßt weitere biochemische Forschungen, die in unserem Institute bereits im Gange sind.

Literatur: kann bei den Verfassern angefordert werden.

Diskussion

Pischinger: Die Kurven der Gerinnungsbeeinflussung durch den Liquor tragen den Charakter einer physikochemischen Reaktion, die man regelmäßig bei Reihenuntersuchungen mit Eiweiß mit einem Maximum und einer Wirkungsumkehr bei Konzentrationszunahme beobachtet (s. isoelektrischer Punkt bei Eiweiß). Es deuten die Beobachtungen darauf hin, daß im Liquor noch physikochemisch wirksame Komplexe vorliegen, die ich schon seit längerem vermutete und jetzt auch hoffe, genauer bestimmen zu können.

Aus der Städtischen Nervenheilanstalt Maria-Theresien-Schlössel Wien
(Vorstand: Professor Dr. Ernst PICHLER)

Die Liquorelektrophorese als diagnostisches und prognostisches Hilfsmittel bei entzündlichen Erkrankungen des Nervensystems*

Von

E. Pichler und **A. Wrchovszky**

Mit 3 Textabbildungen

Bei der Auswertung von Liquorpherogrammen, mit denen nur unspezifische Veränderungen erfaßt werden können, müssen bestimmte Gesichtspunkte berücksichtigt werden, wenn man Irrtümer vermeiden will, u. a. folgende:

1. Es muß immer eine Korrelation zum *Serumpherogramm* hergestellt werden. Eine hochgradige Vermehrung der γ-Globuline im Liquor darf zumeist, aber keineswegs immer, auf eine primäre entzündliche Erkrankung des ZNS bezogen werden; sie kann z. B. durch ein γ-Plasmozytom vorgetäuscht werden (Abb. 1; durchgeführt mittels Papierelektrographie nach Einengung des Liquors mit der Methode von MIES). Entsprechend der exzessiven γ-Globulinvermehrung im Serum findet sich auch ein hoher γ-Globulingehalt im Liquor, der Gammaquotient ist leicht erhöht. Hier ist die γ-Globulinerhöhung aber nicht Ausdruck einer überschießenden Antikörperbildung, sondern vielmehr eines Versagens des reticuloendothelialen Systems. Die spitze schmalbasige γ-Globulinzacke geht nach der allgemeinen Auffassung auf den hohen Gehalt an Paraproteinen zurück; nur der rechtsabfallende breitbasige Anhang dürfte echten antikörpertragenden γ-Globulinen entsprechen.

2. Es muß immer die jeweils durchgeführte *Therapie* berücksichtigt werden. Eine γ-Globulinvermehrung kann z. B. bei einer Multiplen Sklerose unter Prednisolon bald absinken, was gewöhnlich mit einer klinischen Besserung einhergeht. Bei akuten bakteriell-entzündlichen Erkrankungen des ZNS findet man aber in der Regel eine Korrelation von γ-Globulinerhöhung und deren längerdauerndem Persistieren einerseits und günstigem klinischen Verlauf andererseits. Tab. 1 zeigt im Längsschnitt das Verhalten bei einem Fall mit einer eitrigen bakteriellen Meningitis (Streptococcus pyogenes

---

* Ausgeführt mit Unterstützung des wissenschaftlichen Fonds der Gemeinde Wien.

Tabelle 1. *Liquor- und Serumpherogramme im Verlauf einer akuten eitrigen Meningitis (Streptococcus pyogenes anhaemolyticus) mit völliger klinischer Restitution.*

| Datum | | Zellzahl | Ges.-Eiweiß mg% | Rel. % | | | | | | | γ-Quotient | Typ des Pherogramms |
				Vor-frakt.	Albu-min	α_1	α_2	β	τ	γ		
5. I.	Li.	19.200/3 Seg	133 mg%	1,6	48,9	13,3	11,0	14,2	0	11,1	0,60	M-α_1 (γ)
	Ser.		7,35 g%		44,5	7,6	16,9	12,7		18,3		
8. I.	Li.	1080/3 Seg 164/3 Ly	166 mg%	1,6	38,3	11,3	10,3	16,3	0	22,2	1,05	M-α_1-γ
	Ser.		6,68 g%		43,2	6,4	12,5	16,9		21,0		
15. I.	Li.	193/3 Ly 33/3 Seg	100 mg%	1,2	46,2	5,5	8,6	18,8	0	19,7	0,87	M-γ
	Ser.		6,68 g%		39,3	8,1	14,2	15,8		22,4		
26. I.	Li.	110/3 Ly 15/3 Seg	66 mg%	3,2	44,5	7,7	8,3	11,2	7,6	17,5	1,5	N-γ
	Ser.		6,18 g%		72,0	3,5	5,6	7,7		11,2		

anhaemolyticus), der unter dem Einfluß einer massiven antibiotischen Therapie mit Reverin rasch vollkommen ausheilte. Das Liquorpherogramm hat am

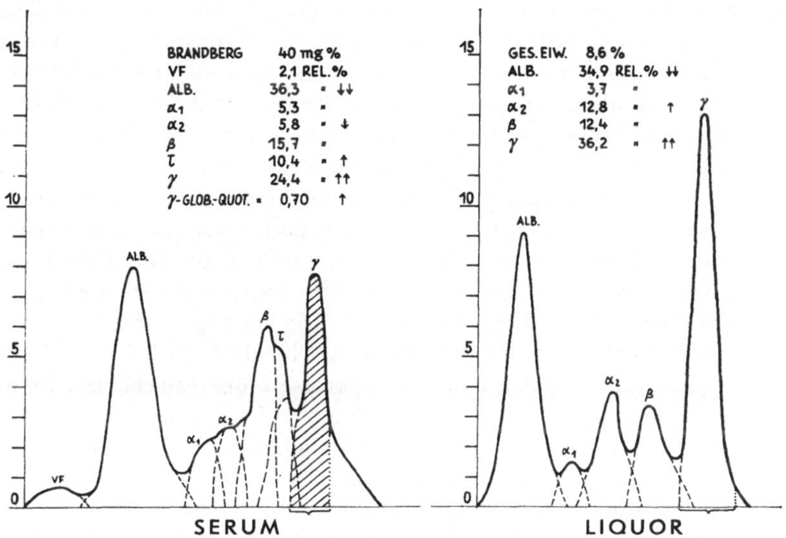

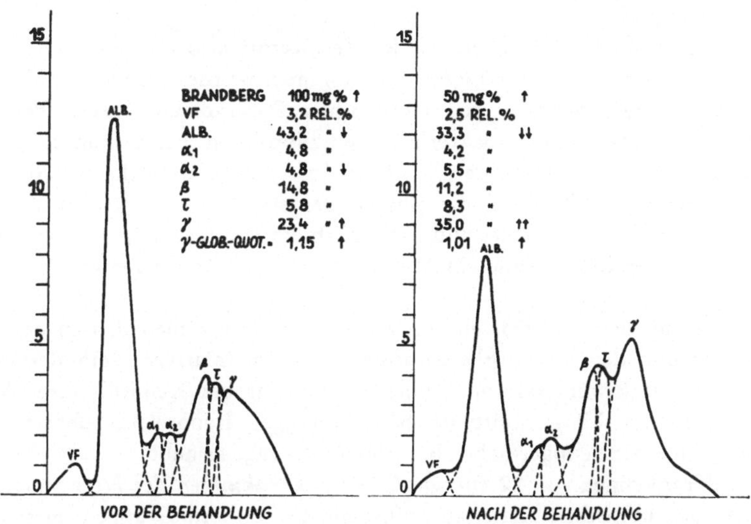

Abb. 1. Liquor- und Serumpherogramm bei einem Fall von γ-Plasmozytom.

Abb. 2. Liquorpherogramm bei einer progressiven Paralyse vor und unmittelbar nach einer Malaria- und Penicillinkur.

dritten Krankheitstag vor dem Einsetzen der Behandlung als Ausdruck eines Durchbruchs der Serumproteine in den Liquorraum das typische Bild eines Mischpherogramms mit fehlender τ- und erniedrigter Vorfraktion geboten.

Die α_1-Fraktion war entsprechend der bakteriellen Genese anfänglich stark erhöht (also Misch-α_1-[γ]-Typ nach der Klassifizierung von H. Bauer, die auch im Folgenden durchgehend zugrunde gelegt wird). Nach dreitägiger Behandlung besserte sich das klinische Bild, die Pleozytose ging erheblich zurück; im Liquorpherogramm stiegen aber erst jetzt die ursprünglich kaum erhöhten γ-Globuline auf den doppelten Wert an, während die Albumine stark, die α-Fraktionen gering abnahmen. Am zehnten Tag fehlte noch die τ-Fraktion (Misch-γ-Typ), am 21. Tag der Behandlung war nicht nur das klinische Verhalten, sondern auch das Serumpherogramm normalisiert. Im Liquor aber waren zu diesem Zeitpunkt bei noch niedrigen Albuminen die γ-Globuline immer noch stark erhöht (Normal-γ-Typ). Die Relation der hohen γ-Globulinfraktion im Liquor zu der bereits normalisierten γ-Fraktion im Serum ergab einen hohen γ-Quotienten. Die am Beginn der Erkrankung erst allmählich anlaufende Produktion der γ-Globuline, die bei weitgehender klinischer Restituierung lange Zeit eine gewisse Höhe beibehielten, ist hier Ausdruck reger immunobiologischer Vorgänge im Bereich des ZNS und somit prognostisch ein günstig zu bewertender Befund. In gleicher Weise ist der Fall der Abb. 2, nämlich einer progressiven Paralyse, aufzufassen; die γ-Globulinfraktion im Liquor, die anfänglich 23,4 Relativprozente betragen hatte, war unmittelbar nach einer intensiven Malaria- und Penicillinbehandlung bei guter klinischer und humoraler Rückbildungstendenz auf 35 Relativprozente angestiegen.

3. Von größter Wichtigkeit ist der *Zeitfaktor*, also die jeweilige Phase der Erkrankung, in der der Liquor abgenommen wurde. Im Falle einer subakut, eher milde verlaufenden motorischen Polyradiculoneuritis, bei der es im Gegensatz zu den bakteriellen entzündlichen Erkrankungen keine wirksame spezifische Therapie gibt, spiegeln wiederholte elektrophoretische Untersuchungen weitgehend die Phasen des spontan ablaufenden Krankheitsgeschehens wider. Es bestand anfänglich ein Normal-α_1-γ-Typ, auf dem Höhepunkt der Erkrankung ein Misch-γ-Typ, beim Abklingen ein Normal-(γ)-Typ.

Es besteht also eine Korrelation zwischen den einzelnen Phasen der Erkrankung und dem Liquorpherogramm mit ihren relativen Veränderungen der einzelnen Eiweißfraktionen zueinander. Nur bei Kenntnis ihrer Veränderungen im Längsschnitt ist bei einmaliger liquorelektrophoretischer Untersuchung eine einigermaßen brauchbare Aussage erlaubt.

Ein Krankengut von 22 *entzündlichen Erkrankungen des Nervensystems* wurde nach klinischen Kriterien aufgeschlüsselt und in Gruppen unterteilt. Dabei ließen sich unter Berücksichtigung der eben besprochenen Einschränkungen bei der Liquorelektrophorese in jeder Gruppe gewisse gemeinsame Merkmale feststellen, wodurch sich bei der Beurteilung im Querschnitt und Längsschnitt brauchbare Korrelationen und differentialdiagnostische Hinweise ergaben. In der ersten Gruppe (fünf Fälle) von Meningoencephalitis mit teils (als FSME) nachgewiesener, teils wahrscheinlicher viraler Genese, fanden sich bei nur mäßiger Eiweiß- und Zellvermehrung im Pherogramm Normal-γ-Typen, in einer frühen Phase der Krankheit angedeutete Mischtypen. Bei einer zweiten Gruppe (neun Fälle) von wahrscheinlich ebenfalls viral bedingten Facialislähmungen bestanden trotz des viel milderen Krankheitsverlaufes eine stärker ausgeprägte Eiweiß- und Zellvermehrung, im Goldsol durchgehend eine Linkszacke und im Pherogramm vorwiegend Normal-γ-Typen, wobei in einer frühen Krankheitsphase eine α_1-Globulinvermehrung und eine verminderte Vorfraktion beobachtet werden kann. Eine dritte Gruppe mit Guillain-Barrée-Fällen (sechs) und dafür typischem Liquorsyndrom ist durch einen ausgeprägten Misch-γ-Typ mit fehlender τ- und verminderter Vorfraktion charakterisiert. Eine Gruppe mit rein peripherer Polyneuritis (zwei) und sonst normalem Liquor zeigte einen Normal-γ-Typ. Bei allen Gruppen war der γ-Globulinquotient erhöht (im Mittel 0,8—0,97), am wenigsten in der Gruppe der Facialislähmungen (0,62).

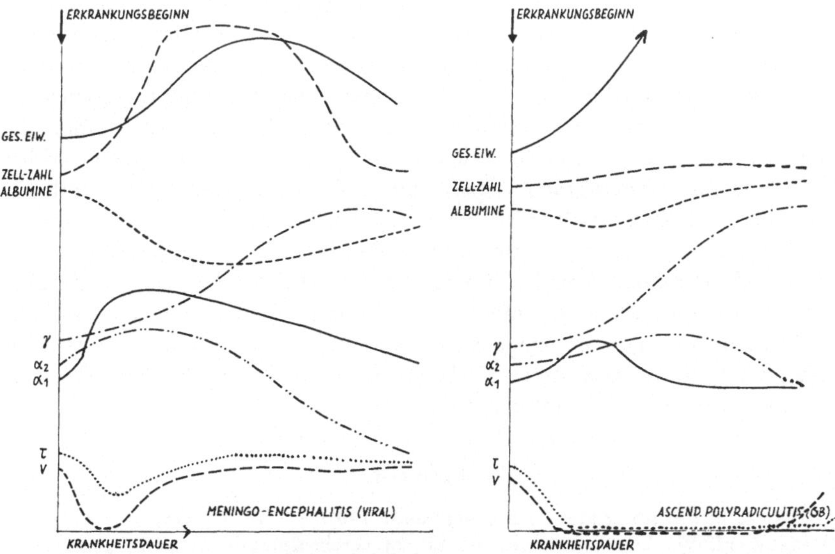

Abb. 3. Schematische Darstellung der elektrophoretischen Veränderungen im Liquor während des Verlaufs einer viral bedingten Meningoencephalitis und einer aszendierenden Polyradiculitis vom Typ Guillain-Barrée.

Im großen und ganzen reduzieren sich in unserem Krankengut bei entzündlichen Erkrankungen die Veränderungen im Liquorpherogramm auf zwei Typen, einen (Meningo-) Encephalitistyp und einen Guillain-Barrée-Typ, wie wir sie der Kürze halber nennen und die wir in der Abb. 3 schematisch ohne exakte Berücksichtigung quantitativer Verhältnisse im Quer- und Längsschnitt darstellen. Beiden ist eine Albuminverminderung und eine

Vermehrung der α- und γ-Globulinfraktionen gemeinsam. Die α-Globuline steigen initial an, sinken aber bald wieder ab, gewöhnlich auf subnormale Werte. Die den beiden Typen gemeinsame γ-Globulinvermehrung ist beim Meningo-Encephalitistyp höhergradig und kann viele Monate persistieren. Beim reinen Guillain-Barrée-Typ ist die Gesamteiweißvermehrung viel ausgeprägter und hält länger an, es findet sich dabei keine Zellvermehrung und eine fehlende τ- und fast fehlende Vorfraktion; allerdings kann anscheinend auch beim Meningoencephalitistyp initial eine flüchtige Senkung dieser beiden Fraktionen vorkommen.

Zusammenfassung

Die Papierelektrophorese des Liquors wird bei entzündlichen Erkrankungen des ZNS als klinische Routinemethode durchgehend angewendet und hat sich zur differentialdiagnostischen Zuordnung des Einzelfalls gut bewährt. Bei der epikritischen Sichtung des eigenen Krankenguts ergeben sich gute Korrelationen zwischen den einzelnen Gruppen entzündlicher Erkrankungen und deren Liquorpherogrammtypen. Bei einmaliger elektrophoretischer Untersuchung ist eine Beurteilung allerdings nur dann möglich, wenn die relativen Verschiebungen der einzelnen Eiweißfraktionen zueinander während der einzelnen Krankheitsphasen und auch unter dem Einfluß der Behandlung bekannt sind und berücksichtigt werden. Zwei hauptsächlich vorkommende Pherogrammtypen, ein „Meningoencephalitis-" und ein „Guillain-Barrée-Typ" werden herausgestellt. Diese können ausnahmsweise auch kombiniert oder phasisch aufeinander folgend in Erscheinung treten. Die lange Persistenz von Veränderungen einzelner Fraktionen erlaubt auch bei bereits weitgehender klinischer Restitution oft noch eine diagnostische Zuordnung und gewisse prognostische Hinweise. Dies gilt insbesondere für die γ-Globulinfraktion, deren Verhalten in Relation zur Immunitätslage an Hand von Beispielen demonstriert wird.

Literatur

Bauer, H.: Dtsch. Zschr. Nervenheilkunde **170**, 381 (1953); **175**, 354 (1956). — Delank, H. W.: Das Eiweißbild des Liquor cerebrospinalis. Fortschr. d. Immunitätsforschung, Bd. 6. D. Steinkopf, Darmstadt 1965. — Dittmer, A.: Papierelektrophorese, 2. Auflage, G. Fischer, Jena 1961. — Mies: Zit. nach *Dittmer*. — Weise, H. J.: Nervenarzt **32**, 307 (1961).

Diskussion

Lenz: An Hand einer Tabelle von 153 Fällen mit Liquorelektrophoresen mit Erhöhung der γ-Globuline bei 75% aller Polysklerotiker und Erhöhung der β-Globuline in 50% aller hirnatrophischen Prozesse wird auf zwei interessante Fälle hingewiesen. Ein Fall von Myelitis zeigte einen γ-Globulinanstieg nur im Lumballiquor (Höhe des klinischen Herdes in Th 10) bei normaler Elektrophorese des Cisternalliquors. Dies spricht für lokale Entstehung der γ-Globuline. Bei Tumoren des Spinalkanals fanden wir in einem Fall eine γ-Globulinerhöhung bei normalen Eiweißwerten, so daß dies zunächst Anlaß zu einer Fehldiagnose — nämlich multiple Sklerose statt eines tatsächlichen Meningeoms — wurde.

PICHLER: Betont die Wichtigkeit der von LENZ demonstrierten Befunde, z. B. die β-Globulinvermehrung bei hirnatrophischen Prozessen, die wir gleichfalls beobachten konnten und die bei derartigen Prozessen praktisch die einzigen im Liquor erhebbaren Befunde darstellen können.

STEFFEN: Man muß vorsichtig sein, wenn man γ-Globulinkonzentration mit der aktiven Immunitätslage zwangsläufig parallel setzt. Ich möchte dabei nur an das normo-γ-globulinämische Mangelsyndrom erinnern, wo normale γ-Globulinfraktion vorhanden ist bei völlig fehlendem Antikörper. Nicht jedes γ-Globulin ist Immunglobulin.

PICHLER: Daß eine zwangsläufige Korrelation zwischen Antikörperbildung und γ-Globulinfraktionserhöhung besteht, war nicht der Sinn meiner Ausführungen, sondern es sollte die Problematik dieser Befunde erörtert werden. Der erste Fall war ein γ-Plasmozytom, bei dem ja ein Versagen des retikulo-endothelialen Systems anzunehmen ist und bei dem die γ-Globulinsteigerung keineswegs Indikator einer guten Antikörper-Immunitätslage ist — im Gegensatz zum zweiten Fall, einer progressiven Paralyse, bei der eine eindeutige Korrelation zwischen klinischer Besserung und γ-Globulinproduktion im Liquor im Anschluß an die erwähnte Behandlung bestand.

Aus der Neurologischen Klinik der Universität Göttingen
(Direktor: Professor Dr. H. J. Bauer)

Immunologie der Cerebrospinalflüssigkeit

Von

H. J. Bauer

Mit 7 Textabbildungen

Immunitätsreaktionen im ZNS werden von denselben Gesetzen bestimmt wie in anderen Organen und Geweben des Körpers. Entsprechend erfordert das Verständnis der Immunitätsreaktionen des Liquors und der Liquorräume nicht die Postulierung eigener Wirkungsmechanismen. Besonderheiten ergeben sich aber auf Grund der Blut-Hirn- bzw. Blut-Liquor-Schrankenfunktion, der Liquorbildung und -resorption und, zwischen diesen beiden Vorgängen, der Austauschphänomene zwischen Liquor, Hirnoberfläche und den Meningen und deren Blutgefäßen.

In frühen Versuchen fanden Weil und Kafka bereits 1911, daß der normale Liquor keine hämolytische Wirkung auf suspendierte Schaferythrozyten besitzt. Bei einer Meningitis stellten sie aber das Übertreten von Hämolysin und Komplement durch entzündete Gefäße in die Liquorräume fest. Merritt und Fremont-Smith schrieben noch 1938: „Normaler Liquor enthält keine Antikörper. Bei Entzündung des Plexus oder der Hirnhäute als Folge einer Infektion durch Bakterien oder Viren, nach intrathekaler Injektion von Serum, Luft, Chemikalien usw. können kleine Mengen der Serumantikörper in den Liquor gelangen." Mit der Verfeinerung serologischer und chemischer Methoden der Liquoruntersuchung hat sich herausgestellt, daß eine so strenge Unterscheidung von normalem „antikörperfreiem" und pathologischem „antikörperhaltigem" Liquor nicht berechtigt ist. Daß auch im normalen Liquor immunkörperhaltige Proteine vorkommen, wurde bereits mit dem Routinenachweis der Liquorglobuline recht wahrscheinlich. Die Liquorelektrophorese hat uns gelehrt, daß rund ein Drittel der normalen Liquorglobuline aus γ-Globulinen besteht. Nun sind zwar nicht alle γ-Globuline Antikörper; wir finden aber die Proteine, die an Immunitätsreaktionen beteiligt sind, im Bereich der γ-Globulinfraktion. Deshalb interessieren uns Herkunft und Besonderheiten der Liquor-γ-Globuline ganz besonders im Rahmen unseres Themas.

Gestatten Sie bitte, daß ich an diese Fragen zunächst durch ein kurzes Resümee dessen, was wir über Beschaffenheit und Herkunft der Liquorproteine bisher wissen, heranführe.

Entgegen weitgespannten Hoffnungen haben die umfangreichen Untersuchungen über Austauschvorgänge in den Liquorräumen mit radioaktiv markierten Substanzen — Elektrolyten, Proteinen, Aminosäuren — (Bakay, Selverstone, Davson, Sweet, Eichholz u. a.) noch keine quantitativ genauen Vorstellungen über die Sekretions- und Diffusionsverhältnisse im Liquor gebracht.

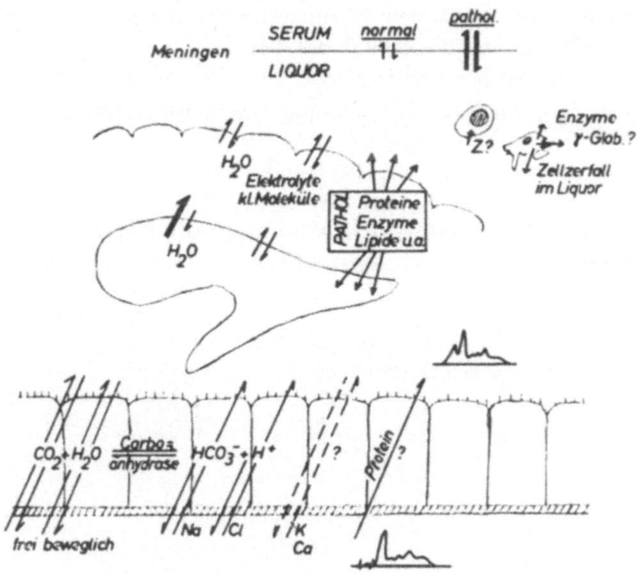

Abb. 1. Liquorsekretion und Stoffaustausch.

Immerhin wissen wir heute, daß der überwiegende Anteil des Liquorwassers über den Plexus chorioideus die Liquorräume erreicht und daß zumindest ein Teil der Elektrolyte durch aktiven Transport in die Liquorräume gelangt. Inwieweit beim Übertritt von Eiweißkörpern aus dem Serum in den Liquor besondere Mechanismen eine Rolle spielen, ist bisher noch ungeklärt. Der Urliquor, d. h. das Sekretionsprodukt des Plexus, ist sehr eiweißarm — etwa 1/600 der Serumproteinkonzentration —, er enthält aber alle elektrophoretisch nachweisbaren Serumeiweißfraktionen, also auch γ-Globulin. Normalerweise findet ein reger Austausch von Wasser und Elektrolyten über die Ventrikelgrenzflächen des Hirnparenchyms der inneren und äußeren Liquorräume statt, während eine stärkere Passage von höher organisierten organischen Molekülen — Proteinen, Enzymen, Lipidverbindungen — nur unter pathologischen Verhältnissen stattfinden kann. In den äußeren Liquorräumen findet bei den verschiedensten pathologischen Prozessen, durch welche die Grenzflächen in Mitleidenschaft gezogen werden können, ein starker transsudativer Austausch von Proteinen statt, wie die klinisch geläufige Beobachtung des Anstieges der Eiweißkonzentration und dabei auch einer Angleichung des Liquorproteinspektrums an das Serumeiweißspektrum zeigt. Neben diesem transsudativen Austausch kann die Proteinzusammensetzung der Cerebrospinalflüssigkeit durch Übertritt von Eiweiß in den freien Liquor aus geschädigten Zellen des Liquorraumes selbst verändert werden. Immunkörper im Liquor können also 1. transsudativ aus dem Serum oder 2. aus dem Hirnparenchym und 3. aus ortsgebundenen oder freien Zellen der Liquorräume stammen.

Daß die sekretorischen und transsudativen Vorgänge über den Plexus, die Meningen und die Gefäße für die Liquorzusammensetzung gegenüber einer Diffusion von Protein aus dem Hirnparenchym absolut überwiegen, läßt sich schon daraus ableiten, daß die Proteinzusammensetzung von Serum und Liquor sehr viel ähnlicher ist als diejenige von Liquor und wäßrig extrahiertem Hirnprotein. Die normalen Elektrophorese-Diagramme von Serum und Liquor darf ich als bekannt voraussetzen.

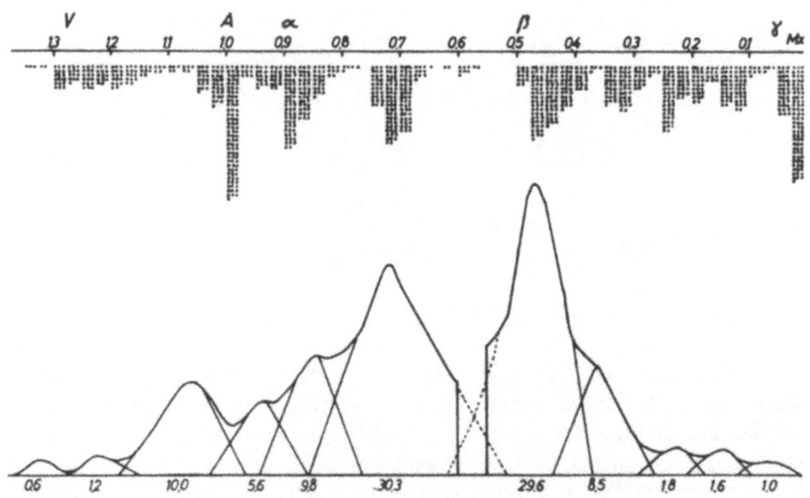

Abb. 2. Relative Mobilitäten und Relativprozente der einzelnen Fraktionen aus wäßrigem Hirnextrakt.

Im Hirnprotein findet sich nur ein geringer Anteil von Albumin, nur ein Sechstel bis ein Zehntel so viel wie im Serum, die α- und β-Globuline überwiegen stark, der Anteil der γ-Globuline ist ganz gering: auf Grund einer Untersuchung von 151 Hirnextrakten beträgt er nur 3—4%.

Daß selbst dieser Anteil weitgehend aus dem Blutserum stammen muß, zeigt ein Vergleich zwischen Extrakten aus mit physiologischer Kochsalzlösung perfundiertem und nicht perfundiertem Hirnmaterial. Bei den Extrakten aus perfundiertem Hirngewebe verschwinden Albumin und γ-Globulin praktisch vollständig, das Eiweiß besteht zu über 80% aus α- und β-Globulinen.

LOWENTHAL hat als erster gezeigt — und wir konnten seine Ergebnisse bestätigen —, daß bei bestimmten entzündlichen Krankheiten, insbesondere der Leuko- bzw. Panencephalitis, ein Anstieg der γ-Globuline in den Hirnextrakten nachzuweisen ist. Gemessen an der sehr hochgradigen Vermehrung der γ-Globuline im Liquor bei dieser Erkrankung handelt es sich allerdings um eine relativ geringe Zunahme.

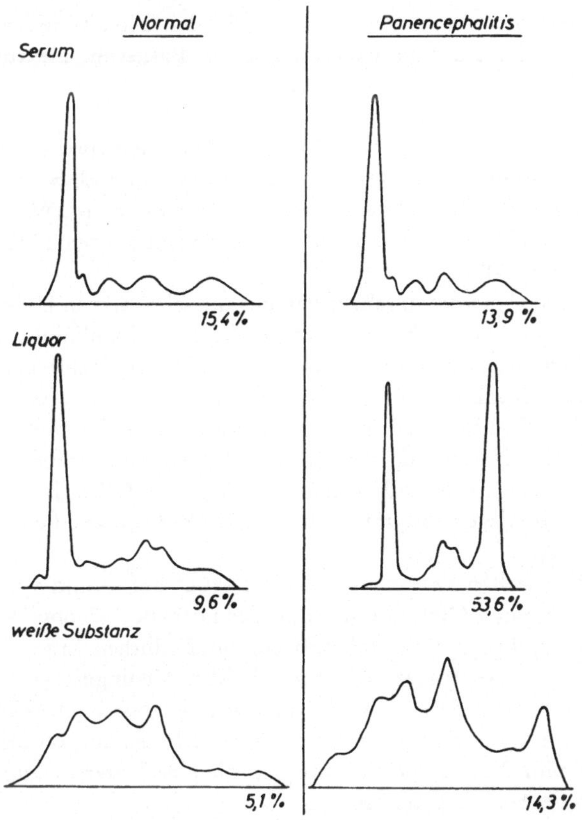

Abb. 3. Serum-, Liquor- und Hirnproteine bei Panencephalitis.

Auch bei der MS konnten wir selbst bei starker Vermehrung der γ-Globuline im Liquor keine sehr ausgeprägte γ-Globulinvermehrung im Hirnparenchym nachweisen. Andererseits sahen wir bei γ-Plasmozytomen ohne Beteiligung des Nervensystems deutliche Vermehrungen der γ-Globuline im Hirnparenchym wie bei der Panencephalitis.

Folgt also die Zusammensetzung des Liquorproteins kaum derjenigen des Hirnparenchyms, so lassen sich andererseits zahlreiche Beispiele für die starke Veränderung der Liquorproteine durch den transsudativen Ausgleich zwischen Serum und Liquor anführen.

Beim Plasmozytom sehen wir eine gleichsinnige Vermehrung des γ-Globulins in Serum und Liquor. Bei Fällen mit stark ausgeprägter Dysproteinämie, auch wenn sie keine neurologischen Störungen zeigen, täuschte der Liquorbefund förmlich das Liquorsyndrom der MS vor mit Linksausfall der Mastixkurve und starker Vermehrung der γ-Globuline bei normalem Gesamteiweiß.

Beim Antikörpermangelsyndrom spiegelt der Liquor andererseits den γ-Globulinmangel im Serum wider. Bei einer Patientin, die fünfmal eine Meningokokkenmeningitis hatte, waren sowohl im Serum wie im Liquor nur 2—3% γ-Globuline festzustellen.

Nun ist Ihnen allen bekannt, daß bei der Panencephalitis die γ-Globulinvermehrung ausschließlich im Liquor, bei der MS und auch bei vielen Fällen von Neurolues überwiegend nur im Liquor nachzuweisen ist. Woher kommen die γ-Globuline bei diesen Erkrankungen, wenn nicht aus dem Hirnparenchym oder aus dem Blutserum?

Eine plausible Antwort darauf geben uns die sehr schönen Untersuchungen von Ridley und Frick über die intrathekale γ-Globulinbildung bei der experimentellen allergischen Encephalomyelitis. Durch Markierung von Antiseren mit Fluoresceinisothiocyanat konnte gezeigt werden, daß die Zellen der perivenösen Infiltrate in der weißen Substanz und lymphozytäre und plasmazelluläre Infiltrate der Meningen und des Plexus große Mengen von γ-Globulin enthalten, während normalerweise in den Zellen der Leptomeninx oder im Gefäßbindegewebe von Gehirn und Rückenmark kein γ-Globulin nachzuweisen ist.

Schon früher teilten Frick und Scheid-Seydel auf Grund von Versuchen mit J^{131}-markiertem γ-Globulin mit, daß das normale γ-Globulin ausschließlich aus dem Liquor stammt, während bei entzündlichen Erkrankungen des Nervensystems — Neurolues, MS, Encephalitis, Meningitis — liquoreigene γ-Globuline auftreten, deren Anteil bis zu 90% des gesamten γ-Globulins im Liquor betragen kann. Hier drängt sich nun die Frage auf, ob dieses liquoreigene γ-Globulin Besonderheiten aufweist, die eine Unterscheidung von den γ-Globulinen des Serums gestatten.

Neben zahlreichen Versuchen, spezifische, gegen Hirngewebe oder pathologische Produkte gerichtete serologische Reaktionen bei bestimmten Erkrankungen des Nervensystems zu finden, gingen die Bemühungen zur weiteren Aufschlüsselung der Liquorproteine bisher in drei Richtungen:

1. Chromatographische Auftrennung der γ-Globuline.

2. Subfraktionierung auf Grund der elektrophoretischen Motilität.

3. Subfraktionierung durch Immunpräzipitation bzw. Kombination von Immunpräzipitation und Elektrophorese in der Immunophorese.

Zu 1. Unter Benutzung einer Methode von SOBER und PETERSON versuchte TOURTELOTTE, die Liquor-γ-Globuline chromatographisch in Subfraktionen weiter aufzuspalten.

Bei der Erstchromatographie gegen Diethylaminoethyl (DEAE)-Zellulose-Ionenaustauscher erhielt er fünf Subfraktionen des γ-Globulins, von denen die Fraktion I bei der MS auf das 2,7fache vermehrt war.

Bei Rechromatographie der Fraktionen I—V des normalen Liquors gegen Carboxymethyl (CM)-Zellulose-Ionenaustauscher wurde fast das gesamte Protein in der ersten Fraktion (CM I) erfaßt, während sich bei der MS eine zweite Fraktion (CM II) scharf abtrennte. Diese zweite Fraktion gab im Ouchterlony-Gel-Diffusionstest eine Präzipitationslinie gegen ein γ_2-Antiserum, also die antikörperhaltige γ-Globulin-Fraktion, nicht aber gegen β_2-M und γ_1-Antiserum. TOURTELOTTE äußerte die Vermutung, daß es sich bei der CM II-Fraktion, die er bei der MS fand, um eine antikörperhaltige Komponente handelt, ein Ouchterlony-Test gegen weiße Substanz verlief allerdings negativ.

Zu 2. Eine Subfraktionierung der Liquor-γ-Globuline durch Agar-Elektrophorese gelang LOWENTHAL und seiner Arbeitsgruppe. Diese Autoren beschrieben bis zu neun γ-Subfraktionen, die als feine Banden erkennbar waren und sich auf Grund einer konstanten relativen Motilität charakterisieren ließen. Bei der Neurolues waren die schnellen Subfraktionen (γ I—III), bei der MS (γ II—III) und dem Guillain-Barrée-Syndrom (γ III) die mittlere und bei der Leukoencephalitis von BOGAERT (γ III—IV) die langsamen Fraktionen vermehrt. Soweit ich weiß, hat eine nähere Charakterisierung bisher nur für die zweite und dritte Subfraktion stattgefunden, die dem γ_1- und γ_2-(19 S und 7 S)Globulin zugeordnet wurden, aber vielleicht kann Herr LOWENTHAL hierzu sowie zur Frage der Konstanz des Auftretens dieser Subfraktionen bei bestimmten Erkrankungen selbst etwas sagen. In seinem Buch hebt er hervor, daß die Möglichkeit bestimmter sekundärer Trenneffekte als Ursache des Auftretens einzelner Subfraktionen noch nicht sicher auszuschließen ist. Zu einer solchen Vorsicht mahnt uns ja auch die Erfahrung, daß Proteine verschiedener Molekulargröße oder verschiedener Mobilität identische immunologische Eigenschaften haben können.

Ich erinnere an das Beispiel der τ-Fraktion im Liquor, die als wohldefinierte Bande des Liquorpherogramms kathodisch vom β-Globulin wandert. Wie Sie alle wissen, haben immunophoretische Studien gezeigt, daß es sich bei der τ-Fraktion um ein immunologisch mit dem Transferrin des Serums identisches Eiweiß handelt, welches durch den Verlust von Neuraminsäure eine langsamere Wanderungsgeschwindigkeit im elektrischen Felde erhalten hat. Bei der Immunoelektrophorese gegen ein Transferrin-Antiserum weist das Immunopherogramm deshalb einen Doppelbogen auf, der die immunologische Identität, aber unterschiedliche Wanderungsgeschwindigkeit anschaulich demonstriert. PARKER und Mitarbeiter fanden im Nabelschnurblut neben der Hauptlinie für Transferrin sogar vier langsamere Unterfraktionen dieses Proteins. SCHULTZE und SCHWICK konnten zeigen, daß γ_1-Glykoprotein im Zuge der „Alterung" eine langsamere Mobilität aufweist, wodurch vielleicht auch die langsamere Mobilität dieser Fraktionen im Liquor zu erklären ist. HOCHWALD und THORBECKE beschrieben andererseits eine schnellere anodische Wanderung der sogenannten Spurenproteine des γ-Bereiches nach längerem Aufbewahren von konzentriertem Liquor.

Tabelle 1. *Immunophorese des γ-Plasmozytom-Paraproteins*

		Serum	Liquor	Urin
Gesamteiweiß (g%)	P I	10,26	0,042	0,5
	P II	9,2	0,015	0,28
Hyperglobulinämie (%)	P I	γ-43,5	—	β-53,5
	P II	γ-40,0	—	γ-40,0
Bence-Jones-Protein	P I			+
	P II			+

Immunoelektrophorese

Antiseren v. Kan.		Serum	Liquor	Urin
Anti-Human-Serum	P I	γ-Globulin pathognomisch verändert		
	P II	γ-Globulin pathognomisch verändert		
Anti-γ-Globulin-Serum	P I	γ-Globulin pathognomisch verändert		
	P II	γ-Globulin pathognomisch verändert		
Anti-γ_1A-Globulin	P I	abweichend von normalem	$\emptyset$	$\emptyset$
	P II	Hu-Serum	—	$\emptyset$
Anti-γ_1-Makro-Globulin	P I	$\emptyset$	$\emptyset$	$\emptyset$
	P II	$\emptyset$	$\emptyset$	$\emptyset$

Als Beispiel möchte ich zwei Fälle von γ-Plasmozytom mit neurologischen Komplikationen anführen, in welchen das Paraprotein in Serum und Liquor in der γ-Fraktion, im Urin als Bence-Jones-Eiweißkörper, aber in der β-Fraktion wanderte. Die immunophoretische Analyse zeigte aber in Serum, Liquor und Harn die gleiche typische Präzipitationslinie, durch welche das pathologische Protein beim γ-Plasmozytom charakterisiert ist.

Zu 3. Diese Befunde zeigen, daß man mit der Zuordnung von Proteinen allein auf Grund ihrer Mobilität im elektrischen Felde vorsichtig sein muß, sie veranschaulichen aber auch, daß die Kombination von Elektrophorese und Immunpräzipitation, die dritte der genannten Möglichkeiten zur feineren Analyse der Liquorproteine, differenziertere Aussagen möglich macht als die Verwendung beider Methoden als Einzelverfahren.

Nur ein kurzer Überblick zur Entwicklung der Technik der Immunophorese:

Mit Antiseren gegen Humaneiweiß konnten Gavrilesco, Grabar und Mitarbeiter bis zu 17 Präzipitationslinien durch die Immunoelektrophorese des Liquors nachweisen. Scheiffahrt, Frick, Clausen und deren Mitarbeiter sowie eine Reihe weiterer Autoren bestätigten diese Befunde und schlossen auf die Identität von Serum- und Liquorproteinen.

Durch minutiöse Analysen unter Verwendung besonderer Immunseren gegen Liquorproteine konnten Dencker und Swahn insgesamt 36 verschiedene Proteinfraktionen im Liquor nachweisen.

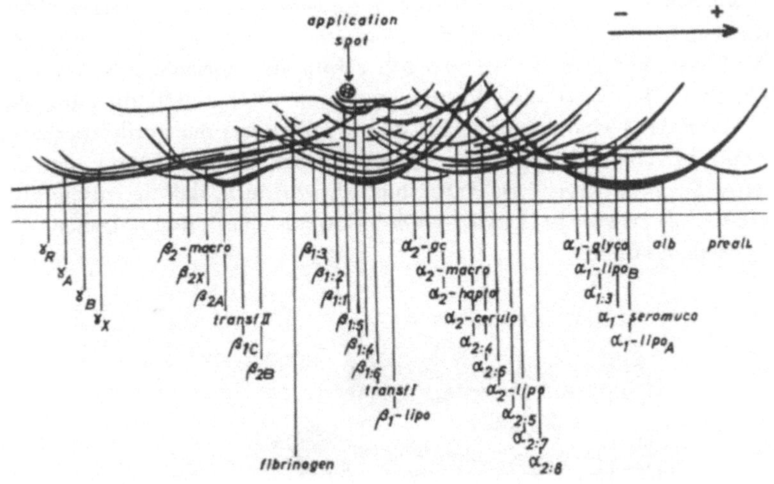

Abb. 4. Immunoelektrophorese des Liquors *(Dencker* und *Swahn).*

Sie stellten dabei mindestens elf Serumeiweißfraktionen fest, die unter normalen Verhältnissen im Liquor niemals vorkommen. Svennilson wies darauf hin, daß 90% der Proteine, die normalerweise im Liquor nicht vor-

kommen, Großmolekulare sind. Als pathologischen Befund im Immuno-
phorese-Diagramm bezeichnete Ursing die Vermehrung der Fraktionen
α_2-Makroglobulin, β_1-Lipoprotein, β_2-M-Globulin und Fibrinogen, das Fehlen von Transferrin II, also der τ-Fraktion, und eine Verstärkung der
anodischen schnellwandernden Anteile der γ-Globuline. Solche Veränderungen treten besonders deutlich bei Meningitiden, Hirntumoren, Polyneuritis
und den verschiedensten Prozessen mit erhöhtem Liquorgesamtprotein auf,
also bei Zuständen, in denen es sich durchweg um eine verstärkte Diffusion
von Serumeiweiß in den Liquorraum infolge einer allgemeinen oder lokali-
sierten Störung der Permeabilität der Bluthirn-Schranke handelt, und sie
können nach Abklingen aller anderen Liquorveränderungen noch eine Weile
persistieren.

Im Zusammenhang mit der Immunologie des Liquors interessiert uns aber
noch mehr das Auftreten von Proteinfraktionen, die nicht aus dem Liquor
stammen bzw. die als Immunreaktion gegen pathologische Substanzen oder
Bestandteile des Hirnparenchyms gebildet werden. Aus dieser Fragestellung
hat sich, wie auch in der allgemeinen Immunologie, in der eingehenden Analyse der γ-Globuline und deren Zuordnung zu bestimmten Immunreaktionen
ein Schwerpunkt der Liquorforschung herausgebildet.

Mittels der Immunoelektrophorese mit Spezialantiseren gegen Liquor
fanden Dencker und Swahn mehrere Unterfraktionen des γ-Globulins: γ A,
γ B, γ C, γ E und γ X. Zwei der langsam wandernden Fraktionen, γ E und
γ C, wurden nur bei der MS gefunden. Chodirker und Tomasi stellten im
normalen Liquor eine quantitative Relation zwischen γ_1A- und γ_2-Globulin
= 5 : 1 fest. Bei zwei Fällen von MS erfuhr der normale γ_2/γ_1A-Quotient
des Liquors von 5 : 1 eine Verschiebung auf 176 : 1, d. h. fast das ganze
γ-Globulin des Liquors bestand bei diesen Fällen aus der antikörperhaltigen
γ_2-Fraktion. Diese Feststellung zeigt gute Übereinstimmung mit den schon
zitierten Beobachtungen von Frick und Mitarbeitern, daß bei entzündlichen
Prozessen bis zu 90% des Liquor-γ-Globulins aus einer „liquoreigenen" Fraktion bestehen können.

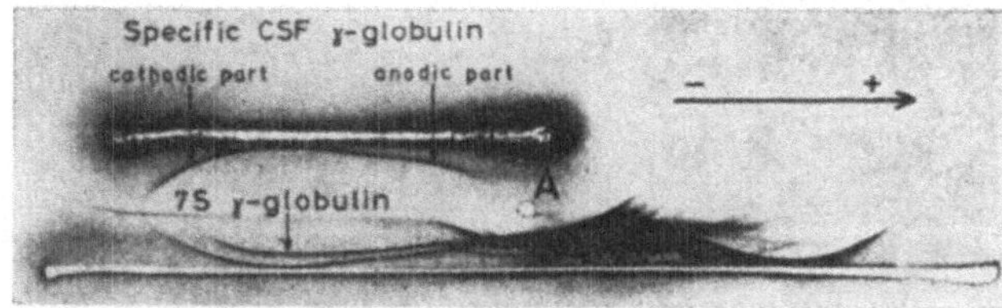

Abb. 5. Liquorspezifische γ-Globulin-Fraktion *(Dencker)*.

Von Dencker wurden immunochemische Versuche durchgeführt, die dafür
sprechen, daß ein Teil der γ-Globuline in der Cerebrospinalflüssigkeit liquor-
spezifisch ist.

In diesem Immunopherogramm DENCKERs wurde Liquorprotein in die Vertiefung A eingebracht und elektrophoretisch getrennt, dann — im unteren Immunopherogramm — gegen Liquorantiserum präzipitiert. Die üblichen Fraktionen, und im γ-Bereich eine doppelte Präzipitationslinie, werden deutlich sichtbar. Im oberen Graben wurde zunächst unverdünntes Serum, dann Liquorantiserum eingebracht, d. h. die gegen Serumprotein vorhandenen Antikörper im Liquorantiserum wurden vor der Diffussion absorbiert, so daß bei der Diffusion und dem Zusammentreffen von Antiserum und elektrophoretisch getrenntem Liquorprotein nur die vom Serum nicht absorbierten Antikörper des Liquorantiserums reagieren konnten. Dabei blieb nur eine der beiden γ-Linien übrig. Durch die Feststellung, daß diese Linie mit einer der beiden γ-Linien im unteren Pherogramm einen Bogen bildet, ergibt sich der Beweis einer immunologischen Identität des oben und unten präzipitierten Proteins.

Fassen wir alle diese Befunde zusammen, so läßt sich folgendes feststellen:

1. Auch der normale Liquor enthält Immunproteine

2. Änderungen der Diffusionsverhältnisse an den Liquorgrenzflächen können zu starken Verschiebungen der immunologischen Beschaffenheit des Liquors führen. Hierbei spielen Immunproteine aus dem Serum die beherrschende Rolle

3. Bei bestimmten Erkrankungen kann auch die Bildung von Immunoproteinen in den Liquorräumen und in liquornahen entzündlichen Infiltraten des Hirnparenchyms und seinen Gefäßen zu einer starken Veränderung der immunologischen Beschaffenheit des Liquors führen.

Im zweiten Teil meines Referates möchte ich nun einige Komponenten der Liquor-γ-Globuline unter dem Gesichtspunkt ihrer Beteiligung an bestimmten Immunitätsreaktionen kurz diskutieren und dabei das akute Phase- oder C-reaktive Protein, das Komplement, Antikörper bei Autoimmunitätskrankheiten des Nervensystems, unspezifische und spezifische Immunkörper bei Viruskrankheiten des Nervensystems als interessante und wichtige Probleme herausgreifen.

Seinen Namen erhielt das C-reaktive Protein von einer Fällungsreaktion dieses Serumkörpers mit einer Substanz aus Pneumokokken, dem Polysacharid C. Es stellte sich aber bald heraus, daß dieses Protein bei einer großen Zahl akut entzündlicher Prozesse schon wenige Stunden nach deren Beginn — auch bei dem zur aktiven spezifischen Antikörperreaktion noch nicht fähigen Neugeborenen — im Serum auftritt. SCHULTZE und Mitarbeiter bezeichneten das C-reaktive Protein, welches elektrophoretisch zwischen β- und γ-Globulin wandert, als γX-Protein. Entgegen früheren Publikationen kommt dieses Protein auch im Liquor vor. HOPF hat in seiner Dissertation, die er an unserem Hamburger Laboratorium durchführte, mittels einer Immunopräzipitation in Kapillarröhrchen gezeigt, daß bei Meningitiden und nach Hirnoperationen hohe Konzentrationen, die der Serumkonzentration fast gleichkommen, im Liquor vorhanden sind.

Zum Komplement: Alle älteren Autoren waren sich darüber einig, daß der normale Liquor kein Komplement, jedenfalls nicht im Sinne der kompletten Funktion des Komplements, besitze. Kafka und Göckel und nach ihnen auch andere Autoren stellten allerdings fest, daß das Komplementmittelstück in jedem Liquor nachzuweisen sei. Hierzu eine Erläuterung im Sinne unserer modernen Terminologie:

Tabelle 2. *C′-Komponenten des Komplements*

	bei 56⁰ C	Dialyse gegen Wasser	Cobragift, Hefe, Zymosan	NH_4OH	Charakterisierung
C'_1 „Mittelstück" „Euglobulin"	inaktiviert	unlöslich			Esterase
C'_2 „Endstück" „Albumin"	inaktiviert	löslich			
C'_3 ⟨a b	stabil	meist unlöslich	inaktiviert		Enzym?
C'_4	stabil	meist unlöslich		inaktiviert	

Man kann heute beim Komplement mindestens fünf Komponenten unterscheiden, die als C-1, C-2, C-3a und b und C-4 bezeichnet werden. Bei Dialyse von Meerschweinchenserum erhält man zwei Komponenten, eine unlösliche und eine lösliche. Nach der klassischen Terminologie entspricht C-1 dem Mittelstück, C-2 dem Endstück des Komplements. Durch Inaktivierung bei 56⁰ werden diese Komponenten zerstört. Eine Inaktivierung kann man aber auch durch Behandlung von Gesamtkomplement mit Kobratoxin, Hefe oder Zymosan, einem unlöslichen Kohlenhydrat aus Hefe, erreichen, die hierdurch zerstörte Komponente, die hitzestabiler ist als C-1 und C-2, wird als C-3 bezeichnet. Bammer konnte nachweisen, daß im Elektrophoresediagramm des normalen Liquors eine feine Präzipitationslinie vorkommt, die als $\beta_1 C$ bezeichnet wird und der Komponente C-3 entspricht. Sie kommt im normalen Liquor sogar häufiger vor als im Serum, in frischem Serum in 40—50, in normalem Liquor in 76% der Fälle. C-4 ist eine weitere hitzestabilere Komponente, die durch Ammoniak oder primäre Amine zerstört wird.

Die Komplementforschung hat für den Neurologen eine große Aktualität bekommen durch neuere Vorstellungen über einen möglichen Mechanismus der Myelinolyse. Schon seit den klassischen Entdeckungen EHRLICHS ist die zytolytische Wirkung von Komplement bekannt. Die verschiedensten Belastungen, immunologische und nicht-immunologische, können bekanntlich zu einer Komplementaktivierung führen. FISCHER und HAUPT konnten zeigen, daß hierbei Lysolecithin als Endprodukt der C′-Reaktionskette entsteht, ein Stoff, welcher eine starke zytolytische Wirkung besitzt.

Bei den Entmarkungskrankheiten ergibt sich im Lichte dieser Vorstellungen nun die Frage, ob ein solcher Vorgang sich auch an den Markscheiden abspielen kann. Nachdem MORRISON und ZAMECNIK, BIRKMAYER und NEUMEYER eine Entmarkung durch Kobragift und Lysolecithin nachweisen konnten, hat THOMPSON gezeigt, daß gereinigtes Lysolecithin eine vollständige Auflösung von Hirngewebe herbeiführen kann. Wir konnten diese Ergebnisse bestätigen und zeigen, daß durch Lysolecithin die Enzymaktivität von Hirnprotein nicht beeinträchtigt, die elektrophoretische Wanderung der Hirnproteine aber verändert wird. Die in vitro demonstrierten Wirkungen von Lysolecithin können nur mit relativ hohen Konzentrationen erzielt werden, Konzentrationen, wie sie niemals in den Körperflüssigkeiten vorkommen. Entsteht das Lysolecithin aber direkt an der Zelloberfläche, so genügen winzigste Mengen von Lysolecithin zur Herabsetzung der Grenzflächenspannung an den Zellmembranen und zur Herbeiführung eines Zusammenbruches der Permeabilitätsbarrieren.

Zwischen dem Komplementtiter und der Lysolecithinbildung besteht eine wechselseitige Beziehung:

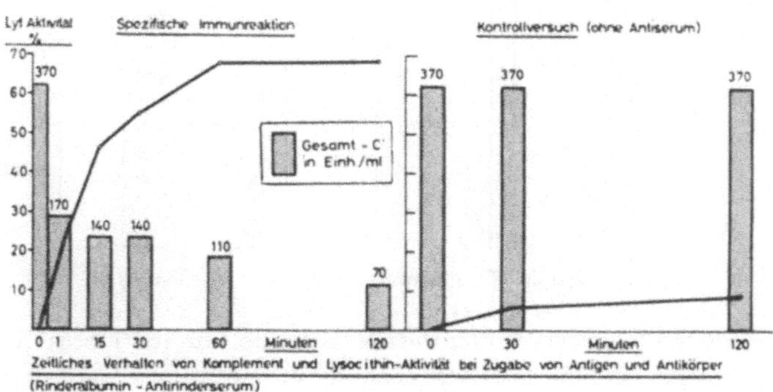

Abb. 6. Beispiel des wechselseitigen Verhaltens von Komplementabfall und Lysolecithinanstieg *(Fischer)*.

Bei der Lysolecithinbildung wird Komplement verbraucht, mit dem Anstieg der Lysolecithinkonzentration kommt es zu einem Abfall des Komplementtiters.

Bei den Entmarkungskrankheiten ergibt sich nun im Lichte dieser Vorstellung die Frage, ob ein solcher Vorgang sich an den Markscheidengrenzflächen abspielen kann. Im Hinblick auf die schon bekannten Eiweißveränderungen im Liquor, besonders den Anstieg von antikörperhaltigen Fraktionen des γ-Globulins, wird die Bestimmung von Komplement und von Lysolecithin in der Cerebrospinalflüssigkeit außerordentlich interessant.

Tabelle 3. *Prozentuale Verteilung der C'-Komponententiter im Liquor* (KUWERT)

	Ref.-Gruppe (163 Patienten)	MS-Gruppe (53 Patienten)
C'_1	100 %	100 %
C'_2	88 %	47 %
C'_3	34 %	21 %
C'_4	97 %	81 %

KUWERT und Mitarbeiter aus unserem Hamburger Arbeitskreis im PETTE-Institut konnten in 163 normalen Liquoren C'_1 in 100%, C'_4 in 96,9 %, C'_2 in 88,3 und C'_3 in 34,4% der Fälle nachweisen. Die Titerhöhen zeigten eine Abhängigkeit von der Liquoreiweißkonzentration.

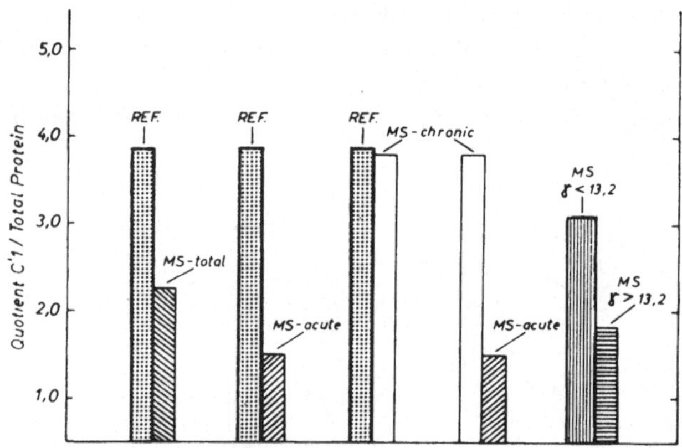

Abb. 7. Abfall des Komplementtiters bei der MS *(Kuwert)*.

Auf Grund noch nicht veröffentlichter Befunde, die ich Herrn KUWERT verdanke, erfolgte bei 70—80% der Versuchstiere zehn Tage nach der Inkubation mit Hirnextrakt und Freundschem Adjuvans — also zum Zeitpunkt der klinischen Manifestation der EAE — ein Titerabfall aller vier C'-Komponenten. Bei Untersuchung des Liquors von MS-Kranken fand sich im akuten Stadium ein hochgradig signifikanter Titerabfall der Komponenten C'_1, C'_2 und C'_4, mit einem p von weniger als 0,01. Der Abfall der Komponente C'_3 war hingegen mit einem p von mehr als 5% nicht signifikant.

Über den Lysolecithinspiegel im Liquor fehlen uns vorerst noch vergleichbare Zahlen. Mester konnte diese Fraktion mittels der Dünnschichtchromatographie in 25 von 60 Liquoren nachweisen. In Göttingen sind entsprechende Untersuchungen zur Zeit im Gange.

Zum Abschluß meiner Erörterung über die Rolle von Komplement und Lysolecithin bei Entmarkungskrankheiten möchte ich noch eine Arbeit von Donaldson und Rosen erwähnen, die einen weiteren Aspekt aufzeigt: Beim angioneurotischen Ödem wurde als hereditäre Anomalie festgestellt, daß ein normalerweise im Serum vorhandener Inhibitor des Komplementfaktors C'_1 fehlt. Bei diesen Patienten war die C'_1-Aktivität im Ödemstadium gesteigert. Da auch bei der MS eine genetische Komponente nicht unwahrscheinlich ist, wären Untersuchungen über die physiologisch vorhandenen Inhibitoren im Zusammenhang mit den Komplementstudien im Liquor wünschenswert.

Es darf heute als gesichert gelten, daß bei der experimentellen allergischen Encephalomyelitis und der experimentellen allergischen Neuritis humorale Antikörper gegen Nervengewebe auftreten. Während unter der besonders von Waksman propagierten Vorstellung, daß die zellgebundene verzögerte Reaktion vom Tuberkulintyp (also eine Immunitätsreaktion der ersten Stufe nach der Güntherschen Einteilung) bei diesen experimentellen Autoimmunitätskrankheiten des Nervensystems entscheidend, die humoralen Antikörper weniger wichtig seien, sind diese Antikörper durch neuere Untersuchungen wieder stark in den Vordergrund des Interesses gerückt. Patterson und Mitarbeiter fanden, daß bei Versuchstieren, die Serumantikörper gegen Hirnantigene besitzen, die EAE ausbleibt oder zumindest deutlich inhibiert wird und daß diese Schutzwirkung passiv übertragen werden kann. Sie vermuten, daß es sich um blockierende, möglicherweise komplementfixierende Antikörper handelt. Beachtenswert in diesem Zusammenhang sind auch die Untersuchungen von Bornstein und seinem Arbeitskreis, der bei Tieren mit EAE und in Fällen von akuter MS im Serum Antikörper gegen Gliazellen und Markscheidensubstanz feststellte. Bei Anwesenheit von Komplement führten diese Antikörper in vitro zur Entmarkung, während bei Fehlen von Komplement eine Gewebsfixation ohne zytologische Wirkung erfolgte.

Die zahlreichen Versuche, eine Komplementbindungsreaktion, neuerdings Agar-Gel-Präzipitationsreaktionen gegen Hirnantigen als serologische Reaktion zur Diagnostik der MS anzuwenden, möchte ich nicht einzeln aufzählen (Sachs-Steiner, Roemer, Schrader und Schild, Kabat, Frick, Raskin, Bauer und Heitmann, Ross, Rieder, Ritzel und Wüthrich u. a.). Ähnliche Reaktionen sind vereinzelt auch bei der Polyneuritis, speziell beim Guillain-Barré-Syndrom, versucht worden, so fand Melnick in 20 von 50 Fällen im Serum komplementfixierende Antikörper gegen Nervengewebe, in vier von 15 Fällen auch im Liquor. Die Bemühungen zur Auffindung serologischer Reaktionen dieser Art begannen 1934/35 mit Sachs und Steiner, und bisher sind dabei mehr Probleme entstanden als Lösungen erreicht worden. So stellten Allerand und Yahr durch Immunofluoreszenzuntersuchungen kürzlich fest, daß 7 S-γ-Globulin aus Serum und Liquor eine Affinität für Gliazellen und Markscheiden besitzt, ganz gleich, ob eine neurologische Erkrankung vorliegt oder nicht. Sie weisen darauf hin, daß diese normalerweise vorhandene Affinität einer Aufklärung bedarf, um die Bedeutung von Antikörpern gegen Nervengewebe bei den Entmarkungskrankheiten beurteilen zu können.

Eine Anzahl von Befunden, die ich im Verlauf meiner Ausführungen erwähnte: die stärkeren Verschiebungen der γ-Globulin-Fraktion im Liquor, das Auftreten besonderer Präzipitationsbanden im Bereich der Liquor-γ-Globuline, die Möglichkeit, plasmazelluläre Reaktionen im Liquor bei Entmarkungskrankheiten zu analysieren, sprechen dafür, daß der Liquor, speziell der konzentrierte Liquor, als Substrat für die Aufklärung von immunologischen Reaktionen dieser Art vielleicht aufschlußreicher ist als Serum. Andererseits lehren uns die Feststellungen über die Wichtigkeit der Blut-Liquor-Schrankenfunktion und der transsudativen Vorgänge an den Liquorgrenzflächen, daß für die Beurteilung von Liquorbefunden korrelierte Serumbefunde unerläßlich sind, und speziell bei immunologischen Studien kommt noch der Faktor der zeitlichen Sequenz hinzu.

Meine Damen und Herren!

Eigentlich sind wir erst jetzt am Anfang der spezifischen Liquor-Immunologie angelangt. Aber es wäre ein unmögliches Unterfangen, im Rahmen meines Referates diesem riesigen Thema auch nur annähernd gerecht werden zu wollen. Ich möchte statt dessen einen Vorschlag, den ich schon auf früheren Liquor-Symposien gemacht habe, nachdrücklich wiederholen, eine der nächsten Liquor-Tagungen *nur* diesem Thema zu widmen. Über ein klassisches Problem der Liquor-Immunologie, die Lues-Serologie, werden wir hoffentlich noch im Zusammenhang mit dem Vortrag von Frau Weingarten diskutieren können. Es besteht m. E. eine dringende Notwendigkeit, die bisher im Schrifttum weitverstreuten Daten über Virus-Meningitiden und Virus-Encephalomyelitiden zu sichten und die rapid wachsenden Erfahrungen zusammenzutragen. Bei einer Durchsicht des neueren Schrifttums konnte ich ermitteln, daß der Sammelbegriff „Virusmeningitis oder Virusencephalitis", mit dem wir uns heute noch viel zu oft begnügen müssen, bisher in mehr als 90 Entitäten aufgegliedert werden konnte. Neben der langen Liste bakterieller und durch Protozoen bedingter Erkrankungen, bei denen pathologische Liquorbefunde führend sind, müssen auch die Mykosen genannt werden, über deren Liquorbefunde wir bisher herzlich wenig wissen.

Ich hoffe, daß ich Sie nicht enttäuscht habe, wenn ich in meinem Referat auf eine Aufzählung solcher Befunde verzichtet habe zugunsten der Schilderung einiger wesentlicher biochemischer Grundlagen und materieller Substrate der Liquor-Immunologie.

Literatur

ALLERAND, C. D. und M. D. YAHR: Science **144**, 1141—1147, 1964. — BAKAY, L.: Blood Brain Barrier, Verlag Thomas Springfield (Ill.) 1956.—BAMMER, H.: Klin. Wschr. **41**, 1084—1085, 1963. — BAUER, H. und R. HEITMANN: Dtsch. Z. Nervenheilk. **178**, 47—77, 1958. — BAUER, H. und D. SEITZ: Klin. Wschr. **31**, 323—327, 1953. — BIRKMAYER, W. und E. NEUMAYER: Dtsch. Z. Nervenheilk. **177**, 117—125, 1957. — BORNSTEIN, M. B.: Nat. Cancer Inst., Monograph **11**, 197, 1963. — CHODICKER, W. B. und T. B. TOMASI jr.: Science **142**, 1080—1081, 1963. — DAVSON, H.: Physiology of the ocular and cerebrospinal fluids. Verlag Churchill, London 1956. — DENCKER, S. J.: Acta neurol. Scand. **39**, Suppl. 4, 317—322, 1963. — DENCKER, S. J. und B. SWAHN: Lunds Univ. Årsskr., N. F. Avd. 2, **57**, 1—54, 1961. — DONALDSON, V.H. und F. S. ROSEN: I. Clin. Invest. **43**, 2204—2213, 1964. — FISCHER, H.: In E. Pette und H. Bauer „Demyelinisierende Encephalomyelitis", Verlag Fischer, Stuttgart, 131—136, 1964. — FRICK, E.: Zschr. ges. exp. Med. **138**, 408—414, 1964. — Ders.: Klin. Wschr. **40**, 152—153, 1962. — FRICK, E. und L. SCHEID-SEYDEL: Klin. Wschr. **36**, 857—863, 1958. — GAVRILESCO, K., J. COURCON, P. HILLION, J. URIEL, J. LEWIN und P. GRABAR: Bull. Soc. Chim. Biol. 1955, **37**, 803. — GÖCKEL, F.: Z. Neurol. **79**, 303, 1923. — GRABAR, P. und P. BURTIN: Analyse immuno-electrophorétique, Verlag Masson u. Cie., Paris 1960. — GÜNTHER, O.: Dtsch. Med. Wschr. **89**, 2449—2454, 1964. — HOCHWALD, G. M. und G. J. THORBECKE: Clin. Chim. Acta **8**, 678—684, 1963. — HOPF, H. C.: Nachweis des C-reaktiven Proteins in Liquor und Liquorzellen. Dissertation, Hamburg 1959. — KABAT, E. A.: 6. Internat. Neurol. Kongreß Brüssel 1957, Rapports et Discussions, 31—47. — KUWERT, E., W. FIRNHABER, K. MAI und E. PETTE: Z. Immun. u. Allerg. Forsch. **127**, 321—342, 1964. — LOWENTHAL, A.: Agar Gel Electrophoresis in Neurology. Verlag Elsevier, Amsterdam 1964. — MELNICK, S. C.: Brit. med. J. I, 368—373, 1963. — MERRITT, H. H. und F. FREMONT-SMITH: The Cerebrospinal Fluid. Verlag W. B. Saunders Co., **68**, 1938. — MESTER, Th.: In: E. Pette und H. Bauer „Demyelinisierende Encephalomyelitis", Verlag Fischer, Stuttgart, 153—156, 1964. — MORRISON, R. L. und P. C. ZAMECNIK: Arch. Neurol. Psychiat. (Chikago) **63**, 367—381, 1950. — PARKER, W. C., J. W. C. HAGSTROM und A. G. BEARN: J. exp. Med. **118**, 975—989, 1963. — PATTERSON, P. Y. und S. M. HARWIN: J. exp. Med. **117**, 755—774, 1963. — RASKIN, N.: Arch. Neurol. Psychiat. (Chikago) **73**, 645, 1955. — RIEDER, H. P., G. RITZEL und R. WÜTHRICH: In: E. Pette und H. Bauer „Demyelinisierende Encephalomyelitis", Verlag Fischer, Stuttgart, 53—58, 1964. — ROEMER, G. B., A. SCHRADER und W. SCHILD: Klin. Wschr. **946**, 1953. — ROSS, J.: In: E. Pette und H. Bauer „Demyelinisierende Encephalomyelitis", Verlag Fischer, Stuttgart, 59—64, 1964. — SACHS, H. und G. STEINER: Klin. Wschr. **1714**, 1934. — SELVERSTONE, B.: Ciba Foundation Symposium "The Cerebrospinal Fluid", Verlag Churchill, London, 147—164, 1958. — SVENNILSON, E., S. J. DENCKER und B. SWAHN: Neurology (Minneap.) **11**, 989—995, 1961. — SWEET, W. H. und H. B. LOCKSLEY: Proc. Soc. Exp. Biol. Med. **84**, 397—402, 1953. — SCHULTZE, H. E. und G. SCHWICK: Behringwerk-Mitteilungen, H. **33**, 11—38, 1957. — THOMPSON, R. H. S.: Proc. roy. Soc. Med. **54**, 30—33, 1961. — TOURTELLOTTE, W. W., J. A. PARKER und A. F. HAERER: In: E. Pette und H. Bauer „Demyelinisierende Encephalomyelitis", Verlag Fischer, Stuttgart, 85—99, 1964. — URSING, B., S. J. DENCKER und B. SWAHN: Acta med. Scand. **171**, 715—722, 1962. — WATESMAN, B. H.: Internat. Arch. Allerg., Suppl. **14**, 1959. — WEIL, E. und V. KAFKA: Med. Klin. **7**, 1314, 1911.

Diskussion

Seitelberger: Betont die Bedeutung der Komplement-Aktivierungsvorgänge und der möglichen Lysolecithinwirkung beim Entmarkungsvorgang. Von der Analyse der Formalpathogenese der Entmarkung ausgehend, wurde die Annahme formuliert, daß bei der Entmarkung oberflächenaktive Substanzen, und zwar Lysokephaline, eine Rolle spielen. Lysokephalin könnte im Verlauf einer immunopathologischen Reaktion aus den Acetalphosphatiden der Markscheiden selbst entstehen und durch Veränderung der Oberflächenaktivität die Membranstruktur der Markscheiden zerstören. Das stimmt mit den chemischen Befunden überein, wonach erst nach einiger Zeit nach der Entmarkung Abbauprodukte auftreten. Der primäre Entmarkungsvorgang müßte daher in incipienter physikochemischer Dekomposition der Membranstruktur bestehen.

Bauer: Für die Ergänzung meiner Ausführungen bin ich Herrn Seitelberger sehr dankbar. Ich finde das besonders wichtig; vielleicht gibt es nicht nur Lysolecithin, sondern auch Lysokephalin, Lysocerebroside und eine ganze Serie von Lyso-Substanzen, die wir noch nicht kennen. Man muß eben nach weiteren Komponenten suchen.

Steffen: Das Problem des Lysolecithins interessiert den Immunologen deshalb besonders, weil es eine Brücke zwischen unspezifischer und spezifischer Auslösung anaphylaktischer und anaphylaktoider Phänomene darstellt. Antigen-Antikörper-Reaktionen binden Komplement und, wie Fischer gezeigt hat, kann durch Komplement Lysolecithin aktiviert werden, während aus Mastzellen Histamin frei wird, welche die anaphylaktische Quaddel machen. Auch durch präformierte Antigen-Antikörper-Komplexe, aber auch einfach durch hitzeagglutinierte γ-Globulin-aggregate, kann man Komplement binden und anaphylaxieartige Kutanreaktionen auslösen. Nachdem sowohl durch Immunkomplexe als auch durch denaturiertes γ-Globulin Komplement gebunden werden kann, dürfte dabei wahrscheinlich auch Lysolecithin freigesetzt werden, wie das Histamin freigesetzt wird und die Quaddeln entstehen. Man müßte daher im Gehirn daran denken, daß jeder Vorgang, der gar nichts mit einem gewebsspezifischen Antikörper zu tun hat, sondern nur mit Gewebsabbauprodukten, die völlig anders konfiguriert sind, lokal Immunaggregate entstehen läßt und daß von hier aus eine Lysolecithinaktivierung erfolgen könnte. Zur Rolle der Antikörper sei darauf hingewiesen, daß diese nicht nur eine schädigende, sondern auch eine protektive Wirkung haben können. Es wird auf die Untersuchungen von Patterson über die passive Übertragbarkeit der EAE sowie die Experimente von Waksman hingewiesen, wonach durch neonatale Applikation des Homogenats die Tiere gegen die EAE tolerant gemacht werden können; d. h. sie bekommen keine EAE, bilden aber komplementbindende Antikörper. Patterson konnte zeigen, daß man bei gleichzeitiger Applikation von Zellen und Antiserum eine Inhibition der Reaktion durchführen kann. Wir führten gemeinsam mit Tschabitscher an einer größeren Anzahl von multipler Sklerose-Patienten Antikörper-Untersuchungen durch und erhielten bei rund 70% positive Befunde, und zwar nicht nur bei akuten, sondern auch klinisch als „ausgebrannt" bezeichneten Fällen, was vielleicht mit der protektiven Rolle in Zusammenhang gebracht werden könnte.

Bauer: Die Aggregatbildung bei Lysolecithin ohne präformierten Antikörper würde gut in die Konzeption hineinpassen, daß die Lysolecithinfreisetzung nach Komplementaktivierung auch ohne Antigen-Antikörper-Reaktion erfolgen könnte. Ich glaube, daß man sich von der Vorstellung einer spezifischen Reaktion freimachen muß. Die Frage der protektiven Antikörper steht derzeit im Vordergrund der Forschung. Patterson konnte den Transmittor zunächst zellgebunden, jetzt aber auch in humoralen, zellfreien Substraten nachweisen. Patterson schreibt den blockierenden Antikörpern eine relative protektive Funktion zu. Die positive Antikörperreaktion auch bei inaktiven Formen der multiplen Sklerose (Serumreaktionen) weist in Richtung der von Ross u. a. sowie GEORGI und Mitarbeitern durchgeführten Ouchterlony-Teste, bei denen man 25% (GEORGI et al.) bis 30% (Ross) positive Serumreaktionen findet, aber es besteht eine große Streuungsbreite, so daß wir damit noch keine absolute Methode in der Hand haben. Aber wir haben eine ganze Batterie von Reaktionen zur Beurteilung von Prozeßaktivitäten in der Hand. Den γ-Quotienten von Herrn TSCHABITSCHER müßte man durch weitere Analysen statistisch zu untermauern versuchen.

LOWENTHAL: LATERRE konnte zeigen, daß im Lcsp. die β_1-Fraktion eine Änderung der Mobilität infolge Konservierung erfahren kann, was vielleicht durch Verlust an Neuraminsäure bedingt ist.

BAUER: Bezüglich der Mobilität und Immunophorese gibt es einige sekundäre Faktoren, welche die Mobilität beeinflussen können, vielleicht einige nicht sekundäre, physiko-chemisch im Körper entstandene und physiologisch zu betrachtende, die aber keine physiologische Aufgabe zu erfüllen haben, d. h. es kann ein Immunkörper mit verschiedenen Mobilitäten durch eine Konstellation verschiedener physiko-chemischer Faktoren auftreten, nicht als Präparationsartefakt, aber für die immunologische Problematik relativ bedeutungslos. Es können darunter aber auch verschiedene prosthetische Gruppen sein, doch ist es ein sehr komplexes Problem. Jedenfalls möchte ich die Frage der Mobilität nicht grundsätzlich ablehnen, sondern nur auf die Vielschichtigkeit dieses Problems hinweisen.

LOWENTHAL: Glauben Sie, daß unter den Paraproteinen im Lcsp. auch Makroglobuline enthalten sind?

BAUER: Wir konnten Makroglobuline noch niemals im Lcsp. nachweisen.

LOWENTHAL: Glauben Sie, daß man trotz der Arbeiten von HOCHWALD weiter an der Annahme einer spezifischen γ-Fraktion festhalten kann, oder — um die Frage genauer zu stellen, ob im Liquor spezifische Proteine vorkommen?

BAUER: Ob es eine spezifische γ-Fraktion im Liquor gibt, ist dahingehend zu beantworten, daß es fraglich ist, ob es überhaupt irgendeine spezifische γ-Fraktion in einem Organ gibt. Vielleicht ist die Spezifität eine relative durch Koppelung an akzessorische Gruppen. Die chemische Reaktion ist am Ende nicht organ-, gewebe- oder humoralspezifisch, aber es kann Koppelungen geben, so daß diese Reaktionen nur in einem spezifischen Milieu ablaufen können.

LOWENTHAL: Die Säulenchromatographie zeigt bei der multiplen Sklerose, Neurosyphilis und SSLE verschiedene, nicht identifizierbare Flecken. Was halten Sie davon?

BAUER: Der grüne Fleck in der Chromatographie ist ungeklärt. Wir wissen lediglich, daß es kein Lipid ist.

LOWENTHAL: Was halten Sie von den in Island erhobenen serologischen Befunden bei multipler Sklerose?

BAUER: Die Seroreaktionen mit positivem Ausfall bei m. S. in Rejkjavik dürften denen beim Ouchterlony-Test entsprechen, doch müßte man dem näher nachgehen, denn damit hätten wir ein Kriterium, das gemeinsam mit dem γ-Globulin eine größere Sicherheit in der Beurteilung der Prozeßaktivität geben könnte.

PROSENZ: 1. Ist es möglich, auf Grund des heutigen Fortschrittes der Grundlagenwissenschaft, insbesondere der Immunologie und Histochemie, verbindliche Angaben darüber zu machen, von wo die letztlich zur Demyelinisierung führenden Antikörper stammen bzw. wo sie produziert werden? Stammen sie

a) aus dem Serum?
b) aus der Adventitia bzw. den Gefäßwandzellen der intracerebralen Gefäße?
c) aus dem Nervenstützgewebe, insbesondere den Histiocyten?

2. Wird die demonstrierte γ-Globulinproduktion aus ventrikelnahen Histiocyten eventuell erst sekundär durch antigenwirkendes zerfallendes Myelingewebe ausgelöst und wirkt damit erst sekundär-pathogen?

Bauer: Die Frage nach der Herkunft der demyelinisierenden Antikörper kann heute noch nicht beantwortet werden. Zur Frage der Antikörperbildung in histiozytären Elementen sei nur gesagt, daß zunächst unspezifische und dann langsam die spezifischen Reaktionen auftreten. Die Antikörperbildung müssen wir nach unseren heutigen Kenntnissen in histiozytären Elementen annehmen, auch bei der MS dürfte zunächst ein unspezifischer Effekt einsetzen und dann erst dürften die spezifischen Reaktionen einsetzen. Abschließend wird noch darauf hingewiesen, daß man multifaktorielle Analysen auch hinsichtlich der relativ unspezifischen Bestimmung der γ-Globuline durchführen und die Kasuistik der verschiedenen Forschungszentren über Entmarkungskrankheiten nach gemeinsamen Kriterien der Befunderstellung und -deutung vergleichen müßte. So wäre etwa eine Standardisierung der Eiweißbestimmungsmethoden sowie eine übereinstimmende Bewertung der klinischen Auswertung der Einzelsymptome zu fordern.

Aus der Neurologisch-Psychiatrischen Universitätsklinik Zagreb
(Vorstand: Professor Dr. R. Lopašić)

Immunoelektrophoretische Erfahrungen bei Liquores mit erhöhten Gamma-Globulinen

Von

K. Arko

Mit 5 Textabbildungen

Es ist bekannt (GAVRILESCO und Mitarbeiter [1], GRABAR und BURTIN [2], CLAUSEN [3], SVENNILSON und Mitarbeiter [4]), daß sich im normalen Liquor und im Liquor bei verschiedenen neurologischen Krankheiten immunoelektrophoretisch nur der langsam wandernde Anteil der Gamma-Globuline nachweisen läßt, sowie (CLAUSEN [3], SVENNILSON [4], DENCKER [5]) daß sich die Präzipitationslinie bei chronisch entzündlichen Erkrankungen und einigen anderen Erkrankungen des Zentralnervensystems (ZNS) in ihrem anodischen Teil verlängert. In dieser Arbeit wird versucht, festzustellen, ob bei chronisch

Tabelle 1

Erkrankungen	Zahl der Fälle	
Luetische Erkrankungen	11	
Paralysis progressiva		8
Lues cerebrospinalis		1
Tabes dorsalis		2
Leukoencephalitis	7	
Cysticercosis	1	
Sclerosis multiplex	14	
Apoplexia cerebri (Thrombosis)	5	
Degenerative Erkrankungen	6	
Sclerosis amyotrophica lateralis		2
Atrophia spinalis progressiva		1
Syringomyelia		3
Neurosis	6	
Gesamtzahl der Fälle	50	

entzündlichen Krankheiten eine Regelmäßigkeit in diesem Bezug besteht und ob die Immunoelektrophorese ein weiteres Hilfsmittel zur Differenzialdiagnose chronisch entzündlicher Krankheiten des ZNS, insbesondere der multiplen Sklerose, beibringt.

Material

Das Krankengut bestand aus (Tab. 1) 11 Fällen von luetischen Erkrankungen des ZNS, aus 7 Fällen von Leukoencephalitis, aus 1 Fall von Cysticercose, aus 14 Fällen von multipler Sklerose, aus 5 Fällen der cerebralen Apoplexie (Thrombose) und aus 6 Fällen von verschiedenen degenerativen Erkrankungen des ZNS. Die Normalgruppe bestand aus 6 Fällen von Neurosen, bei denen alle laboratorischen Routinebefunde innerhalb der Normalwerte waren.

Methodik

Die Liquores wurden durch Lumbalpunktion gewonnen, diejenigen mit einer Beimengung von mehr als 100/3 Erythrocyten wurden nicht einbezogen. Die Eiweißanreicherung wurde in Kollodiumhülsen (Membranfiltergesellschaft — Göttingen) gegen 50% Gummiarabikum bei $+4^0$ C durchgeführt [6], die Liquores wurden 100- bis 150mal eingeengt. Die Immunoelektrophorese wurde mittels der Mikromethode nach Scheidegger [7] durchgeführt. Als Immunserum benützten wir das Kaninchen-Antihumanserumglobulin für Immunoelektrophorese, das im Institut für Transfusion in Ljubljana angefertigt wurde. Die Immunogramme wurden mittels Amidoschwarz 10 B auf Proteine [2] und mittels Sudanschwarz B auf Lipoproteine [8] angefärbt. Die

Tabelle 2. *Normalgruppe*

Nr.	Immunoelektrophorese								PE γ-Glob. %
	Rho	Alb.	Sero-mucoid	α_{1A}-Gluco-prot.	Trans-ferrin	β_{1A}	γ-Globulin		
1	/	/	/	/	/	0	/	+(+)	11,0
2	/	/	/	/	/	/	/	+(+)	10,4
3	/	/	/	/	/	/	/	+(+)	8,9
4	/*	/	/	/	/	/	/	+(+)	11,0
5	/*	/	/	/	/	0	/	+	8,2
6	/	/	/	/	/	0	/	+(+)	10,5

Anwesende Präzipitationslinie = /	
Fehlende Präzipitationslinie = 0	Mittelwert ($\bar{x}$)　　10,0
Rho-Lipoprotein = *	sd　　± 1,17
	s$\bar{x}$　　± 0,48

semiquantitative Auswertung der Gamma-Globulinpräzipitationslinie der Kranken-
gruppen wurde durch Komparation mit der Gamma-Globulinpräzipitationslinie der
normalen Liquores ausgeführt. Bei der Auswertung wurde die Länge, die Intensität und die Distanz von der Antikörperrille in Bezug genommen (CLAUSEN)[9] und
mit $+$, $+(+)$, $++$, $++(+)$, $+++$, bezeichnet.

Ergebnisse

In der Normalgruppe (Tab. 2) konnten wir die Rho (Praealbumin) in
zwei Fällen Rho-Lipoproteine, die Albumine, das Seromucoid, die $Alpha_{1A}$-
Glucoproteine, das Transferrin (Transferrin I und Transferrin II), in drei
Fällen das $Beta_1A$-Protein und das langsam wandernde Gamma-Globulin
nachweisen. Im Bereich von $Alpha_2$-Globulinen fanden wir in drei Fällen

Tabelle 3. *Luetische Erkrankungen des ZNS*

Paralysis progressiva	Nr.	Immunoelektrophorese							PE γ-Glob. %
		N	α_2-Lipoprot.	α_2M	α_2-Haptoglob.	$\beta_1 x$	β_2M	γ-Glob.	
	1	/	0	/	/	0	0	$+++$	20,8
	2	/	0	/	/	0	0	$+++$	31,8
*	3	/	0	/	/	/	/	$+++$	57,0
	4	/	0	/	/	0	/	$+++$	23,1
*	5	/	0	/	/	/	/	$+++$	36,9
	6	/	0	0	0	0	0	$+++$	37,2
	7	/	0	0	0	0	0	$+++$	49,0
	8	/	0	0	0	0	0	$++$	18,8
							Mittelwert ($\bar{x}$)		34,3
							sd		$\pm 13,62$
							s$\bar{x}$		$\pm 4,83$
Lues cerebro-spinalis	9	/	0	/	/	0	0	$+++$	17,3
Tabes dorsalis	10	/	0	/	0	0	0	$+++$	14,0
	11	/	0	/	/	0	0	$+++$	24,7
							Mittelwert ($\bar{x}$)		30,0
							sd		$\pm 13,76$
							s$\bar{x}$		$\pm 4,16$

N $=$ Proteine des normalen Liquors.
* $=$ unbehandelte Fälle.

12b*

1—2 schwache Präzipitationslinien sowie eine dritte $Beta_1$-Präzipitationslinie, die mit Sicherheit schwer zu identifizieren waren. Der Mittelwert der Gamma-Globuline, mittels der Papierelektrophorese (PE) gewonnen, betrug 10,0%, mit einer Standardabweichung von ± 1,17. Die Gesamteiweißkonzentration übertraf in keinem Fall 20 mg/100 ml.

In der Gruppe der luetischen Erkrankungen des ZNS (Tab. 3) konnten wir neben den Proteinen, denen man im normalen Liquor begegnet, in acht Fällen $Alpha_2$-Makroglobuline ($Alpha_{2M}$), in sieben Fällen $Alpha_2$-Haptoglobuline nachweisen. In zwei unbehandelten Fällen von progressiver Paralyse fanden wir eine Präzipitationslinie im Bereich der $Beta_1$-Globuline nahe des Antigeneinsatzes und bezeichneten sie mit $Beta_{1-x}$. In drei Fällen kam die $Beta_2$-Makroglobulinpräzipitationslinie zum Vorschein, in einem Fall wurde eine Verdoppelung der Gamma-Globulinpräzipitationslinie im Bereich $Beta_1$- bzw. $Beta_2$-Globulinen bemerkt. Die Gamma-Globulinpräzipitationslinie zeigte eine Erhöhung der Gamma-Globuline, da sie intensiv und in der Anode-Kathode-Richtung verlängert war und näher der Antikörperrille lag. Sie bezeichnete eine Erhöhung sogar in zwei Fällen, bei welchen die Gamma-Globuline mittels PE 17,3% und 14,0% ausmachten, und eine mäßige in einem Fall mit 18,8% Gamma-Globulinen. Der Gesamteiweißgehalt übertraf in keinem Fall 67 mg/100 ml.

Tabelle 4. *Leukoencephalitis*

| Nr. | Immunoelektrophorese | | | | | | | PE γ-Glob. % |
	N	α_2-Lipo-prot.	α_{2M}	α_2-Hapto-glob.	$\beta_1 x$	β_{2M}	γ-Glob.	
1	/	0	/	0	0	0	+ + +	31,9
2	/	0	/	/	/	0	+ + +*	49,0
3	/	0	0	/	/	0	+ + +	33,7
4	/	0	/	/	0	0	+ + +	30,5
5	/	0	/	/	0	0	+ + +*	41,8
6	/	0	0	/	0	0	+ + (+)	29,4
7	/	0	0	0	0	0	+ + +	41,3
						Mittelwert ($\bar{x}$)		36,8
						sd		± 7,32
						$\bar{x}$s		± 2,78
Cysticercosis								
1	/	/	/	/	0	/	+ + +	19,8

* = bifurkierte Gamma-Linie.

In der Gruppe der Leukoencephalitiden (Tab. 4) konnten wir neben den Präzipitationslinien, die wir in der Normalgruppe fanden, in vier Fällen Alpha$_2$-Makroglobuline, in fünf Fällen Alpha$_2$-Haptoglobuline nachweisen. In zwei Fällen war eine Präzipitationslinie sichtbar, die der bereits erwähnten Präzipitationslinie im Bereich der Beta$_1$-Globuline entspricht und die wir bei der progressiven Paralyse mit Beta$_{1-x}$ bezeichneten. In zwei Fällen war der kathodische Endteil der Gamma-Globulinpräzipitationslinie bifurkiert. Eine verdoppelte Gamma-Globulinpräzipitationslinie wurde in vier Fällen bemerkt. Die Gamma-Globulinpräzipitationslinie zeigte in allen Fällen eine erhöhte Konzentration der Gamma-Globuline. Der Gesamteiweißgehalt übertraf in keinem Fall 50 mg/100 ml.

Bei einem Fall der Cysticercose waren außer den im normalen Liquor üblichen Präzipitationslinien noch die Präzipitationslinien der Alpha$_2$-Lipoproteine, Alpha$_2$-Makroglobuline, Alpha$_2$-Haptoglobuline und Beta$_2$-Makroglobuline (Beta$_{2M}$) sichtbar. Die Gamma-Globulinpräzipitationslinie zeigte eine Erhöhung der Gamma-Globuline, die Gamma-Globuline mittels PE betrugen 19,8%. Die Gesamteiweißkonzentration betrug 50 mg/100 ml.

Tabelle 5. *Sclerosis multiplex*

Nr.	Immunoelektrophorese						PE γ-Glob. %
	N	α_2-Lipoprot.	α_{2M}	α_2-Haptoglob.	β_{2M}	γ-Glob.	
1	/	0	/	/	0	+ + +	22,7
2	/	0	0	0	0	+ + +	23,8
3	/	0	0	0	0	+ + +	22,1
4	/	0	/	0	0	+ + (+)	12,8
5	/	0	/	/	0	+ + +	22,0
6	/	0	/	/	0	+ +	17,2
7	/	0	/	/	0	+ + +	15,1
8	/	0	/	/	0	+ + +	31,1
9	/	0	0	0	0	+ + +	15,8
10	/	0	0	0	0	+ (+)	16,4
11	/	0	0	0	0	+ + +	24,0
12	/	0	0	0	0	+ + +	27,1
13	/	0	0	/	0	+ + +	27,3
14	/	0	/	/	0	+ + +	16,2

Mittelwert ($\bar{x}$)	21,0
sd	± 5,46
s$\bar{x}$	± 1,46

In der Gruppe der multiplen Sklerose (Tab. 5) fanden wir außer den Proteinen des normalen Liquors in sieben Fällen Alpha$_2$-Makroglobuline und in sieben Fällen Alpha$_2$-Haptoglobuline. In fünf Fällen wurde eine nur angedeutete Verdoppelung der Gamma-Globulinpräzipitationslinie bemerkt. Die Gamma-Globulinpräzipitationslinie zeigte in zwölf Fällen eine Erhöhung der Gamma-Globuline, von welchen bei vier Fällen die Werte der Gamma-Globuline mittels PE 12,8%, 15,1%, 15,8% und 16,2% ausmachten. In einem Fall waren sie mäßig erhöht mit 17,2% Gamma-Globulinen mittels PE und in einem weiteren Fall normal mit einem Gamma-Globulin-Wert mittels PE von 16,4%. Der Gesamteiweißgehalt übertraf in keinem Fall 33 mg/ 100 ml.

Tabelle 6. Apoplexia cerebri

Nr.	Immunoelektrophorese						PE γ-Glob. %
	N	α_2-Lipo-prot.	α_{2M}	α_2-Hapto-glob.	β_{2M}	γ-Glob.	
1	/	0	0	0	0	+ +	9,4
2	/	0	/	0	0	+(+)	12,7
3	/	0	/	/	0	+(+)	13,4
4	/	0	0	0	0	+(+)	14,2
5	/	0	/	/	0	+	14,8

Mittelwert ($\bar{x}$) 12,9
sd $\pm$ 2,11
s$\bar{x}$ $\pm$ 0,95

In der Gruppe der zerebralen Apoplexie (Tab. 6) fanden wir außer den Proteinen des normalen Liquors in drei Fällen Alpha$_2$-Makroglobuline und in zwei Fällen Alpha$_2$-Haptoglobuline. Die Gamma-Globulinpräzipitationslinie entsprach in vier Fällen der Gamma-Globulinpräzipitationslinie der normalen Liquores, obwohl die Prozentwerte der Gamma-Globuline mittels PE oberhalb der Norm lagen. Bei einem Fall war die Gamma-Globulinpräzipitationslinie mäßig erhöht, bei welchen die Gamma-Globuline 9,4% mittels der PE ausmachten. Die Gesamteiweißkonzentration übertraf in keinem Fall 33 mg/100 ml.

In der Gruppe der degenerativen Erkrankungen (Tab. 7) fanden wir neben den Proteinen, denen wir in normalen Liquores begegneten, in zwei Fällen die Alpha$_2$-Makroglobuline und in zwei Fällen die Alpha$_2$-Haptoglobuline. Die Gamma-Globulinpräzipitationslinie entsprach der Gamma-Globulinpräzipitationslinie des normalen Liquors und zeigte eine mäßige

Erhöhung der Gamma-Globuline nur in einem Fall der Syringomyelie, bei welchen die Gamma-Globuline 10,6% mittels PE ausmachten. Die Gesamteiweißkonzentration übertraf in keinem Fall 25 mg/100 ml.

Tabelle 7. *Degenerative Erkrankungen des ZNS*

Sclerosis amyotrophica lateralis	Nr.	Immunoelektrophorese						PE γ-Glob. %
		N	α_2-Lipo-prot.	α_2M	α_2-Hapto-glob.	β_2M	γ-Glob.	
	1	/	0	/	/	0	+	9,3
	2	/	0	0	0	0	+(+)	11,5
Atrophia spinalis progressiva	3	/	0	0	0	0	+(+)	11,1
Syringomyelie	4	/	0	0	0	0	++	10,6
	5	/	0	/	/	0	+(+)	12,3
	6	/	0	0	0	0	+(+)	9,7

Mittelwert ($\bar{x}$)	10,8
sd	$\pm$ 1,12
$s\bar{x}$	$\pm$ 0,46

Besprechung der Ergebnisse

Immunoelektrophoretisch konnten wir in keinem Fall, außer in einem Fall der Cysticercose, Alpha$_2$-Lipoproteine nachweisen. Die Alpha$_2$-Makroglobuline und Alpha$_2$-Haptoglobuline konnten in keiner Regelmäßigkeit in den Krankheitsgruppen festgestellt werden. Im Bereich der Beta$_1$-Globuline nahe des Antigeneinsatzes konnten wir in zwei Fällen von progressiver Paralyse und in zwei Fällen von Leukoencephalitis eine Präzipitationslinie bemerken, die wir in anderen pathologischen Fällen nicht gefunden haben. Nach der Lage der Linie, und da sie mittels des Immunserums gegen Serumproteine präzipitiert wurde, muß es sich um ein serumeigenes Protein mit hohem Molekulargewicht handeln; wir bezeichneten diese Präzipitationslinie mit Beta$_1$-x. Diese Präzipitationslinie entspricht vielleicht einer aus der Serie Beta$_1$-Präzipitationslinien nach SVENNILSON [4]. Die Beta$_2$-Makroglobuline wurden in drei Fällen von progressiver Paralyse und in dem einen Fall von Cysticercose gefunden. Die Beta$_2$-Makropräzipitationslinie war bei den Fällen von progressiver Paralyse etwas verändert, da sie in

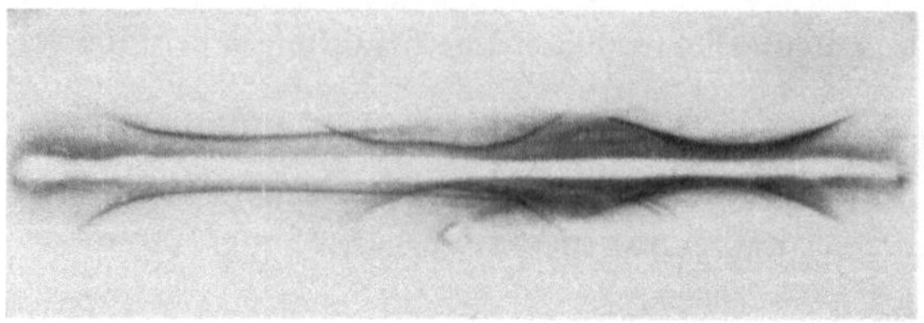

Abb. 1. Immunoelektrophorese des normalen Liquors (oben) und des Serums (unten).

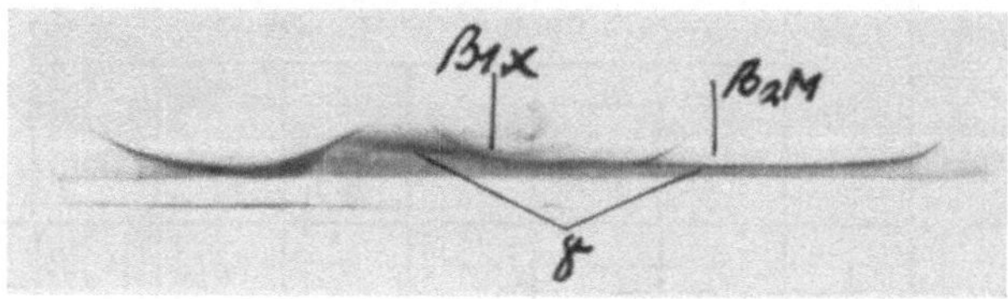

Abb. 2. Immunoelektrophorese bei einem unbehandelten Fall von progressiver Paralyse. Man sieht die Beta$_1$X, die Beta$_2$M und die in der Anode-Kathode Richtung verlängerte Gamma-Globulinpräzipitationslinie.

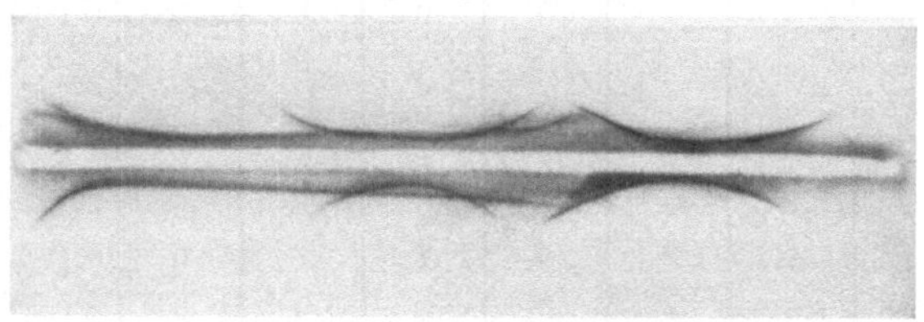

Abb. 3. Immunoelektrophorese des Liquors (oben) und des Serums (unten) bei einem Fall von Leukoencephalitis. Man sieht die Beta$_1$X und die verlängerte und in dem kathodischen Endteil bifurkierte Gamma-Globulinpräzipitationslinie (oben). Das Serum wurde auf dieselbe Konzentration verdünnt, auf welche der Liquor eingeengt wurde (2,5 g/100 ml).

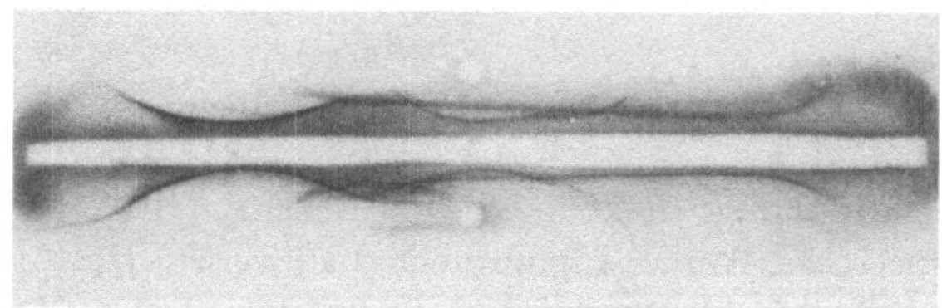

Abb. 4. Immunoelektrophorese des Liquors (oben) und des Serums (unten) bei einem Fall von multipler Sklerose, bei welchem die Gamma-Globuline des Liquors mittels PE 12,8 % ausmachten. Man sieht die im anodischen Anteil verlängerte Gamma-Globulinpräzipitationslinie.

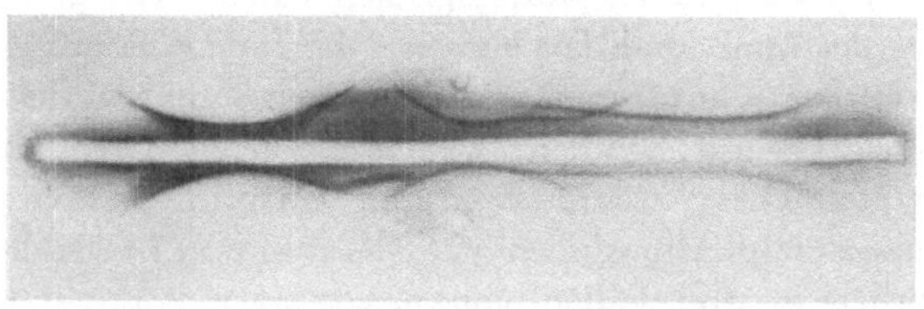

Abb. 5. Immunoelektrophorese des Liquors (oben) und des Serums (unten) bei einem Fall von zerebraler Apoplexie, bei welchem die Gamma-Globuline des Liquors mittels PE 14,8 % ausmachten. Die Gamma-Globulinpräzipitationslinie ist nur in ihrem kathodischen Anteil sichtbar.

ihrem anodischen Teil, wahrscheinlich wegen erhöhter Menge des Antigens, näher der Antikörperrille lag, und da keine Lipoproteine mit der Sudananfärbung zum Vorschein kamen, kann die Frage der Abstammung dieser Proteine gestellt werden. In den Fällen mit verdoppelten Gamma-Globulinpräzipitationslinien ist es in unserem Material nicht möglich, mit Sicherheit zu beurteilen, ob es sich um eine wahre Verdoppelung der Gamma-Globulinpräzipitationslinie handelt oder die Präzipitationslinie der Beta$_{2A}$-Globuline zum teilweisen Vorschein kam, weil das angewendete Antiserum arm an Beta$_{2A}$-Antikörpern war und auch im Serum nur selten zum teilweisen Vorschein kam. In jedem Fall weist die gefundene Verdoppelung sowie die mit dem kathodischen Endteil bifurkierte Gamma-Globulinpräzipitationslinie, die in zwei Fällen von Leukoencephalitis erschien, auf eine pathologische Erhöhung der Immunoglobuline hin.

Wir fanden bei 30 Fällen der chronisch entzündlichen Krankheiten des ZNS — die akuten entzündlichen Erkrankungen wurden hier nicht einbezogen — eine Erhöhung der Gamma-Globuline und eine mäßige bei zwei Fällen. Nur in einem Fall war die Gamma-Globulinpräzipitationslinie normal. Die Präzipitationslinie zeigte eine Vermehrung der Gamma-Globuline in sechs Fällen, bei welchen die Gamma-Globuline mittels PE 17,3%, 14,0%, 12,8%, 15,1%, 15,8% und 16,2% ausmachten. Bei den Gruppen der nichtentzündlichen Krankheiten (degenerative Erkrankungen und zerebrale Apoplexie) konnten wir in keinem Fall eine starke Erhöhung der Gamma-Globuline mittels Immunoelektrophorese feststellen, obwohl die Gamma-Globuline mittels PE bei einigen Fällen der zerebralen Apoplexie 12,7%, 13,4%, 14,2%, 14,8% betrugen. Damit könnte vielleicht die Immunoelektrophorese (an Hand weiterer Untersuchungen) bei jenen Fällen mit Gamma-Globulin-Erhöhungen mittels PE, die zwischen 12—15% und 15—20% (sie sind nach Matiar und Schmidt [10] pathologisch aber uncharakteristisch) mit einer stark ausgeprägten Gamma-Globulinpräzipitationslinie ein entzündliches Geschehen des ZNS andeuten und damit als eine Ergänzungsmethode bei chronisch entzündlichen Erkrankungen des ZNS, insbesondere der multiplen Sklerose, dienen.

Zusammenfassung

Es werden die immunoelektrophoretischen Befunde von 33 Fällen chronisch-entzündlicher Erkrankungen des ZNS, 11 Fällen von nichtentzündlichen Erkrankungen des ZNS und 6 Fällen von Neurosen (Normalgruppe) geschildert. Die Gamma-Globulinpräzipitationslinie zeigte eine Erhöhung der Gamma-Globuline, in 30 Fällen der chronisch-entzündlichen Erkrankungen des ZNS, eine mäßige in 2 Fällen, und nur in einem Fall entsprach sie der Gamma-Globulinpräzipitationslinie der normalen Liquores. Die Gamma-Globulinpräzipitationslinie zeigte eine starke Erhöhung der

Gamma-Globuline auch in der Mehrzahl jener Fälle, bei denen die Gamma-Globuline mittels PE zwischen 12—15% und 15—20% betrugen.

Bei den nichtentzündlichen Erkrankungen entsprach die Gamma-Globulinpräzipitationslinie der Gamma-Globulinpräzipitationslinie des normalen Liquors, nur in zwei Fällen deutete sie auf eine mäßige Erhöhung der Gamma-Globuline hin. Die Gamma-Globulinpräzipitationslinie war auch normal in jenen Fällen, wo die Prozentwerte der Gamma-Globuline mittels PE an der oberen Grenze oder oberhalb der Norm lagen.

Die Verfasserin betont die eventuelle Möglichkeit, die Immunoelektrophorese, die einen besseren Einblick in den Zustand der Immuno-Globuline ermöglicht, als eine Ergänzungsmethode der PE zu betrachten, und damit ein weiteres Hilfsmittel in der Differentialdiagnose bei chronisch entzündlichen Krankheiten des ZNS, insbesondere der multiplen Sklerose, zu gewinnen.

Literatur

[1] Gavrilesco, K., J. Courcon, P. Hillion, J. Uriel, J. Lewin & P. Grabar: Nature 176, 976 (1955). — [2] Grabar, P. & P. Burtin: Analyse immuno-électrophorétique, Masson & Cie., Paris 1960. — [3] Clausen, J.: Acta psychiat. et neurol. scand. (Supp. 148), 35, 11—22 (1960). — [4] Svennilson, E., S. J. Dencker & Swahn: Neurology (Minneap.) 11, 989—995 (1961). — [5] Dencker, S. J. & B. Swahn: Acta psychiat. et neurol. scand. (Supp. 150) 36, 319—323 (1961). — [6] Arko, K.: Neuropsihijatrija 8, 77—85 (1960). — [7] Scheidegger, J. J.: Int. Arch. Allergy 7, 103—110 (1955). — [8] Uriel, J. & P. Grabar: Bull. Soc. Chim. Biol. 38, 1253—1269 (1956). — [9] Clausen, J.: Science Tools 10, 29—39 (1963). — [10] Matiar, H. & C. Schmidt: Dtsch. Z. Nervenheilk. 178, 300—312 (1958).

Aus der Psychiatrisch-Neurologischen Universitätsklinik Wien
(Vorstand: Professor Dr. Hans Hoff)

Die Höhe des Gamma-Quotienten bei der MS in Abhängigkeit von der topischen Symptomatik
und
Die Unterschiede des Gamma-Quotienten bei der MS zwischen Schub und Remissionsstadium mit Längsschnittuntersuchungen

Von

J. Panagiotopoulos, G. Pernhaupt und **H. Tschabitscher**

Mit 8 Textabbildungen

Im Jahre 1942 haben bereits Kabat, Moore und Landow eine Gamma-Globulinvermehrung im Liquor cerebrospinalis in einem hohen Prozentsatz Multipler-Sklerose-Kranker nachgewiesen. Seit damals wurden diese Befunde von zahlreichen Nachuntersuchern bestätigt. Man ist heute allgemein der Meinung, daß diese Gamma-Globulinvermehrung im Liquor für die Multiple Sklerose wohl charakteristisch, aber nicht spezifisch ist, denn man findet sie auch bei verschiedenen, vor allem entzündlichen Erkrankungen des Zentralnervensystems mit verschiedener Ätiologie, wie z. B. bei der progressiven Paralyse, der subakuten Leukoencephalitis van Bogaert, der Schilderschen Erkrankung usw.

All diese erwähnten Erkrankungen haben jedoch trotz verschiedener Ätiologie eines gemeinsam, nämlich, daß sie vorwiegend chronisch entzündlicher Natur sind und in ihrem Verlauf immunpathologisch determiniert zu sein scheinen.

1956 hat einer von uns mit Schinko das Gamma-Globulin nicht nur im Liquor, sondern auch gleichzeitig im Serum bei der Multiplen Sklerose papierelektrophoretisch untersucht und diese Werte zueinander in Relation gesetzt. Wir drückten den Gamma-Globulinwert des Liquors durch den Gamma-Globulinwert des Serums aus und nannten dies den Gamma-Quotienten. Wir fanden dabei, daß ein Gamma-Quotient von 0,80 und mehr bei entsprechender klinischer Symptomatik sehr für Multiple Sklerose spricht und gegen eine degenerative Erkrankung.

Die meisten Autoren sind der Meinung, daß zumindest ein Teil des vermehrten Gamma-Globulins bei der Multiplen Sklerose ein „liquoreigenes" ist und nicht aus dem Serum stammt. Durch immuno-elektrophoretische Untersuchungen konnte erst jüngst wieder Dencker zeigen, daß bei der Multiplen Sklerose vor allem die 7-S-Gamma-Fraktion, ein Immunglobulin, im

Liquor vermehrt auftritt, dieses aber nicht spezifisch für die MS allein ist. Man kann also demnach aus dem bisher Gesagten annehmen, daß in einem hohen Prozentsatz bei der Multiplen Sklerose ein liquoreigenes, vermehrtes Gamma-Globulin vorkommt, welches Immunglobulincharakter aufweist, aber keine MS-Spezifität zeigt. Die Höhe dieser Gamma-Globuline, aber auch des Gamma-Quotienten, ist nicht konstant und hängt von verschiedenen Faktoren ab, wie sie bereits von uns und anderen Autoren erwähnt wurden, so vom Alter des Patienten, von der Erkrankungsdauer und dem jeweiligen klinischen Stadium der Erkrankung. Unseres Wissens wurde aber niemals versucht, eine Korrelation zwischen der Topik der klinischen Symptomatik bei der Erkrankung und der Höhe des Gamma-Globulins im Liquor bzw. des Gamma-Quotienten nachzuweisen. Jeder Neurologe, der sich viel mit der klinischen Symptomatologie der Multiplen Sklerose beschäftigt, kennt die Erfahrungstatsache, daß es bei der Multiplen Sklerose bestimmte Prädilektionsstellen der Demyelinisierung gibt. Diese sind vor allem der Nervus opticus, der Hirnstamm mit dem Kleinhirn und das Rückenmark. Beginnt die Erkrankung, wie meistens, vor dem 40. Lebensjahr, so stehen am Beginn Opticus- und Hirnstammsymptomatik im Vordergrund, wobei die Symptomatik meistens einen akuteren Charakter aufweist, darüber hinaus aber auch gute Spontanremissionstendenzen zeigt. Fällt jedoch der Krankheitsbeginn um das 40. Lebensjahr oder etwas später, was seltener der Fall ist, so finden wir klinisch meistens Symptome von seiten des Rückenmarks, wobei diese Symptomatik weniger akut auftritt, sondern eher chronischen Charakter trägt und weniger Spontanremissionstendenzen zeigt.

Wir haben deshalb im Rahmen der elektrophoretischen Untersuchungen bei der Multiplen Sklerose mittels der Papierelektrophorese nach GRASSMANN und HANNING versucht nachzuweisen, ob wesentliche Unterschiede in der Höhe des Gamma-Quotienten bestehen bei Patienten mit vorwiegender Hirnstamm- und Kleinhirnsymptomatik und solchen mit vorwiegend spinaler Symptomatik. Für diese spezielle Fragestellung untersuchten wir insgesamt ein Patientenmaterial von 178 gesicherten Multiple-Sklerose-Fällen. Alle Patienten, die untersucht wurden, befanden sich im Schubstadium der Erkrankung. Wir unterteilten deshalb das Patientenmaterial in zwei Gruppen, und zwar in die sogenannte Hirnstammgruppe — darin sind jene Fälle subsummiert, die zum Zeitpunkt der Untersuchung im Schub klinische Zeichen von seiten des Hirnstamms und des Cerebellum aufwiesen — und in die sogenannte spinale Gruppe — jene Fälle, die zum Zeitpunkt der elektrophoretischen Untersuchung die Schubsymptomatik von seiten des Rückenmarks boten.

Es muß betont werden, daß die Patienten bei dieser Untersuchung verschiedene Schubdauer und Krankheitsdauer aufwiesen. Zu der Hirnstammgruppe zählten 119 Fälle, zur spinalen 59. Als Resultat dieser Untersuchung zeigte sich, daß der Gamma-Quotient bei der Hirnstammgruppe im

Durchschnitt bei 1,06 gelegen war und der Durchschnittswert bei der spinalen Gruppe 0,78 war, demnach ein deutlicher Unterschied im Gamma-Quotienten zwischen den beiden topisch unterschiedenen Gruppen bestand.

Zusätzlich haben wir eine Gruppe von zwölf Fällen mit insgesamt 26 Schüben bei jedem Schub elektrophoretisch erfaßt, wobei es sich einerseits um

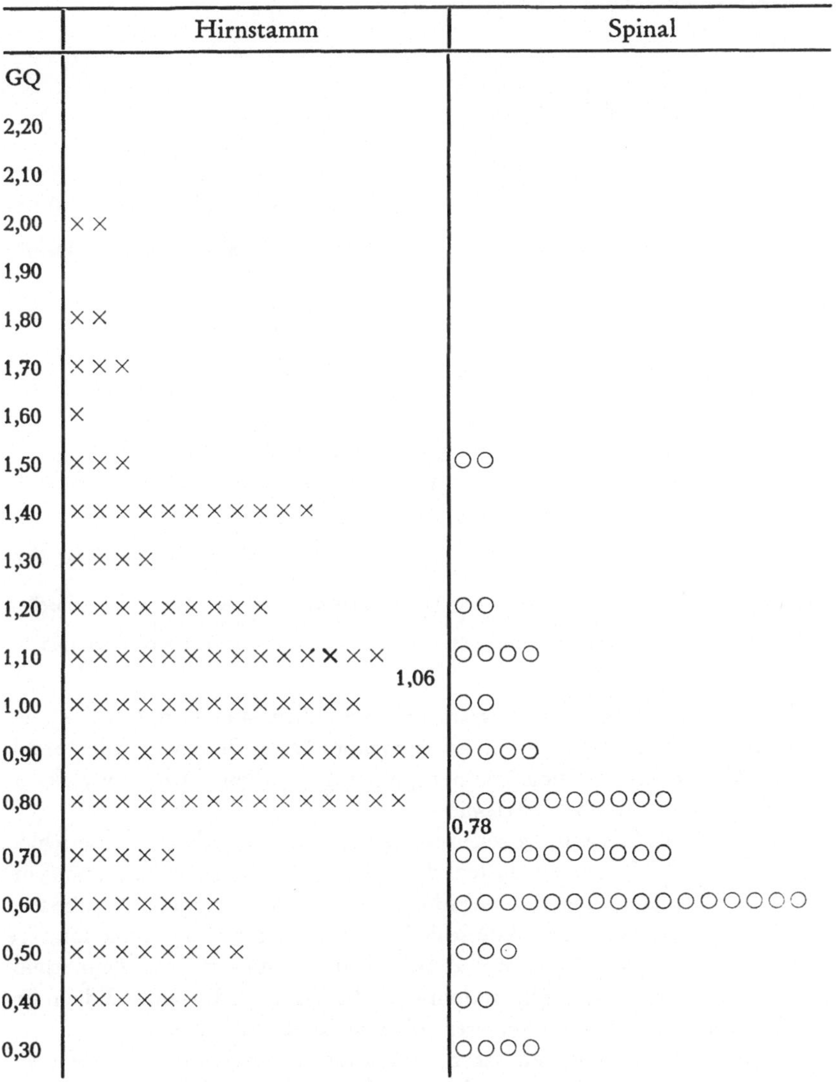

GQ	Hirnstamm	Spinal
2,20		
2,10		
2,00	× ×	
1,90		
1,80	× ×	
1,70	× × ×	
1,60	×	
1,50	× × ×	○ ○
1,40	× × × × × × × × × ×	
1,30	× × × ×	
1,20	× × × × × × × ×	○ ○
1,10	× × × × × × × × × × **×** × × 1,06	○ ○ ○ ○
1,00	× × × × × × × × × × × ×	○ ○
0,90	× × × × × × × × × × × × × × × × ×	○ ○ ○ ○
0,80	× × × × × × × × × × × × × × ×	○ ○ ○ ○ ○ ○ ○ ○ ○ 0,78
0,70	× × × × ×	○ ○ ○ ○ ○ ○ ○ ○
0,60	× × × × × × ×	○ ○ ○ ○ ○ ○ ○ ○ ○ ○ ○ ○ ○ ○
0,50	× × × × × × ×	○ ○ ○
0,40	× × × × × ×	○ ○
0,30		○ ○ ○ ○

Abb. 1. Die Gamma-Quotienten (GQ) von 119 Hirnstammfällen werden mit jenen von 59 spinalen Fällen verglichen. Die Mittelwerte der GQ betragen 1,06 bzw. 0,78.

Schübe mit reiner Hirnstammsymptomatik, andererseits um solche mit rein
spinaler Symptomatik oder gemischter Symptomatik im Laufe der Erkrankung handelte. Diese Schübe waren zu den verschiedensten Zeiten des Krankheitsverlaufes aufgetreten und selbst von unterschiedlicher Dauer des Be-
standes bis zu ihrer elektrophoretischen Erfassung. Trotz dieser zeitlichen
Unterschiede sehen wir uns auf Grund des Ergebnisses berechtigt, einen
Vergleich anzustellen.

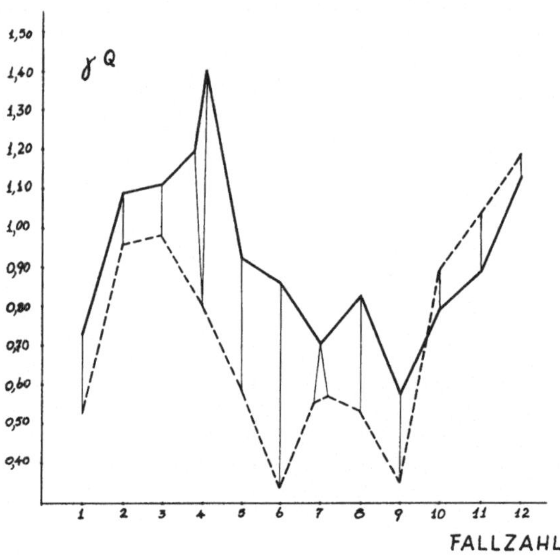

Abb. 2. Vergleich der GQ-Höhe zwischen Hirnstamm- und spinalem Schub bei demselben
Fall. Die zu einem Fall gehörenden Werte liegen übereinander.
„———" verbindet die Werte der Hirnstammschübe, „-----" verbindet die Werte der spinalen
Schübe.

Von diesen 26 Schüben zeigten 13 reine Hirnstammsymptomatik und
ebensoviele rein spinale oder gemischte Symptomatik. Bei zwei Fällen ergab
sich die Möglichkeit zweimaliger Bezugsetzung, da diese Fälle drei elektrophoretisch erfaßte Schübe aufwiesen.

Bei der Gegenüberstellung sehen wir elfmal einen deutlichen Unterschied
der Gamma-Quotienten zugunsten der Schübe mit reiner Hirnstammsym-
tomatik, zweimal geringere Unterschiede zugunsten der spinalen Schübe und
nur einmal einen deutlichen Unterschied für den spinalen Schub. Die mittlere
Differenz der Gamma-Quotienten zwischen Hirnstamm- und spinalem Schub,
bei höherem Wert für den Hirnstammschub, betrug +0,28, während die mittlere Differenz zugunsten der höheren spinalen Schübe nur 0,096 war.

Ergänzend wäre noch zu sagen, daß jene beiden Fälle, bei denen ein
geringer Unterschied zugunsten der spinalen Schübe vorhanden war, auch
eine leichte bzw. deutliche cerebellare Symptomatik neben den vorherr-

schenden spinalen Zeichen boten. Bei jenem Fall mit deutlich höherem Gamma-Quotienten im spinalen Schub und niedrigerem im Hirnstammschub handelte es sich bei dem letzteren um den ersten Schub der Erkrankung, somit um den Beginn der Erkrankung überhaupt, was den niedrigen Quotienten erklärt, der ja erst im zweiten Jahr der Erkrankung seinen Höhepunkt erreicht und sich im ersten Schub nicht wesentlich von normalen Werten unterscheiden muß.

Wir haben nun weiters untersucht, ob der Zeitfaktor, d. h. die Dauer des jeweiligen Schubes, einen Einfluß auf die Höhe des Gamma-Globulinquotienten bei diesen zwei topischen Gruppen aufweist.

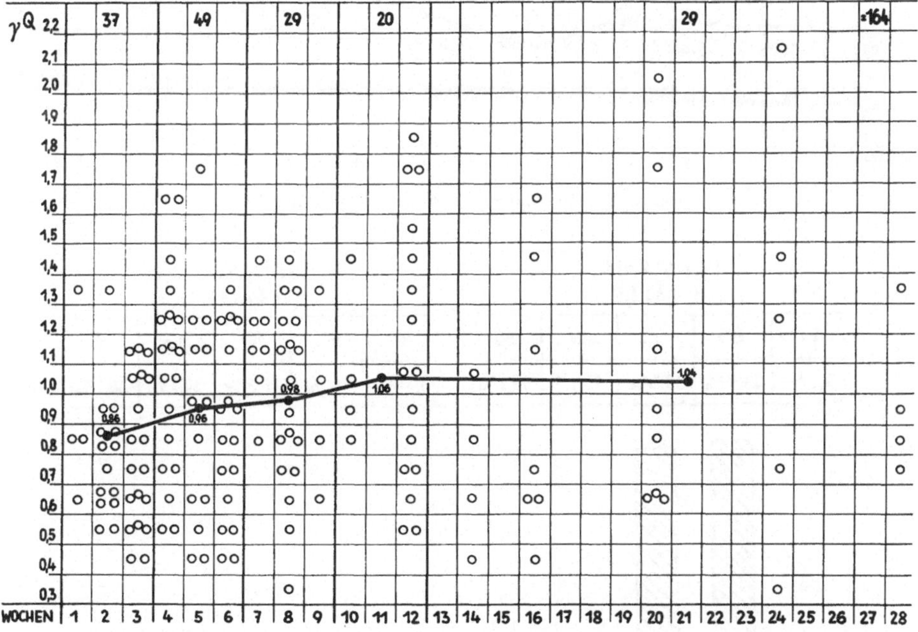

Abb. 3. Hirnstammschübe nach der Schubdauer in Wochen geordnet. Bis zur 12. Woche wurden je 3 Wochen zu einem Kollektiv zusammengefaßt und dessen mittlerer GQ-Wert angegeben.

Dabei zeigt sich in jenen Fällen, die im Schub, dem Zeitpunkt der Untersuchung, vor allem Hirnstammsymptome aufwiesen, daß die Höhe des Gamma-Quotienten auch von der Schubdauer abhängig ist. Die Mittelwertskurve steigt dabei von 0,86 in der Schubdauerspalte der ersten bis dritten Woche auf 0,96 in der vierten bis sechsten Woche, über 0,98 in der siebenten bis neunten Woche, auf schließlich 1,06 in der zehnten bis zwölften Woche an und bleibt fast plateauförmig hoch, solange der klinische Schub anhält.

Bei den Fällen mit spinaler klinischer Symptomatik fällt auf, daß, wie schon erwähnt, der Gamma-Quotient hier gegenüber den Hirnstammfällen niedriger liegt, daß aber auch der Anstieg des Gamma-Quotienten von der

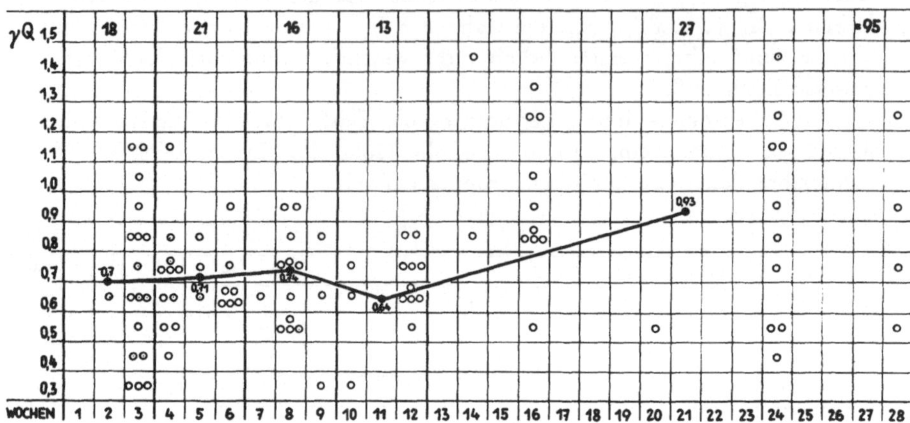

Abb. 4. Spinale Schübe wie in Abbildung 3 geordnet.

	HIRNSTAMM 191 FÄLLE					SPINAL 117 FÄLLE			
11	61	60	29	30	4	11	30	36	36
5,7%	31,9%	31,3%	15,1%	15,7%	3,4%	9,4%	25,6%	30,7%	30,7%

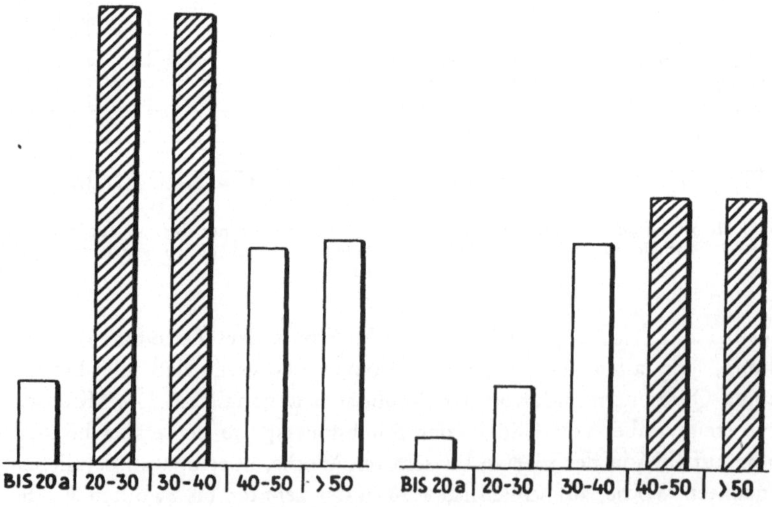

Abb. 5. Altersmäßige Verteilung von Schüben mit Hirnstamm- und spinaler Lokalisation.

ersten bis zwölften Woche fast nicht vorhanden ist, sondern sich erst nach
der zwölften Woche manifestiert. Die Erklärung für diese auffälligen Unterschiede zwischen der Hirnstammgruppe und der spinalen Gruppe bezüglich
der Korrelation: Höhe des Gamma-Quotienten zur Schubdauer, ist darin zu
sehen, daß die Hirnstammschübe häufiger bei jungen Patienten einsetzen,
akuter verlaufen, kürzere Dauer mit besserer Spontanremissionstendenz haben, dagegen die spinalen Schübe eher bei älteren Patienten auftreten, chronischer verlaufen, von längerer Dauer sind und geringere Remissionstendenz
aufweisen.

Wie aus Abbildung 5 hervorgeht, waren 60% aller unserer Hirnstammfälle
zum Zeitpunkt der Untersuchung zwischen dem 20. und 40. Lebensjahr,
währenddessen ungefähr 60% der Fälle aus der spinalen Gruppe das 40. Lebensjahr zum Teil wesentlich überschritten hatten.

Zur weiteren Klärung der Frage des Zeitpunktes des Anstiegs des
Gamma-Quotienten bzw. dessen Abfalls dienen uns drei im Längsschnitt
untersuchte Gruppen, die wir nach verschiedenen Gesichtspunkten zusam-
menstellen konnten.

In acht Fällen hatten wir die Möglichkeit, sicheren Remissionswerten
Schubwerte sowohl mit Hirnstamm- als auch mit spinaler Symptomatik
gegenüberzustellen.

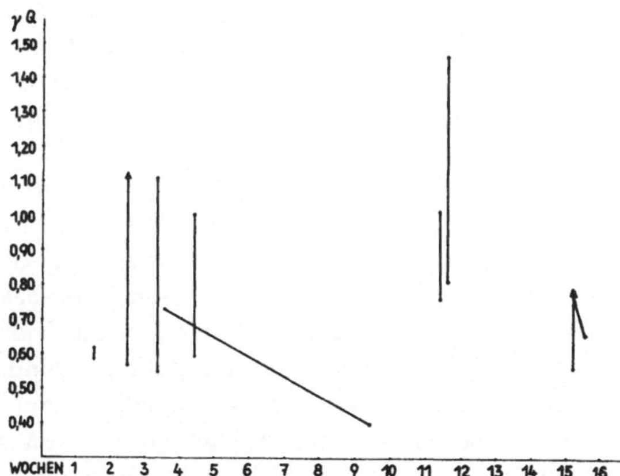

Abb. 6. Gegenüberstellung von Remissions- und Schubwert beim selben Fall für 6 Hirnstamm (.) und 2 spinale (*) Schübe.

In der Abbildung sind diese Fälle nach der jeweiligen Schubdauer geordnet aufgetragen, und zwar mit der entsprechenden Gamma-Quotient-
differenz zwischen Schub und Remission, die wir als Schubanstieg bezeichnen
wollen. Der aus der Summe dieser Fälle errechnete mittlere Wert des Schub-
anstieges beträgt 0,34.

Aus der Gruppe dieser acht Fälle möchten wir drei besonders interessante herausgreifen:

a) Den in der zweiten Woche erfolgten Hirnstammschub mit einem Anstiegswert von nur 0,02, was beweisen würde, daß zu Beginn eines Schubes eine relativ geringe Anstiegstendenz besteht und der Gamma-Quotient erst später höhere und höchste Werte erreicht.

b) Ein zweiter Fall weist in der vierten Woche einen Schubwert von 0,72 auf und erreicht seinen Remissionswert nach diesem Schub in der zehnten Woche, nachdem die Symptomatik schon mehrere Wochen völlig verschwunden war.

c) Für den letzten Fall haben wir zwei Remissionswerte unterschiedlicher Höhe mit einem über beiden Werten liegenden spinalen Schubwert. Zeitlich gesehen — auf die Krankheitsdauer bezogen — fällt dieser Wert nach dem niedrigen und vor dem hohen Remissionswert, zwischen beide. Klinisch handelt es sich um eine chronisch progressive Verlaufsform mit langen, aufgepfropften Schüben und deswegen nur mäßiger Remissionstendenz und daher hoher Restsymptomatik. Daraus wäre auch der im Laufe der Jahre ansteigende Remissionswert zu verstehen.

Die Remissionswerte untereinander verglichen bewegen sich zwischen 0,40 und 0,80, liegen für jeden Fall in verschiedener Höhe, wodurch eine unterschiedliche Ausgangslage für jeden Fall gekennzeichnet wird.

Durch diese Untersuchung ist lediglich bewiesen, daß in jedem Fall ein Unterschied in der Höhe des Gamma-Quotienten zwischen Remission und Schub besteht. Der Zeitpunkt des Gamma-Anstieges geht hieraus nicht hervor. Dieser Frage rücken wir durch die nächste Zusammenstellung näher.

Es sind hier 28 Fälle mit insgesamt 66 Schüben und ebenso vielen Elektrophoresen zusammengefaßt. Pro Fall sind mindestens zwei und maximal drei elektrophoretische Werte bekannt, die aus verschiedenen Schüben stammen. Diese Schübe entstammen natürlich nicht derselben Krankheitsdauer jener Patienten; die Unterschiede in der Krankheitsdauer zwischen zwei zu vergleichenden Schüben sind jedoch mehr oder minder gering und erstrecken sich von einem Minimum von einem halben Jahr bis zu einem Maximum von sieben Jahren mit einem Durchschnitt von zwei bis drei Jahren. Die maximalen Unterschiede, sechs und sieben Jahre, kommen in dieser Gruppe nur je einmal vor. Schon in einer früheren Arbeit haben wir darauf hingewiesen, daß nach dem zweiten Krankheitsjahr ein Unterschied von zwei bis drei Jahren und auch darüber kaum eine Änderung des durchschnittlichen Gamma-Quotientwertes zur Folge hat, außer es käme zu einer Änderung der Symptomatik in bezug auf die Topik. Mit einer Ausnahme, auf die wir noch gesondert hinweisen werden, verwendeten wir nur Fälle mit abgeschlossenem zweitem Krankheitsjahr, und hier nur solche, deren Schübe durch gleichgeartete Symptomatik geeignet schienen, miteinander verglichen zu werden. Davon boten 44 Schübe Hirnstammsymptomatik und 22 rein spinale Erscheinungen.

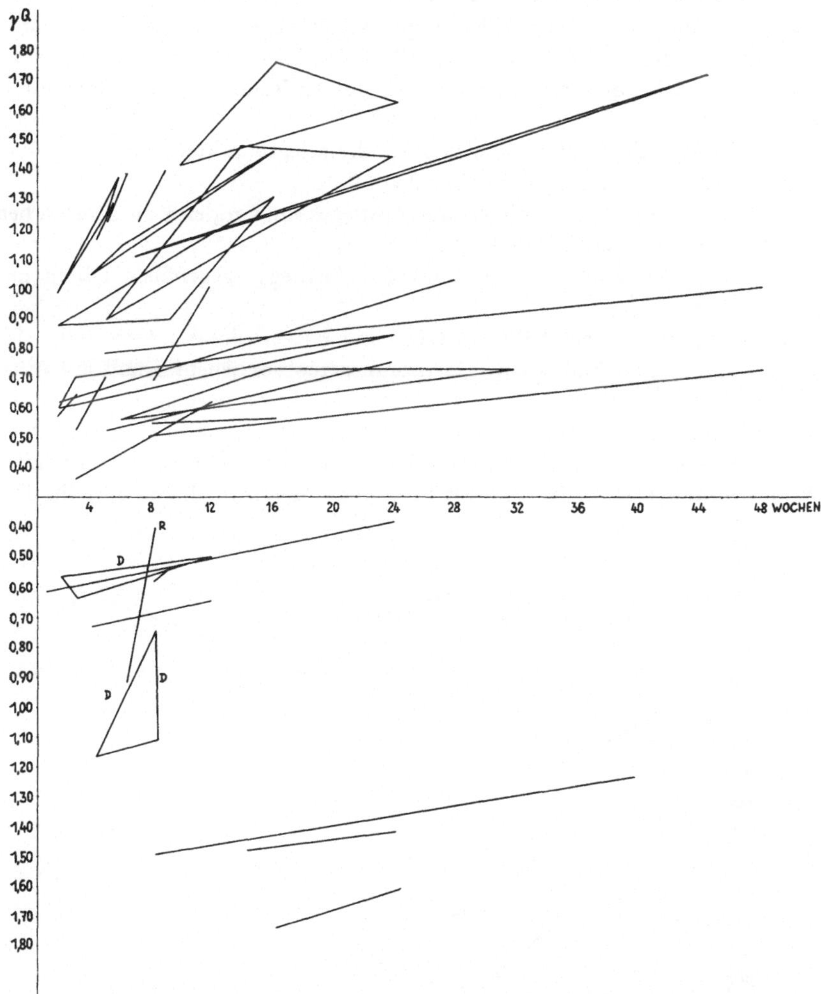

Abb. 7. Fälle mit 2 (—) oder 3 (△) elektrophoretisch erfaßten Schüben. Über der Abszisse stehen jene Fälle, die zwischen Schüben kürzerer und solchen längerer Bestandsdauer eine ansteigende GQ-Tendenz erkennen lassen. Unterhalb stehen solche mit absteigender Tendenz. „D" bedeutet, daß jener Fall vor der zweiten Elektrophorese mit Dacortin behandelt wurde. „R" bedeutet fraglicher Remissionswert.

Für die obere Hälfte der Abbildung wurden nur unbehandelte Fälle verwendet, d. h. die Elektrophoresen wurden jeweils vor der Therapie durchgeführt. Auf einer Linie liegen immer zwei Schubwerte desselben Falles, drei Werte wurden zu einem Dreieck verbunden.

33mal zeigt sich nun ein mehr oder minder deutlicher Anstieg zwischen Schüben kürzerer und solchen längerer Bestandsdauer. Zehnmal sahen wir eine Abnahme und viermal blieben die Werte unverändert. Letztere Fälle wurden in die Darstellung nicht aufgenommen. Die Anstiege des Gamma-Quotienten betrugen im Minimum + 0,11, im Maximum + 0,61, der mittlere Wert + 0,27. Bei den Fällen mit absinkender Tendenz betrug der Mittelwert — 0,17.

Die ansteigende Tendenz ist also durch dreierlei charakterisiert:

1. Durch die Mehrzahl der Fälle: 33 : 10.

2. Durch die größere Steilheit des Anstieges im Vergleich zu dem flachen Abfall (+ 0,27 gegenüber — 0,17).

3. Durch den früheren Zeitpunkt des Anstieges gegenüber Fällen mit absteigender Tendenz.

Bei Betrachtung jener Fälle mit frühzeitiger Remissionstendenz stellte sich heraus, daß in drei Fällen eine Cortisontherapie vor jenem Schub mit niedrigerem Gamma-Quotienten durchgeführt, für dessen geringe Höhe verantwortlich gemacht werden mußte. Jener Fall mit dem großen Unterschied zwischen den beiden Schüben, die sich in ihrer Schubdauer nur durch zwei Wochen unterscheiden, hat sich als besonders interessant herausgestellt. Der

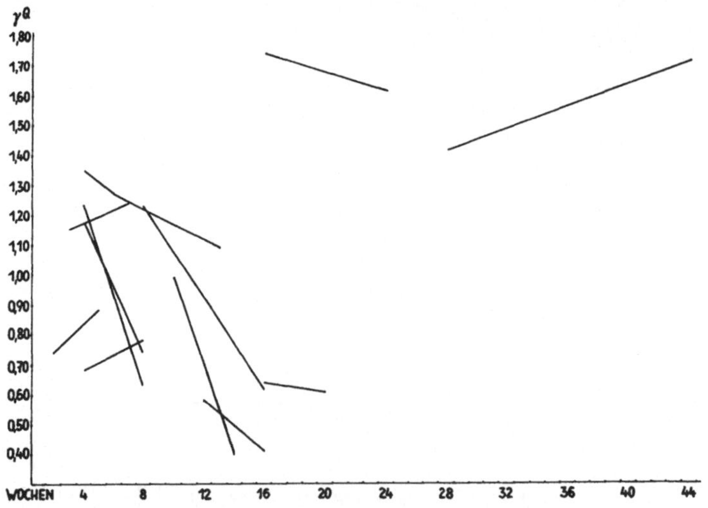

Abb. 8. Zwölf Schübe, bei denen im Verlauf desselben Schubes zwei- bis dreimal punktiert wurde. Ansteigende Gamma-Quotient-Werte zeigen nur die unbehandelten Fälle. Die mit Cortison behandelten weisen eine absteigende Tendenz auf.

Schub mit dem Wert 0,40 stand zu Beginn der Erkrankung und wurde sieben Monate nach Auftreten der ersten Krankheitssymptome elektrophoretisch erfaßt. In dieser Zeit erlitt der Patient häufig kurzdauernde, monosymptomatische Schübe. Zum Zeitpunkt der Elektrophorese war eine leichte retrobulbäre Neuritis des einen Auges schon wieder am Verschwinden begriffen und es ist nicht sicher, ob wir diesen Gamma-Quotientwert nicht als Remissionswert zu betrachten haben.

Von den zehn angeführten Fällen restieren also demnach nur mehr sechs mit absteigender Gamma-Quotienttendenz, und das zu einer Zeit, wo diese bereits als normal bezeichnet werden kann. Darüber hinaus kann die Abstiegsrate dieser Fälle als absolut flach bezeichnet werden und beträgt weniger als — 0,17 im Durchschnitt.

Bei zwölf Fällen führten wir im Verlaufe ein und desselben Schubes mindestens zwei, in einem Fall drei Elektrophoresen durch. Wieder fanden wir ansteigende Tendenzen während des Schubes bei Schüben von ganz kurzer Dauer zwischen zwei und acht Wochen.

Der eine Schub, der zwischen dem siebenten und elften Monat noch eine ansteigende Tendenz zeigt, fällt aus dem Rahmen und ist nur durch seinen chronisch progredienten, nicht remittierenden Verlauf zu erklären.

Von den acht remittierenden Fällen wurden sieben unmittelbar nach der ersten Elektrophorese mit Cortisonpräparaten in hoher Dosierung behandelt. Nur der Fall, der zwischen dem vierten und fünften Monat remittierte, hatte keine Cortisontherapie und zeigt auch kaum unterschiedliche Werte zwischen den beiden Elektrophoresen (von 0,66 auf 0,60).

Diskussion

Auf Grund dieser Untersuchungsreihe kann folgendes gesagt werden:

1. Für eine unterschiedliche Schubsymptomatik in bezug auf die Topik der Herde können deutlich verschiedene Gamma-Quotientwerte zugunsten der Hirnstammsymptomatik erwartet werden.

2. Der Anstieg des Gamma-Quotienten zeigt eine sichere Abhängigkeit von der Schubdauer, und dies vor allem wieder bei Hirnstammfällen.

Welche Schlußfolgerungen lassen sich nun aus dem bisher Gesagten ziehen? Schon bei früheren Untersuchungen sogenannter Schübe von Multipler Sklerose konnte einer von uns zusammen mit SCHINKO feststellen, daß das Gamma-Globulin im Liquor frühestens nach der sechsten Schubwoche vermehrt auftritt. Die klinische Symptomatik geht also eindeutig der Gamma-Globulinvermehrung im Liquor voraus. Die Gamma-Globulinvermehrung entwickelt sich erst später und steigt mit der Dauer des Schubes an. Wie die Längsschnittuntersuchungen zeigen, geht aber auch die klinische Remission dem Abfall des Gamma-Globulins im Liquor voraus.

Weiters hängt die Höhe des Gamma-Globulins, wie wir eindeutig zeigen konnten, von der Topik der Demyelinisierungsherde ab, d. h. bei Herden im Rückenmark ist das Gamma-Globulin weniger erhöht als bei Herden im Hirnstamm und im Kleinhirn. Am meisten finden wir Gamma-Globulinvermehrungen bei Demyelinisierungsherden im Bereich der Hemisphären, wie dies bei der Schilderschen Erkrankung und bei der subakuten Leukencephalitis van Bogaert der Fall ist. Es wäre also demnach sehr wahrscheinlich, daß die Höhe des Gamma-Globulins abhängig ist von der Quantität der abgebauten Myelinsubstanz. Die Höhe des Gamma-Globulins im Liquor und somit des Gamma-Quotienten geht nicht immer parallel mit der Schwere der klinischen Ausfallserscheinungen. Sitzt z. B. ein Herd mit einer Dimension von 0,5 × 0,5 cm im Rückenmark, dann ist der klinische Ausfall ein sehr beträchtlicher, da viele Bahnen von ihm betroffen werden. Ein Herd von der gleichen Dimension, in einer Großhirnhemisphäre lokalisiert, wird aber wesentlich geringere neurologische Ausfallserscheinungen zur Folge haben, da eine geringere Anzahl von Fasersystemen durch ihn lädiert wird. Der Gamma-Quotient bzw. der Gamma-Globulinspiegel im Liquor wird jedoch aller Wahrscheinlichkeit nach bei diesen beiden gleich großen Herden gleich hoch sein.

Aus all dem Gesagten muß man sich nun die Frage stellen: Ist die Vermehrung des Gamma-Quotienten bzw. des Gamma-Globulins im Liquor Ursache oder Folge eines Schubes? Wir neigen zu der Auffassung, daß die Gamma-Globulinvermehrung im Liquor bei der Multiplen Sklerose nicht die Ursache, sondern die Folge des Schubes, welcher ein Ausdruck der Demyelinisierung ist, darstellt, denn die klinische Schubsymptomatik eilt der Erhöhung des Gamma-Globulins voraus und die Remission geht ebenfalls dem Gamma-Abfall im Liquor voraus. Ja, es kommt nicht so selten vor, daß bereits die klinische Remission eingetreten ist und das Gamma-Globulin im Liquor noch immer eine leicht ansteigende Tendenz für kurze Zeit aufweist. Auch die Abhängigkeit des Gamma-Quotienten von der Schubdauer spricht dafür, daß die Gamma-Quotientvermehrung die Folge der Demyelinisierung ist. Demnach wäre es möglich, daß das vermehrte Gamma-Globulin im Liquor ein Antimyelin-Gamma-Globulin darstellt.

Zusammenfassung

Eine Gamma-Globulinvermehrung im Liquor MS-Kranker ist charakteristisch aber nicht spezifisch. Je nach der Erscheinungsform der MS haben wir in Fälle mit Hirnstamm- und Rückenmarkssymptomatik getrennt. Die Höhe des Gamma-Quotienten ließ einen deutlichen Unterschied zugunsten der im Hirnstamm und Kleinhirn vor sich gehenden Demyelinisierungsprozesse erkennen. Wir konnten zeigen, daß die Erhöhung des Gamma-Globulins im Liquor nicht auslösend für den Schub ist, sondern der Schubsymptomatik deutlich nachhinkt. Auch das Alter, bei dem die Erkrankung beginnt, dürfte einen Einfluß auf die Lage der Herde haben, da jüngere Fälle überwiegend Hirnstammsymptomatik aufwiesen, währenddem ältere Patienten häufiger Zeichen spinaler Demyelinisierung boten.

Literatur

Bauer, H.: Dtsch. Z. f. Nervenheilkunde **170**, 331 (1953). — Dencker, S. J.: Acta Neurol. Scand. **40**, suppl. 10, 57—64, 1964. — Frick, Schevd, Seidel: Wien. klin. Wochenschrift **70** (1958). — Grassmann, W. und K. Hannig: Zschr. physiol. Chem. **290**, 1 (1952). — Kabat, E. A., A. Wolf und A. E. Bezer: Fed. Proc. **10**, 412, 1951. — Dies.: J. Immunol. **68**, 265 (1952). — Neumayer, E., F. Perger, H. Schinko und H. Tschabitscher: Wien. Zschr. Nervenhk. **13**, 46 (1956). — Panagioto- poulos, J., G. Pernhaupt und H. Tschabitscher: Das Liquorsyndrom bei der MS. Liquorsymposium Rostock, September 1964. — Schinko, H. und H. Tschabitscher: Wien. klin. Wschr. **71** (1959), 417. — Dies.: Wien. klin. Wschr. **69**, 705 (1957). — Dies.: Das Gamma-Globulin bei der Multiplen Sklerose, I. Congr. Internat. Sci. Neurol., 6. Internat. Congr. of Neurol. Brüssel 1957, ref. Excerpta Medica S. 65. — Dies.: Wien. klin. Wschr. **70**, 325 (1958). — Schinko, H. und H. Tschabitscher, B. Fust und Th. Wanko: Beitrag zur Therapie und Ätiologie der Multiplen Sklerose, Vortrag: Verein Psychiatr. und Neurol. Wien, Juli 1956. — Schinko, H. und H. Tschabitscher: Der Gamma-Globulin-Quotient bei der Multiplen Sklerose, Vortrag: Verein Psychiatr. und Neurol. Wien, November 1956. — Tschabitscher, H.: Wien. Zschr. Nervenhk. **14**, 4 (1958). — Wuhrmann, F. und Ch. Wunderly: Die Blutweißkörper des Menschen, Basel: Benno-Schwabe Verlag, 1952.

Diskussion

Tschabitscher: Betont, daß im ersten Schub der MS meist keine Gamma-Globulinvermehrung im Liquor nachweisbar ist und diese erst nach Wochen nachweisbar wird. Unsere Untersuchungen wurden wochenweise durchgeführt und es zeigte sich, daß das Gamma-Globulin sich frühestens in der sechsten Woche des klinisch manifesten Erstschubes entwickelt.

Bauer: Wenn diese Antikörper eine protektive Funktion haben, würde es wahrscheinlich nicht aufgehen, daß sie eine Reaktion auf untergehendes Myelin sind.

Seitelberger: Zur Annahme, daß die Gamma-Globulinkonzentration durch die Masse des zerfallenden Myelins zustande kommt, sei nur darauf hingewiesen, daß dies bei der van Bogaertschen Leukoencephalitis nicht überzeugend ist, da es dort zu einem relativ geringen Markscheidenzerfall kommt.

Aus der Neurologischen Klinik der Palacký-Universität Olomouc, Tschechoslowakei
(Vorstand: Professor Dr. J. Hrbek, DrSc.)

Immunopathologische Aspekte der subakuten Encephalitis
(Dawson - van Bogaert - Pette - Döring)

Von
Oldřich Kolář

Mit 8 Textabbildungen

Die immunopathologischen Erscheinungen eines Krankheitsgeschehens im Bereich des Zentralnervensystems (ZNS) werden gekennzeichnet durch:

1. Die Vermehrung der Gamma-Globuline im Liquor cerebrospinalis;
2. das Vorkommen humoraler Gehirnantikörper;
3. das Auftreten von Hypersensitivitätsreaktion des verzögerten Types;
4. den schubartigen, wellenartigen Krankheitsverlauf;
5. die Mitleidenschaft des extraneuralen Retikuloendothelialsystems;
6. die Anhäufung von Mononuklearen und
7. die effektive Corticoidbehandlung.

Von unseren bisherigen Erfahrungen ausgehend vertreten wir die Meinung, daß die klinische, elektroencephalographische, biochemische und immunologische Symptomatologie der subakuten Encephalitis (Dawson - van Bogaert - Pette - Döring, weiter SSLE), die wir bei 62 Patienten studiert haben, den allgemeinen Aspekten der neuro-immunopathologischen Erkrankungen entsprechen kann.

I

In den Untersuchungsresultaten der Liquorpapierelektrophorese von Patienten mit der SSLE erreichen die Gamma-Globuline bis 70 rel. %. Die Agarelektrophorese zeigt dabei in der cerebrospinalen Flüssigkeit das typische Vorkommen der deutlich vermehrten Gamma-5- und Gamma-6-Fraktion*. In der Immunoelektrophorese des Liquor cerebrospinalis wurde die Verstärkung des anodischen Teiles[6] bzw. der Gamma-7-S-A/1- und

---

* Wir danken Herrn Professor Dr. med. A. Lowenthal (Institut Bunge, Antwerpen) für die Zusammenarbeit.

-A/2-Komponente, das Auftreten der Gamma-C- und Gamma-E-Fraktionen der 7-S-Gamma-Globuline beobachtet[7, 14]. Die Gamma-A-Globuline sind größtenteils im Liquor cerebrospinalis der Patienten vermindert, die Gamma$_1$-M-Globuline kommen nur sehr selten vor[7]. Trotz des Anstieges der Liquor-Gamma-Globuline wurden die Isohämagglutinine in der cerebrospinalen Flüssigkeit nur ausnahmsweise festgestellt.

Bei der Anwendung des Gehirnantigens[3] können bei der Komplementbindungsreaktion (KBR) im Liquor cerebrospinalis der Patienten mit der SSLE Antikörper gefunden werden (Tab. 1), die im Blutserum derselben Kranken nicht vorkommen. Die BWR gibt dabei im Liquor cerebrospinalis negative Resultate.

Die Proteosynthese im ZNS bzw. im Liquorraum wird neben den erwähnten immunologischen und immunoelektrophoretischen Erscheinungen auch durch das Auftreten von plasmocytären bzw. retikuloplasmocytären Zellen begleitet. Besonders die Oxyphylie des normalerweise basophilen Plasma dieser Liquorzellen (s. g. flaming cells) scheint ein Zeichen immunologischer Aktivität zu sein (Abb. 1).

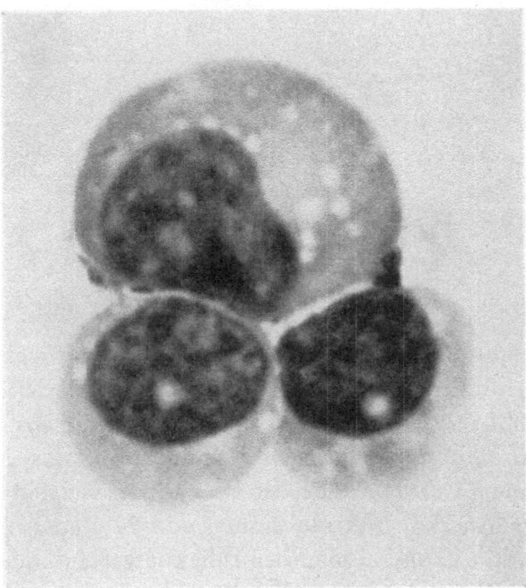

Abb. 1.

Offen bleibt nun die Frage, in welcher Eiweißkomponente der Liquorimmunoglobuline die Antikörper, die gegen das Gehirngewebe gerichtet sind, vorkommen können. Neben dem kathodischen Gebiet, der Gamma-C- und den Gamma-E-Fraktionen der 7-S-Gamma-Globuline (Abb. 2 und Abb. 3) muß auch dem anodischen Teil dieser Liquor-Gamma-Globuline größere Aufmerksamkeit geschenkt werden. Die KBR mit dem Gehirnantigen in der cerebrospinalen Flüssigkeit kann aber nicht als ganz spezifisch für die SSLE betrachtet werden. Von den Kontrollen (Tab. 1, 2) war die KBR auch bei fünf Patienten mit subakut bis chronisch fortschreitender Entzündungserkrankung des ZNS positiv.

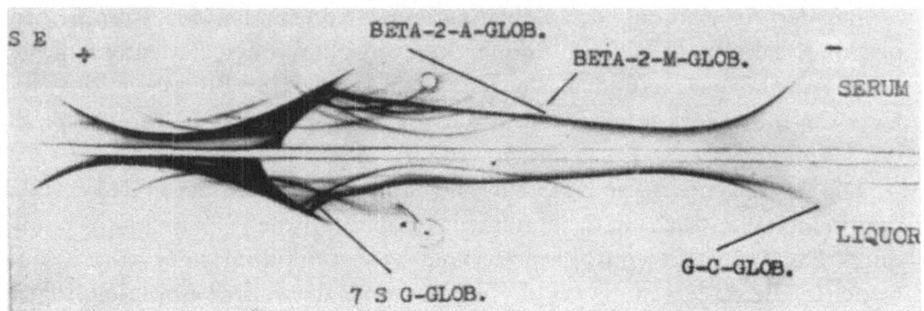

Abb. 2.

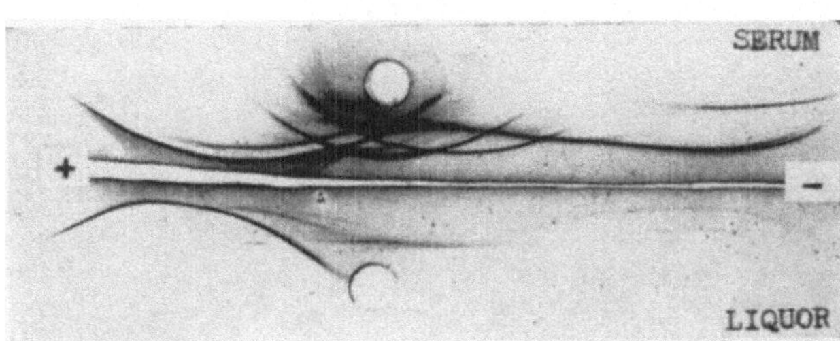

Abb. 3.

Bei der intradermalen Applikation des Gehirnantigens der Meerschweinchen und gleichzeitiger intraperitonealer Verabreichung des Liquor cerebrospinalis der Patienten mit der SSLE kommt es an der Stelle des Antigens in positiven Fällen zum Erythem mit zentralgelegener Induration, das im Durchmesser größer ist als 5 mm (Tab. 2). Dabei ist beobachtenswert, daß derselbe Versuch mit dem heparinisierten Blut nur einmal von 22 Versuchen positiv ausfiel. Auch diese Reaktion kann bei manchen subakut verlaufenden Entzündungserkrankungen des ZNS, die nicht die Symptomatologie der SSLE aufwiesen, positive Resultate zeigen (Tab. 2, Kontrollen). Weil das Erythem mit der Induration erst in 24—48 Stunden auftritt, muß diese Hautreaktion, die überwiegend an die cerebrospinale Flüssigkeit gebunden ist, als eine verzögerte, tuberkulinartige Hypersensitivitätsreaktion bezeichnet werden.

Bei der intradermalen Verabreichung des Standard-Gehirnantigens (0,1 ml) der Patienten mit der SSLE kommt es zwar in 24—48 Stunden nur ganz ausnahmsweise zu einer makroskopisch positiven verzögerten Hypersensitivitätsreaktion, wobei aber das histologische Bild der Hautexcision im Vergleich mit der Kontrolle eine deutliche Anhäufung von Mononuklearen zeigen kann (Abb. 4). Man muß also voraussetzen, daß im Blut der Patienten mit der SSLE eine gewisse Zahl der gegen das Gehirngewebe sensibilisierten Mononuklearen zumindest in einer bestimmten Phase der Erkrankung zirkulieren kann[15].

Die Remissionen bzw. der schubartige Verlauf der Erkrankung konnten bei den neuropsychiatrischen, liquorologischen (Gamma-Globulinschwankungen im Liquor cerebrospinalis bis zur Hypogammaglobulinorhachie[13]), biochemischen (vorübergehende Normalisierung der sauren Phosphatasen und des erhöhten Mukoproteinspiegels im Serum), immunologischen (Titerschwankungen der KBR im Liquor cerebrospinalis, veränderliche Resultate der verzögerten Hautreaktion an den Meerschweinchen), elektroencephalographischen wie auch neurohistopathologischen[20] Untersuchungsresultaten festgestellt werden.

Bei einigen Patienten mit der SSLE kann die Thymushyperplasie (bzw. der Thymus persistens) pneumomediastinographisch beobachtet werden. Selten kann bei der SSLE auch eine Splenomegalie oder eine Hepatomegalie vorkommen, wobei die Leberbiopsie keinen auffallenden Befund zeigte.

Im Serum der Kranken können pathologische Eiweißfraktionen festgestellt werden (Abb. 3). Es geht um die 7-S-Gamma-A- oder -B-Fraktion, die wir bei unseren Patienten nicht als eine im Bereich der Norm befindende Erscheinung betrachten. Besonders beobachtenswert ist die Eiweißkomponente, die wir als 7-S-Gamma-KP-(kathodenwärts gelegene Paraproteine)-Fraktion bezeichnen (Abb. 3). Die funktionelle Bedeutung dieser pathologischen Proteinfraktion bleibt bisher unklar, ebenso wie der Ort ihrer Synthese. Wir können aber ihre Verwandtschaft mit den sogenannten langsam wandernden, pathologischen Gamma-Globulin-Komponenten der Agargel-Elektrophorese im Serum voraussetzen. Die abnormen Eiweißfraktionen der Agarelektrophorese können in einer gewissen Phase der Erkrankung im Liquor, Blutserum wie auch den Gehirngewebeextrakten der Patienten mit der SSLE dieselbe elektrophoretische Motilität aufweisen.

Die Anhäufung der Mononukleare kann neben der positiven, verzögerten Hypersensitivitätsreaktion in der Haut der Kranken auch in den perivaskulären Räumen der neurohistopathologischen Präparate sowie auch in der cerebrospinalen Flüssigkeit von Patienten mit der SSLE gefunden werden.

Die Corticoidtherapie führt besonders bei der intrathekalen Verabreichung bei manchen Patienten mit der SSLE im Liquor cerebrospinalis zu einem Absinken des erhöhten Gamma-Globulinspiegels. Die langdauernde Behandlung der Kranken mit den adrenalen Hormonen scheint einen retardierenden Einfluß auf den Krankheitsverlauf zu haben.

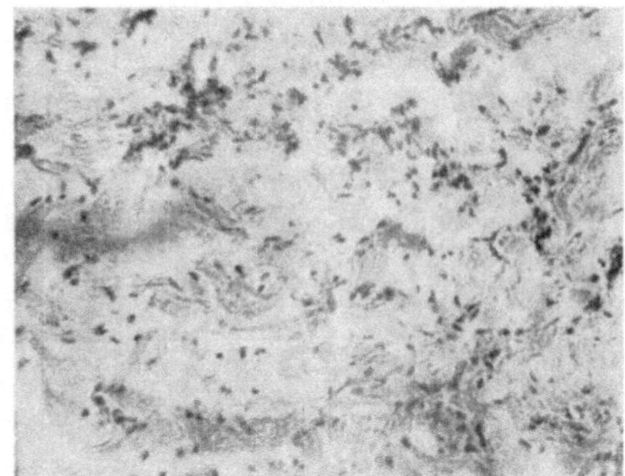

Kontrolle.

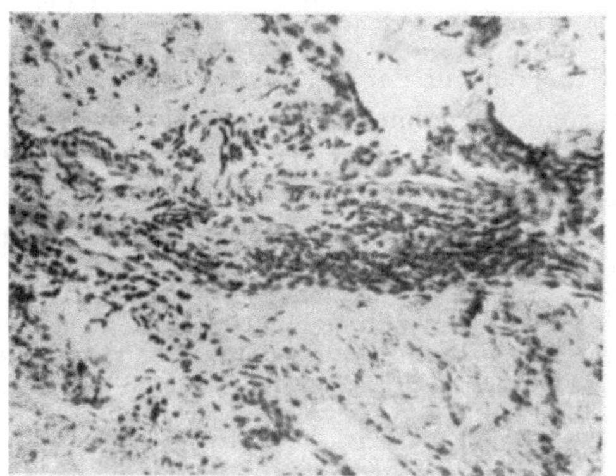

Positive Hautreaktion.

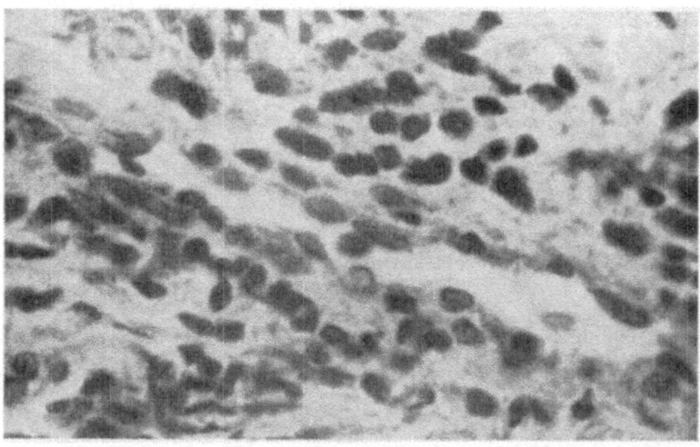

Abb. 4.

II

Die Abb. 5 zeigt eine einfache, äußerst schematische Darstellung der prinzipiellen immunopathologischen Begleiterscheinungen, die wir im Sinne einer Arbeitshypothese bei der SSLE voraussetzen.

Der Entzündungsprozeß bei der SSLE, der im Parenchym des ZNS größtenteils durch verschiedenartiges Infektionsagens eingeleitet sein kann, führt zum Freiwerden von antigenen Determinanten, bei denen wir unter anderem auch eine haptenartige Rolle den Glykoproteiden zuschreiben können.

Wie im allgemeinen, so auch bei der SSLE sind die Entzündungsvorgänge im Parenchym des ZNS durch perivaskuläre, vorwiegend mononukleare Infiltrate gekennzeichnet. Die Makrophagenreaktion, die die experimentellen Läsionen des ZNS begleitet, wird in 70—90% von den Mononuklearen hämatogener Abstammung gebildet[16]. Bei der experimentellen allergischen Encephalomyelitis kann eine Anhäufung vorwiegend hämatogener, lymphocytärer Mononuklearen beobachtet werden, die besonders perivenös vorkommen und den pathologischen Prozeß im zentralnervösen Parenchym einleiten[18]. Wie bekannt, kann die intravenöse Applikation der sensibilisierten lymphocytoiden Zellen die experimentelle allergische Encephalomyelitis hervorrufen. Beim Kontakt der sensibilisierten Zellen mit dem Antigen können die immunologisch kompetenten Mononuklearen zerstört werden[23], was auch zur sekundären, unspezifischen Infiltration mit den lympho-monocytären Zellen beitragen kann. Beobachtenswert ist die Feststellung, daß die sensibilisierten Mononuklearen durch den Kontakt mit den nicht sensibilisierten immunologisch kompetenten Zellen auch diese gegen das bestimmte Antigen sensibilisieren können[10].

Durch den Entzündungsprozeß im Verlauf der SSLE werden die mononuklearen Zellen, die zur perivaskulären Infiltration im ZNS führen, ebenso wie die mikroglialen Zellen immunologisch aktiviert. Es scheint, daß die immunologisch aktiven, mononuklearen Zellen die Blut-Gehirn-Schranke in beiden Richtungen leichter passieren können, als es bei den pathologischen Eiweißfraktionen der Fall ist. Immunoelektrophoretisch ist es nämlich nicht möglich, dieselben pathologischen Eiweißkomponenten im Gamma-Globulinbereich des Serums und des Liquor cerebrospinalis der Patienten mit der SSLE zu finden, was unter anderem durch enzymopathologische, lokale Vorgänge im Liquorraum beeinflußt sein kann. Ein Teil der immunologisch aktivierten Mononuklearen tritt wieder in die Blutbahn. Inwieweit sich die sensibilisierten Mononuklearen in einem Feed-back-Mechanismus histopathologisch schon im Gewebe des ZNS auswirken, muß noch weiter erforscht werden. Mit dem Liquor cerebrospinalis, in dem wir auch die vom zentralnervösen Parenchym abstammenden Zellen voraussetzen müssen, kann an den Versuchstieren eine verzögerte Hypersensitivitätsreaktion bei der Anwendung des Gehirnantigens[3] hervorgerufen werden. Die verzögerte Hyper-

THYMUS
RES
ARTERIELLER BLUTSTROM
I A B
II A B
BLUT-GEHIRNSCHRANKE
LIQUORRAUM
ENTZÜNDUNGSPROZESS IM ZNS
VENOSER BLUTSTROM
IAP
PP
AD
LYMPHOCYTEN
-PRIMÄR SENSIBILISIERTE
-SEKUNDÄR SENSIBILISIERTE
-LYMPHOCYTEN IM LIQUOR-RAUM
-PLASMOCYTEN
-MONOCYTEN
AD - ANTIGENE DETERMINANTEN
PP - PARAPROTEINE
IAP - IMMUNOLOGISCH AKTIVE PROTEINE

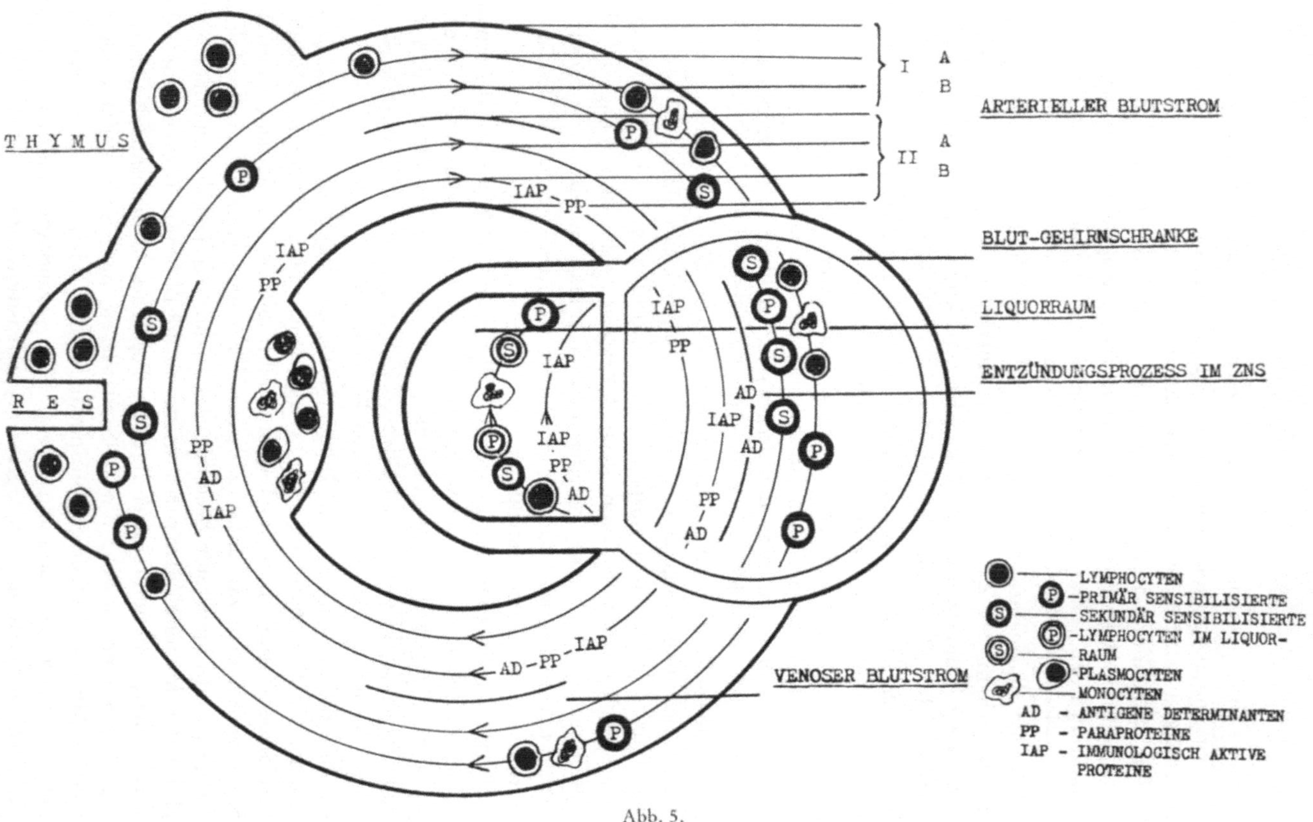

Abb. 5.

sensivitätsreaktion ist, wie bekannt, an die lympho-monocytären Zellen gebunden. Die intradermale Verabreichung des Gehirnantigens der Patienten mit der SSLE führt zu einer mikroskopisch positiven Reaktion des Tuberkulintypes[15]. Der Blutstrom muß also im Verlauf der SSLE eine gewisse Zahl von Mononuklearen enthalten, die gegen das Gehirngewebe des Patienten sensibilisiert sind. Die sensibilisierten lymphocytoiden Zellen bezeichnen wir dann als primär sensibilisierte (Abb. 5, I—A). Die primär sensibilisierten Mononuklearen führen im extraneuralen, möglicherweise auch im neuralen RES zur sekundären Sensibilisierung der lymphocytären Zellen, die wahrscheinlich neben den primär sensibilisierten Mononuklearen in das ZNS bei der Entwicklung der SSLE wieder eindringen (Abb. 5, I—B) und die fortschreitenden pathoplastischen Vorgänge verursachen. Inwieweit sich an der Integration dieses immunopathologischen Circulus vitiosus der Thymus beteiligt, muß weiter studiert werden. Die bei manchen Patienten mit der SSLE vorkommende Thymushyperplasie unterstützt unsere Ansicht, daß der Thymus bei dem Auftreten der verzögerten Hypersensitivität auch in diesen Fällen eine bedeutende Rolle spielen kann.

Neben diesem ersten immunopathologischen Circulus vitiosus, den wir als den eigenen, direkten pathogenetischen Mechanismus des chronisch fortschreitenden Entzündungsprozesses im Verlauf der SSLE betrachten, besteht die Möglichkeit eines anderen pathologischen Feed-back-Mechanismus, der durch die abnormen Eiweißkomponenten getragen werden kann.

Das Freiwerden von immunologisch wirksamen antigenen Determinanten führt nicht nur zur Sensibilisierung der Mononuklearen, sondern auch zur Produktion immunologisch aktiver Proteine. Diese können z. B. teilweise in der cerebrospinalen Flüssigkeit der Patienten mit der SSLE durch die KBR festgestellt werden. Obzwar bei der Anwendung desselben Gehirnantigens die KBR im Serum dieser Kranken negativ ausfiel, konnten wir im Blutserum von diesen Patienten pathologische Eiweißkomponenten beobachten (Abb. 3). Nach den bisherigen experimentellen Studien[2, 10, 17], können die immunologisch aktiven Mononuklearen auch durch extrazelluläre Faktoren sensibilisiert werden und wirken sich dann in einer entsprechenden Gewebekultur cytopathologen aus. Bei der Entwicklung der experimentellen allergischen Encephalomyelitis wird von manchen Autoren besonders den Gamma-ss-Globulinen eine entscheidende Rolle zugeschrieben[2]. Es ist nicht ausgeschlossen, daß diese Globulinkomponente einen oder mehrere Sensibilisationsfaktoren enthält. Wie wir schon gezeigt haben, kommen die pathologischen Eiweißkomponenten bei den Patienten mit der SSLE im Bereich der Gamma-ss-Fraktion vor.

Neben der Möglichkeit, daß die pathologischen Eiweißfraktionen die lymphocytären Zellen im ZNS, wie auch im extraneuralen RES sensibilisieren, kann es in denselben Strukturen zur proteosynthetischen Aktivität kommen. Die experimentelle allergische Encephalomyelitis kann man durch

Applikation des Serums mit hohem Titer der Gehirnantikörper nicht hervorrufen. Der Titer der humoralen Gehirnantikörper im Liquor cerebrospinalis der Patienten mit SSLE entspricht nicht der Ausdehnung des Entzündungsprozesses. Im Vergleich mit den sensibilisierten Zellen scheint unter dem pathogenetischen Gesichtspunkt die Produktion der Autoantikörper eine sekundäre Rolle zu spielen. Man kann aber bisher nicht ausschließen, daß sich neben der Funktion im Sinne eines sensibilisierenden Faktors die im ZNS wie auch im extraneuralen RES synthetisierten, immunologisch aktiven Eiweißkomponenten nicht durch einen immunologischen Feed-back-Mechanismus im zentralnervösen Gewebe cytopathogen auswirken und dabei gleichzeitig zum Freiwerden neuer antigener Determinanten im Entzündungsherd führen können. Bei diesen immunopathologischen Vorgängen gehört eine wichtige Rolle den Schrankenfunktionen, die den Übertritt der extraneuralen Proteinfraktionen in das ZNS (Abb. 5, II—B) wesentlich beeinflussen. Im zentralnervösen, wie auch dem extraneuralen RES, kann durch die antigenen Determinanten eine Synthese immunologisch inaktiver Paraproteine eingeleitet werden. Im allgemeinen wissen wir von den Paraproteinen z. B. bei dem Gamma-Plasmocytom, daß sie die Funktion der Blut-Liquor-Schranke stören können, was bei dem eventuellen cytopathogenen Effekt der übrigen immunologisch aktiven Proteinkomponenten im Verlauf der SSLE den Durchtritt dieser immunopathologisch wirksamen Eiweißkomponenten in das ZNS erleichtern könnte.

Die immunopathologischen Vorgänge, die an die Mononuklearen gebunden sind, können bei der Entwicklung der SSLE von dem immunopathologischen Circulus vitiosus, der durch die pathologischen Eiweißkomponenten getragen wird, kaum abgetrennt werden. Die beiden prinzipiellen immunopathologischen Feed-back-Mechanismen sind dabei von der aktuellen Reaktionsbereitschaft des ganzen Organismus abhängig, die wieder von dem Funktionszustand des ZNS tief beeinflußt wird. Die integrierende Rolle des ZNS, die sich normalerweise in den Abwehrmechanismen des Organismus auswirkt, wird durch den diffusen Entzündungsprozeß des zentralnervösen Parenchyms im Verlauf der SSLE wesentlich gestört.

Zusammenfassung

Auf Grund klinischer, biochemischer und immunologischer Untersuchungen von Patienten mit der subakuten Encephalitis (Dawson - van Bogaert - Pette - Döring) wurde kurz auf die immuno-pathologischen Mechanismen hingewiesen, denen bei der Entwicklung dieser Erkrankung pathogenetische Bedeutung zugeschrieben wird.

Literatur

[1] Ackroyd, J. F.: Immunological methods. Blackwell Sci. Publ., Oxford (1964). — [2] Appel, S. H. and M. B. Bornstein: The application of tissue cultur to the study of experimental allergic encephalomyelitis. J. exp. Med. **119**, 303 (1964). — [3] Běhounková, L., A, Kadlec und O. Kolář: Herstellung des Antigens zu den immunologischen Reaktionen und seine Anwendung bei der Diagnostik der subakuten Encephalitis. Acta Univ. Olomuc., im Druck. — [4] Berg, O. und B. Källén: Effect of mononuclear blood cells from multiple sclerosis patients on neuroglia in tissue culture. J. Neuropath. exp. Neurol. **23**, 550 (1964). — [5] Björklund, A.: Testing in vitro of lymphoid cells from rats with experimental thyroiditis. Lab. Invest. **13**, 120 (1964). — [6] Dencker, S. J.: Immuno-electrophoretic investigation of cerebrospinal fluid gamma-globulins in multiple sclerosis. Acta Neurol. Scand. **40**, 57 (1964). — [7] Dencker, S. J. and O. Kolář: The cerebrospinal fluid gamma-globuline profile in subacute sclerosing leucoencephalitis. An immunoelektrophoretic study. Acta Neurol. Scand., im Druck. — [8] Gitlin, D.: Protein metabolism, cell formation and immunity. Pediatrics **34**, 118 (1964). — [9] Hitzig, W. H.: Immunologische Reaktionen des cellulären und des humoralen Systems. Schweiz. med. Wschr. **93**, 1433 (1963). — [10] Johanovský, J.: Dieszeitige Problematik der verzögerten Hypersensitivität (tschechisch). Die ersten tschechosl. biologischen Tage, Prag (1964). — [11] Kolář, O., T. Prášilová, J. Trnečka, O. Doubrava und M. Barragan: Zur Frage der parainfektiösen Mechanismen in der Pathogenese der subakuten sklerotisierenden Leukoencephalitis. Nervenarzt **35**, 363 (1964). — [12] Kolář, O. und L. Behounková: Die passive Übertragung der verzögerten Hypersensivität durch den Liquor cerebrospinalis im Verlauf der subakuten Encephalitis. Allergie u. Asthma, im Druck. — [13] Kolář, O.: Zur Bedeutung der Hypogammaglobulinorhachie unter dem Gesichtspunkt der Entzündungserkrankungen des Zentralnervensystems. W. Zschr. Nervenheilk. **22** (1965). — [14] Kolář, O.: Zur Bedeutung der pathologischen Proteinkomponenten im Liquor cerebrospinalis und im Serum von Patienten mit der subakuten Encephalitis. Klin. Wschr., im Druck. — [15] Kolář, O., M. Obručník, V. Jorda und L. Běhounková: Beitrag zur Problematik der verzögerten Hypersensitivitätsreaktion in der Pathogenese der subakuten Encephalitis von Dawson-van Bogaert-Pette-Döring. Allergie u. Asthma, im Druck. — [16] Konigsmark, B. W. and R. L. Sidman: Origin of brain macrophages in the mouse. J. Neuropath. exp. Neurol. **22**, 643 (1963). — [17] Koprowsky, H. and M. V. Fernandes: Autosensitization reaction in vitro. J. exp. Med. **116**, 467 (1962). — [18] Kosunen, T. U., B. H. Waksman and I. K. Samuelson: Radioautographic study of cellular mechanismus in delayed hypersensitivity. J. Neuropath. exp. Neurol. **22**, 367 (1963). — [19] Kretschmer, R. R. and R. Pérez-Tamayo: The role of humoral antibodies in rejection of skin homografts in rabbits. J. exp. Med. **116**, 879 (1962). — [20] Krücke, W.: Über eine besondere Form der spontanen Encephalitis. Nervenarzt **28**, 289 (1957). — [21] Liacopoulos, P.: La spécialité de la tolérance immunitaire. Press. méd. **72**, 13 (1964). — [22] Lowenthal, A.: Persönliche Mitteilung (1965). — [23] Pincus, W. B., I. H. Sokolic and B. Redler: The demonstration of a phenomenon in vitro applicable to the study of delayed hypersensitivity. J. Allergy **34**, 337 (1963).

Tabelle 1. *Die Komplementbindungsreaktionen mit dem Antigen aus dem Gehirngewebe eines Patienten mit der subakuten Encephalitis von* Dawson - Pette -
Döring - van Bogaert

	Gesamtzahl der			
	Patienten	Unter- suchungen	positiven Fälle	negativen Fälle
I. Subakute Encephalitis von Dawson - Pette - Döring - van Bogaert				
Liquor cerebrospinalis	17	244	16	1
Serum	16	77	—	16
II. Kontrollen				
Liquor cerebrospinalis	272	769	5	267
Serum	26	26	—	26
III. BWR positive Reaktion im Liquor cerebrospinalis	7	64	—	7
IV. Immunisation mit dem Gehirn- antigen und die KBR im Serum der Versuchstiere				
Kaninchen	68			
Meerschweinchen	26	2728		
Gesamtzahl der Untersuchungen	3908			

Tabelle 2. *Subakute Encephalitis* von Dawson - Pette - Döring - van Bogaert
Gesamtzahl der Fälle: 12

	Gesamtzahl	positive Reaktion	negative Reaktion
Die Anwendung des			
Liquor cerebrospinalis	31	17	14
Blutes	22	1	21
Gehirngewebes	3	—	3
Die Zahl der Meerschweinchen: 56			
Kontrollen des			
Liquor cerebrospinalis	47	3	44
Blutes	16	1	15
Gehirngewebes	3	—	3
anderen Materials	4	—	4
Die Zahl der Meerschweinchen: 60			

Diskussion

STEFFEN: Ich möchte Ihnen zwei Fragen vorlegen: 1. Haben Sie auch Übertragungsversuche der Zellen aus den Lymphknoten der Patienten unternommen? 2. Wäre es möglich, Ihr Antigen bei der experimentellen Encephalomyelitis zu erproben?

KOLÁŘ: Es ist bekannt, daß in den regionalen Lymphknoten die sensibilisierten Zellen vorkommen, aber wir haben uns vorwiegend auf die Milz orientiert. Appliziert man Tieren Aufschwemmung von Milz von Patienten mit SSLE, die kurz nach dem Tode entnommen wurden, so können in einzelnen Fällen Hirnantikörper auftreten. Es dürften also extraneurale Reaktionen anzunehmen sein. Die Anwendung des Antigens zur Auslösung einer EAE wurde bisher nicht versucht, doch werden wir diesem Problem experimentell nachgehen.

Aus der Neurologischen Ambulanz des Hanusch-Krankenhauses in Wien
(Vorstand: Professor Dr. Klara WEINGARTEN)

Relation der Klinik zu den humoralen Phasen der Neurolues

Von

K. Weingarten

Zur Beurteilung des klinischen und humoralen Bildes der Neurolues ist der Begriff der Früh- und Spätlatenz von Wichtigkeit. Unter Frühlatenz verstehen wir die Zeit bis zum dritten Jahr nach der Infektion, unter Spätlatenz die Zeit nachher, natürlich immer mit dem Kriterium der klinischen Symptomenfreiheit. In etwa 35—50% der Fälle ist der Liquor in der Frühlatenz vorübergehend positiv und wird ohne Behandlung wieder negativ. Schon RAVAUT hat gezeigt, daß es im frühen Sekundärstadium ohne Zeichen einer Meningitis zu einer Zellvermehrung im Liquor kommen kann, ja es wurde sogar im seronegativen Primärstadium ein pathologischer Liquor gefunden. Wegen der Spontansanierung sind die Liquorveränderungen der Frühlatenz prognostisch keineswegs so ungünstig zu bewerten wie das positive humorale Syndrom in der Spätlatenz, das eine Spontansanierung nicht oder nur selten aufweist. Im allgemeinen gilt noch immer die RAVAUTsche Regel, daß sicher negative Liquores in der Frühlatenz das Auftreten einer späteren Neurolues unwahrscheinlich machen. Trotzdem ist aber ein negativer Liquor sowohl in der Früh- als auch in der Spätlatenz an und für sich kein Freibrief für die Zukunft.

Welche Formen der Neurolues mit Liquorveränderungen können ohne Behandlung zu einer humoralen Sanierung gelangen? Die akute luische Meningitis kann klinisch und humoral spontan ausheilen. Die HEUBNERsche Endarteriitis luica kann mit Hinterlassung von klinischen Symptomen spontan zum Stillstand kommen, ob eine humorale Sanierung spontan zustande kommt, ist fraglich. Die gummöse Meningitis oder das Hirngumma neigt weder zu einer Spontanremission noch zu einer humoralen Sanierung ohne spezifische Behandlung. Die Tabes dorsalis zeigt manchmal auch ohne Behandlung einen normalisierten Liquorbefund, die PP zeigt niemals Spontanremissionen und der Liquor wird ohne Behandlung nie negativ. Auch die anderen parenchymatösen luetischen Erkrankungen, wie die Lues spinalis mit ihren verschiedenen Erscheinungsformen, lassen keinerlei Neigung zu Spontanremissionen erkennen.

Es zeigt sich, daß die Tendenz zur Sanierung eines positiven Liquors, ohne und mit Behandlung, in der Spätlatenz viel geringer ist, als in der Frühlatenz, die Sanierung gelingt mit zunehmendem Abstand vom Zeitpunkt der Infektion immer schwerer. Da nun einerseits ein negativer Liquor jenseits des fünften Jahres nach der Infektion nur in seltenen Fällen noch positiv wird und andererseits ein im fünften Jahr noch positiver Liquor auf die Gefahr einer drohenden Neurolues hinweist, kann nicht eindringlich genug eine Liquoruntersuchung im fünften Jahr nach der Infektion gefordert werden.

Bezüglich der Lokalisation des pathologischen spezifischen Prozesses gilt ganz allgemein, daß die Veränderungen des Liquors um so ausgeprägter sind, je näher die Liquorentnahme zum Ort des Prozesses im ZNS ist. Deswegen kann in besonderen Fällen notwendig sein, sowohl den suboccipitalen als auch den lumbalen Liquor zu untersuchen. Bei Beteiligung der basalen Meningen kann man eine deutlichere Pleozytose des occipitalen Liquors als des lumbalen finden.

Noch immer gilt die Zellzahl im Liquor als Indikator für die Aktivität des syphilitischen Prozesses. So lange die Zellzahl nicht zu normalen Werten zurückgekehrt ist, kann man trotz scheinbar unveränderter klinischer Symptomatik nicht von einem Stillstand der Erkrankung sprechen. Bezüglich der Eiweißkörper steht an klinischer Brauchbarkeit noch immer die fraktionierte Eiweißbestimmung nach Kafka an der Spitze. Die chemisch ermittelten Werte sind nicht völlig identisch mit den elektrophoretisch gewonnenen Daten. In den Kolloidkurven spiegeln sich bis zu einem gewissen Grad die Veränderungen der Eiweißreaktionen wider. Eine Vermehrung der Gamma-Globuline bewirkt ganz allgemein einen betonten Linkstyp der Kolloidkurven.

Bei der Neurolues kann es zu schweren Verschiebungen der Liquoreiweißkörper kommen. Die ausgeprägtesten elektrophoretischen Veränderungen finden sich bei der progressiven Paralyse, geringer bei der Tabes. Bei beiden können die Gamma-Globuline hohe Werte erreichen. Nach Matiar-Vachar wird man bei einem elektrophoretischen Proteinspektrum mit einer Gamma-Globulinerhöhung von über 40% von einem sogenannten Parenchymspektrum sprechen und dies spezifisch für die PP halten. Durch diese Untersuchungsmethode des Liquors hat sich, nach meiner Meinung, der Begriff der Paralysis imminens von Wagner-Jauregg bis zu einem gewissen Grade eingeengt. Wenn bei völlig negativem klinischem Bild ein positives Liquorsyndrom vorhanden ist (bekanntlich der Begriff der Paralysis imminens), aber die Gamma-Globulinerhöhung unter 30% liegt, wird man eine drohende

Paralyse weniger zu befürchten haben, und eher eine andere, mesodermale Luesform in Erwägung ziehen. Daß diese Feststellung nicht nur für die Indikation der heute nur beschränkt verwendeten Malariatherapie von Wichtigkeit ist, sondern in sozialer und forensischer Hinsicht eine Bedeutung hat, ist verständlich. — Über den Begriff des Gamma-Quotienten haben Sie schon gehört, bei der Neurolues ist ein erhöhter Gamma-Quotient vorhanden, auch die an Gamma-Globulin gebundenen Polysaccharide sind vermehrt.

Die Erhöhung der Gamma-Globuline des Liquors hängt wahrscheinlich mit der perivasculären Vermehrung des spezifischen Granulationsgewebes, insbesondere von Plasmazellinfiltraten, zusammen. Erkrankungen, die mit einer Anhäufung von Plasmazellen und anderen reticuloendothelialen Zellen im ZNS einhergehen, weisen eine starke Vermehrung der Gamma-Globuline auf, so daß zwischen Plasmazellen und Gamma-Globulinvermehrung im Liquor Zusammenhänge von mehreren Autoren angenommen wurden. Auch H. Bauer hat im vorangegangenen Referat diese Tatsache erwähnt. So wird also durch die Bestimmung der Gamma-Globuline eine gewisse differentialdiagnostische Möglichkeit zwischen einer mesodermalen und einer ektodermalen, parenchymatösen Lues gegeben sein.

Der Nelsontest besitzt unter den serologischen Luesreaktionen die höchste Spezifität. Ein positiver TPI-Test im Liquor beweist praktisch eine luetische Mitaffektion des ZNS. Ein negativer Nelsontest im Liquor schließt allerdings eine Neurolues nicht aus.

Zuletzt noch einige Worte zur Liquorsanierung nach Malaria und Penicillinbehandlung. Allgemein bekannt ist, daß die Sanierung zunächst den Rückgang der Zellzahl, dann des Gesamteiweißes und Globuline und zuletzt die Kolloide und die spezifischen Reaktionen betrifft. Die Liquorzellveränderungen und das nach der Behandlung steil abfallende Gesamteiweiß werden als Folge von meningealen Veränderungen betrachtet — der Eiweißquotient, die Kolloidreaktionen, die elektrophoretischen Proteinfraktionen sowie die serologischen Reaktionen werden als dyskolloidale Veränderungen des Liquors aufgefaßt. Die Normalisierung der meningealen Veränderungen muß als Kriterium der Sanierung vollständig sein. Gewisse Restsymptome der dyskolloidalen Veränderungen, wie leichte Gamma-Globulinerhöhung, geringe Linkszacke, dürfen bei klinisch normalem Befund wohl nur als Narbensymptome aufgefaßt werden. Findet man aber ein bis zwei Jahre nach der Behandlung noch eine hohe Gamma-Globulinzacke über 30%, so wird man eine Liquorsanierung nicht annehmen dürfen. Fälle von meningovasculärer Lues, die eine solche hohe Globulinzacke aufweisen, wird man prognostisch und therapeutisch einer PP ähnlich betrachten.

Von Dattner wurde betont, daß die Rückbildung des humoralen Symptoms nicht immer gradlinig verläuft, sondern gewissen Schwankungen unterworfen ist. Im Gegensatz hierzu ist bei der Proteinelektrophorese und

TPI-Test die Rückbildung bis zur Sanierung oder bis zu einer eventuellen Restsymptomatik kontinuierlich, fast linear.

Die Liquorsanierung weist bei der Malariakur eine weitgehende Parallelität mit der klinischen Besserung auf. Bei der Penicillintherapie sieht man manchmal bei Fällen von parenchymatöser Lues ein mangelndes Zusammengehen der humoralen mit der klinischen Besserung. Was die Liquorsanierung betrifft, sind die Resultate der Penicillinkur ebensogut wie die der Malariakur und sind bei Fällen einer mesodermalen Lues auch bezüglich der Klinik im allgemeinen völlig ausreichend.

Es sollte hier kurz hervorgehoben werden, daß die Liquoruntersuchung bei der Neurolues nicht nur einen rein therapeutischen, sondern manchmal auch einen prognostischen und differentialdiagnostischen Wert innerhalb der verschiedenen Neuroluesformen hat. Die Betrachtung der humoralen Ergebnisse muß auch heute im Sinne KAFKAS funktionell genetisch erfolgen.

Liste der Teilnehmer

Prof. Dr. H. ADAM: Institut für experimentelle Zoologie und vergleichende Anatomie und Physiologie der Hochschule für Bodenkultur, Wien 18, Gregor-Mendel-Straße 33, Österreich.

Mr. K. ARKO: Biochemisches Labor der Neurologisch-Psychiatrischen Universitätsklinik Zagreb, Jugoslawien.

Dr. A. BARABÁS: Institut für Neurochirurgie, Budapest 14, Amerikai ut. 57, Ungarn.

Prof. Dr. H. J. BAUER: Univ.-Nervenklinik Göttingen, v.-Siebold-Straße 5, BRD.

Prof. Dr. W. BIRKMAYER: Neurologische Abteilung des Altersheimes Wien-Lainz, Wien 13, Versorgungsheimplatz 1, Österreich.

Dr. S. BOGSCH: Institut für Neurochirurgie, Budapest 14, Amerikai ut. 57, Ungarn.

Dr. H. BRUCK: Psychiatrisch-Neurologische Universitätsklinik Wien, Wien 9, Lazarettgasse 14.

Prim. Dr. K. ECKEL: Neurologische Abteilung der Bundesstaatlichen Krankenanstalt für Neurochirurgie, Bad Ischl, Salzburger Straße 8, Österreich.

Doz. Dr. O. EICHHORN: Psychiatrisch-Neurologische Universitätsklinik Graz, Auenbruggerplatz 22, Österreich.

Prof. Dr. K. FLEISCHHAUER: Abteilung für Neuroanatomie, Anatomisches Institut der Universität, Hamburg 20, Martinistraße 52, BRD.

Dr. F. GERSTENBRAND: Psychiatrisch-Neurologische Universitätsklinik, Wien 9, Lazarettgasse 14, Österreich.

Doz. Dr. E. GRÜNDIG: Institut für medizinische Chemie der Universität, Wien 9, Währinger Straße 10, Österreich.

Dr. A. GUND: Bundesstaatliche Krankenanstalt für Neurochirurgie, Bad Ischl, Salzburger Straße 8, Österreich.

Prof. DDr. H. HAYEK: Anatomisches Institut der Universität, Wien 9, Währinger Straße 13, Österreich.

Prof. Dr. H. HOFF: Psychiatrisch-Neurologische Universitätsklinik, Wien 9, Lazarettgasse 14, Österreich.

Doz. Dr. G. Hofmann: Psychiatrisch-Neurologische Universitätsklinik, Wien 9, Lazarettgasse 14, Österreich.

Doz. Dr. K. Holub: Chirurgische Abteilung des Krankenhauses Rudolfstiftung, Wien 3, Boerhavegasse 8, Österreich.

Doz. Dr. O. Hornykiewicz: Pharmakologisches Institut der Universität, Wien 9, Währinger Straße 13a, Österreich.

Dr. K. Jellinger: Neurologisches Institut der Universität, Wien 9, Schwarzspanierstraße 17, Österreich.

Prof. Dr. J. Ariëns Kappers: Niederländisches Zentralinstitut für Hirnforschung, Amsterdam O, Ijdijk 28, Niederlande.

Dr. O. Kolář: Neurologische Universitätsklinik Olomouc, I. P. Pawlow-Straße 13, ČSSR.

Prof. Dr. W. Krücke: Max-Planck-Institut für Hirnforschung u. Neurologisches Institut der Universität, Frankfurt a. M., Deutschordenstraße 46, BRD.

Doz. Dr. H. Lenz: Nervenabteilung des Krankenhauses der Barmherzigen Brüder, Linz/Donau, Bischofstraße 3, Österreich.

Prof. Dr. A. Lowenthal: Institut Bunge, Berchem-Antwerpen, Rue Philippe Williot 59, Belgien.

Dr. J. Panagiotopoulos: Psychiatrisch-Neurologische Universitätsklinik, Wien 9, Lazarettgasse 14, Österreich.

Dr. G. Pernhaupt: Psychiatrisch-Neurologische Universitätsklinik, Wien 9, Lazarettgasse 14, Österreich.

Dr. Á. Péter: Neurologische Universitätsklinik, Budapest 8, Balassa ut. 6, Ungarn.

Doz. Dr. H. Petsche: Neurologisches Institut der Universität, Wien 9, Schwarzspanierstraße 17, Österreich.

Prof. Dr. E. Pichler: Nervenheilanstalt Maria-Theresien-Schlössel, Wien 19, Hofzeile 18, Österreich.

Dr. P. Prosenz: Psychiatrisch-Neurologische Universitätsklinik, Wien 9, Lazarettgasse 14, Österreich.

Prof. Dr. A. Pischinger: Histologisch-Embryologisches Institut der Universität, Wien 9, Schwarzspanierstraße 17, Österreich.

Dr. F. Poetsch: Bundesstaatliche bakteriologisch-serologische Untersuchungsanstalt, Wien 9, Währinger Straße 25a, Österreich.

Prof. Dr. H. Reisner: Nervenheilanstalt Rosenhügel, Wien 13, Riedelgasse 5, Österreich.

Dr. A. Rupprecht: Nervenheilanstalt Rosenhügel, Wien 13, Riedelgasse 5, Österreich.

Prof. Dr. J. Sayk: Abteilung für Neurologie, Universitäts-Nervenklinik, Rostock-Gehlsdorf, DDR.

Prof. Dr. F. Seitelberger: Neurologisches Institut der Universität, Wien 9, Schwarzspanierstraße 14, Österreich.

Prof. Dr. C. Steffen: Klinisches Laboratorium des Hanusch-Krankenhauses, Wien 14, Heinrich-Collin-Straße 30, Österreich.

Prof. Dr. L. Stockinger: Histologisch-embryologisches Institut der Universität, Wien 9, Schwarzspanierstraße 17, Österreich.

Doz. Dr. H. Tschabitscher: Psychiatrisch-Neurologische Universitätsklinik, Wien 9, Lazarettgasse 14, Österreich.

Dr. W. Wechsler: Max-Planck-Institut für Hirnforschung, Abteilung für Allg. Neurologie, Köln-Merheim, Ostmerheimerstraße 200, BRD.

Prof. Dr. K. Weingarten: Neurologische Ambulanz des Hanusch-Krankenhauses, Wien 14, Heinrich-Collin-Straße 30, Österreich.

Dr. E. Wodak: HNO-Abteilung des Kaiser-Franz-Josef-Spitals, Wien 10, Kundratstraße 3, Österreich.

Prof. Dr. W. Zenker: Anatomisches Institut der Universität, Wien 9, Währinger Straße 13, Österreich.

Dr. A. Wrchowszky: Nervenheilanstalt Maria-Theresien-Schlössel, Wien 19, Hofzeile 18, Österreich.